我
们
一
起
解
决
问
题

U0258413

情绪转化情绪
跨诊断的情绪聚焦疗法指南

Changing Emotion with Emotion
A Practitioner's Guide

［加］莱斯利·S.格林伯格（Leslie S. Greenberg）　著

黄晓楠　译

人民邮电出版社

北　京

图书在版编目（CIP）数据

情绪转化情绪：跨诊断的情绪聚焦疗法指南 /（加）莱斯利·S.格林伯格（Leslie S. Greenberg）著；黄晓楠译. -- 北京：人民邮电出版社，2024.7. -- ISBN 978-7-115-64612-5

Ⅰ. R749.055-62

中国国家版本馆 CIP 数据核字第 2024Z9L185 号

内 容 提 要

情绪是日常生活中司空见惯的现象，但当人们谈到情绪时，大多谈的是控制、克制、掌控、掌握、戒除等，似乎情绪是影响我们生活的洪水猛兽。殊不知，恰恰是这种对情绪的恐惧、回避甚至否认，往往是问题的源头。

情绪聚焦疗法专门针对情绪开展工作。本书阐述情绪理论，让我们了解情绪传递的信息，了解自身的需求，告诉我们任何堵塞情绪流动的方式都会对我们的身心造成影响。本书内容可以帮助我们区分原发情绪、继发情绪、工具性情绪，区分适应性情绪和非适应性情绪，并且通过各种方法让我们慢慢地敢于接触自己的脆弱性，觉察情绪、共情情绪、调节情绪、转化情绪、接纳情绪，最终重建自我叙事，让自己走出痛苦的泥淖，抵达安全的所在。

本书适合各个流派的心理健康临床工作者和相关助人专业的学生阅读。其他专业人员若在工作中需要面对有情绪困扰和痛苦感受的人，也可以从本书中获益。

◆ 著　[加] 莱斯利·S.格林伯格（Leslie S.Greenberg）
　　译　黄晓楠
责任编辑　黄海娜
责任印制　彭志环

◆ 人民邮电出版社出版发行　　北京市丰台区成寿寺路 11 号
邮编 100164　电子邮件 315@ptpress.com.cn
网址 https://www.ptpress.com.cn
北京天宇星印刷厂印刷

◆ 开本：720×960　1/16
印张：21.75　　　　　　　　　　2024 年 7 月第 1 版
字数：300 千字　　　　　　　　2025 年 4 月北京第 3 次印刷
著作权合同登记号　图字：01-2023-2757 号

定　价：99.00 元
读者服务热线：（010）81055656　印装质量热线：（010）81055316
反盗版热线：（010）81055315

前　言

在心理治疗中处理情绪

近年来，心理治疗界对如何处理情绪呈现出越来越浓的兴趣。各门各派都提出了不同的观点，也发展出许多方法。在之前的书里，我一一列举了这些方法并作了比较。在本书中，我想更进一步提出一种跨诊断标签、跨理论学派的视角。该视角基于以下三个主要观点：（1）心理问题的表面形态各异，可是情绪常常处于这些不同形态的中心；（2）无论治疗何种情感障碍，治疗师要想治愈或缓解来访者的痛苦，都必须既接纳情绪又能改变情绪；（3）心理"不适"（dis-ease）常有情绪的原因，要想让来访者获得持续的改变，在情绪的深层实现转化就十分必要，这完全不同于改变症状或让来访者掌握应对技巧。

本书适合各个流派的心理健康临床工作者和相关助人专业的学生阅读。其他专业人员若在工作中需要面对有情绪困扰和痛苦感受的人，也可以从本书中获益。在治疗过程中如何处理情绪，这在心理学、精神科或社会工作的研究生课程中尚未被专门提及，而一线的临床工作者每天都要面对来访者的情绪痛苦。本书可以帮助你更清楚地思考如何处理情绪，并告诉你相应的方法。

我在各章分步解释了帮助来访者实现情绪改变的重要技能及情绪改变的阶段，并从实际的治疗谈话中截取一部分，向读者呈现逐字记录稿。为了保护来访者的隐私，他们的个人信息细节和真实姓名已被隐去。在临床谈话的记录稿中，我还加入了一些简短的注解说明。每次治疗之后，我都会对该次治疗进行任务分析，指出可见的改变发生的具体节点——不管这些改变表现在言语上，沉默中，语音、语调的变化上，还是动作上或脸部表情上甚至眼泪中——来访者是否正在经历改变，治疗师是否正在辅助这些改变。我之所以呈现自己对治疗谈话中这些微小的实时观察和分析，是为了能够帮助读者更好地辨识治疗的进程。这些分析当然也可以用作团体讨论或督导和刻意练习的模板。

时至今日，诊断和治疗一直被疾病分类模型的方式统领着。然而，越来越多的证据表明，抑郁障碍和焦虑障碍在表面症状之下具有类似的基础，这些相似的过程在其他心理问题上也存在（Kendler，1996；Kessler，2005）。此外，临床研究和流行病学统计都有证据显示，精神障碍出现并发症的比例高达40%～80%（Brown & Campell et al.，2001；Kessler et al.，2005）。

临床领域有一个主要问题，就是许多干预措施只针对某种特定的精神障碍，这些特定的方法对并发症的关注非常有限，甚至可以说没有。鉴于此，临床工作者们越来越同意我们需要一种新的方法来分类和治疗精神障碍（Barlow et al.，2004）。一种跨诊断标签的方法——识别核心、共性、非适应性的心理过程，并针对它们展开治疗（Barlow et al.，2004）。同时，这种方法还需要能够根据来访者的情况及大的诊断类别做出调整。例如，精神分裂症患者可能就需要额外的干预过程。

不同的心理治疗模式考虑和处理情绪的方式不同，但所有治疗方法的目标都是帮助人们减轻情绪上的痛苦。它们常常被看作不同的方法，这更多是它们话语体系上的差异，但这些不同的方法有许多相似的特点（Abbass，2015；Fonagy et al.，2002；Fosha，2004；Greenberg，2011；Greenberg & Safran，1987；Jurist，2019；McCullough，1999；Perls et al.，1951；Rogers，1957）。

在本书中，我尽力呈现一个已受广泛认同的连贯的情绪理论视角。同时我希望提出一个跨诊断标签的观点，这个观点详细区分的不是症状，而是深层的情绪原则和处理情绪痛苦的一套方法。我相信，从长远来看，我提出的这套方法能够提升治疗各种精神障碍的疗效。这套方法适用于处理所有基于身体的隐性的情绪状态，这些情绪状态在人们的意识觉察之外运作，较少与大脑左半球处理语言和显性知识的部分相关，而与大脑右半球的隐性过程（认知、情感和动机过程）更相关。

目标是疗愈痛苦，何以靶心是情绪

早年，亚历山大和费伦齐（Alexander & French，1946）引入了修正性情绪体验（corrective emotional experience）这个概念，并提出治疗性改变的秘密就在于重新体验情绪上的旧问题且达到新终点。他们提出的方案表示，一个旧有的问题模式需要新的解决方式，但是这个新的解决方式需要被来访者真正体验到，这样他们才相信，才能真正改变自己过去的模式。随着全新的体验不断复现，修正性反应就会随着时间的推移慢慢地变成自动反应模式，转化为更好、更高的行为功能。

戈德弗里德（Goldfried，1980）提出，不论何种治疗理论取向，修正性情绪体验都位于心理治疗改变过程的中心。他建议临床工作者将修正性情绪体验作为一种通用的干预策略。我强调了源自精神分析的修正性情绪体验概念的重要性，但是它显然与所有流派都相关，并且代表了改变的核心原则（Goldfried，1980）。在本书中我想说明，促成修正性情绪体验最好的方式就是唤起另外一种情绪，以转化现在的这种情绪；我在书中会详细阐述如何促成这一治疗过程。

大部分人之所以接受心理治疗，是因为他们处于情绪痛苦中。他们可能表现出各种症状，如抑郁、焦虑、进食障碍、成瘾、人格障碍及人际关系问题，但是他们需要的帮助是面对和处理症状之下的悲伤、羞耻、愤怒、害怕，有时甚至是不受约束的躁狂式的快乐。在《精神疾病诊断与统计手册》（第五版）（*Diagnostic and Statistical Manual of Mental Disorders, Fifth Edition*, DSM-5；American Psychiatric Association，2013）中，至少有许多病理问题的描述可以被认为源自情绪上的困扰。患抑郁障碍的人感到被困在一个由悲伤、羞耻和内疚所织就的大网里；患焦虑障碍的人感觉自己被苦恼和害怕掌控着；而患边缘型人格障碍的人则总是体验到高强度情绪的切换。

有些治疗取向在承认不同诊断标签群组具有差异的同时，一直对来访者采取同样的治疗方式，而不管他们的诊断标签是什么（Goldfried & Davison，1976）。许多从一开始就关注情绪的流派都认同治疗关系本身的疗愈价值，特别当临床工作者能共情地回应来访者的情感，用各种干预方式帮助他们接触自己的感受，而不管他们存在什么心理问题时（Fosha，2000；Greenberg，Rice & Elliott，1993；Perls et al.，1951；Rogers，1957）。从这个角度来说，如果临床工作者能精通共情和唤起情绪的干预方法，就不需要依赖不同疗法处理各种不同的障碍。治疗大体上是一样的，不论这名来访者依据 DSM-5 被诊断患有焦虑障碍、情感障碍、创伤后应激障碍、成瘾或人格障碍。

这种现今在许多聚焦情绪的疗法中可以看到的跨诊断的特点，其实自各种流派（早期精神分析、人本取向、行为取向）发展伊始就一直存在于心理治疗中。究其原因，与依赖诊断标签的干预相比，跨诊断干预更加直接地建立在来访者的问题、心理过程及个案概念化的基础之上（Fosha，2000；Greenberg，2011；Greenberg & Safran，1987；McCullough，1999；Perls et al.，1951；Rogers，1957）。所以，从某种层面来说，跨诊断的干预其实是一种正本清源、回到这些治疗方法创立之初的核心原则。

越来越多的证据显示，心理治疗中能够预示疗效的是来访者情绪唤起和处理的情况，不管问题属于哪一个诊断标签群组。一项近年的大型元分析所得出的结果显示，来访者在治疗中的情绪表达对治疗效果有中等程度的影响（Peluso & Freund，2018）。其结果基本上重现了之前其他综合回顾和元分析的结论。这项研究观察到的影响程度（$d = 0.85$），与戴尼尔等人（Diener et al.，2007）、A. 帕斯卡尔 - 里昂和叶尔约门科（A. Pascual-Leone and Yeryomenko 2016）对情绪体验、表达与治疗结果之间关系的研究结果一致。由此，我们有实在的证据说明"心理治疗的结果与情绪表达有关"，且该影响关系不因具体的诊断而变化。

有些理论对情绪表达的好处持审慎态度，这些学说主张节制的价值观，或者强调不同阶段的来访者对改变的接受程度不同，具体来说就是他们对处理情绪的准备程度不同（Miller & Rollnick，2013；Prochaska & DiClemente，1983）。还有一些学者提出，让边缘型人格障碍患者或创伤后应激障碍患者处理情绪或探索童年回忆可能会使他们更加混乱，从而起到与疗愈相反的效果，如移情取向心理治疗和强调心智化的治疗（Bateman & Fonagy，2004；Yeomans et al，2015）。还有另外两种专门治疗重度人格障碍的循证精神动力疗法都对唤起某些特定来访者的童年回忆持怀疑态度。

我赞同治疗师们应该谨慎对待何时唤起情绪、何时调节情绪，同时，什么情绪应当被唤起，什么情绪又应被调节，甚至何时邀请来访者回到童年或重新经历创伤体验也应慎之又慎。关于这些问题的讨论和警示会贯穿本书。

情绪转化是怎样实现的

本书聚焦于如何帮助来访者实现情绪转化——不论来访者患有何种精神障碍，治疗师都要帮助他们先抵达非适应性痛苦情绪，然后凭借体验崭新的、适应性的情绪，进而离开痛苦情绪。我想说的是，若不先抵达某处则无法离开那里，同理，人们若想改变一种情绪，则必须先感受到它。

方法上，我们既重视接触情绪，也重视改变情绪。我会介绍一些通用的基本技能，例如，对来访者做共情同调，让来访者聚焦身体体验，以及处理其记忆片段，帮助来访者在当下体验过去。新的修正性情绪体验和对回忆的重塑过程都非常关键，最重要的在于：当旧的痛苦感觉被唤起后，来访者要能够拥有新的适应性情绪——这才是转化的核心。除了普遍性地对情绪开展工作的方法，我也会讲解抵达和离开情绪的更结构化的方法，如椅子工作法和对过去场景的想象式重建。

情绪转化的工作里有一条跨诊断的核心原则，即改变一种情绪的最好方式就是唤起另一种情绪。我欣赏斯宾诺莎（Spinoza，1967）在《伦理学》（*Ethics*）第 4 章里所说的"除非出现了另一种更强烈的或相抗衡的情绪，否则起初那种情绪就无法被遏制或消除"。这个基本的心理规律是所有临床工作者都需要明白的。

这种类型的情绪转化与情绪调节很不一样，后者本身也是一种快速发展的跨诊断干预原则，主要在行为矫正流派中发展（Gross，2013；Linehan，1993）。情绪调节涉及情绪的控制——管理不想要的情绪，这意味着它是次级过程，帮助人们的途径在于应对方法和症状治疗。朱利斯特（Jurist，2019）指出了"情绪调节"（emotion regulation）和"情绪调制"（emotion modulation）的区别[1]：情绪调制事关在情绪信号产生的层面就进行转化，从而使情绪以重整后的形态被体验。

情绪转化能形成调制后的情绪，这个过程发生在最基础的、情绪产生的第一时间或原发层面——在情绪信号进入能被调节和管理之前。在这个原发层面实现转化能够改变潜在的心理不适，并成为将来更高水平、更主动和成熟的调节行为的先决条件。这些调节行为是一个人在社会情境中面对情绪管理的复杂性时必不可少的。在治疗情境下，情绪调节是在事后（情绪产生的原发过程之后）帮助来访者应对和管理症状的辅助手段。关于情绪调节我将在本书第 11 章中更全面地讨论。

管理情绪的不二法门是在情绪产生时转化它们，而非控制已经产生的问题情绪。举例来说，在有愤怒问题的人群中，暴怒是一种反应——要么为了保护自己不受伤害，要么为了让自己远离更深层的羞耻或恐惧所带来的混乱感觉。管理和调节失调的愤怒情绪的最好办法并非所谓的"愤怒管理技巧"，而是通

---

[1] "情绪调节"和"情绪调制"的区别：在情绪的处理上，调节（regulation）是指在不改变情绪本身性质的情况下调节其强度、行为表达等，如水龙头可以调节水流大小和方向；而调制（modulation）像调制解调器对信号进行处理，在信号产生的同时就进行转换——如将模拟信号转为数字信号这一过程，是指让情绪本身发生改变。——译者注

过转化更原发的深层情绪（羞耻或恐惧）而达到重整愤怒的结果，因为失控的愤怒是对这些深层情绪的自动反应。当这些人不再感到羞耻或恐惧时，他们就不再需要用暴怒来保护自己，他们的情绪就被重新调制得更协调（Greenberg，2015；Jurist，2019）。

在和来访者的情绪进行工作时，心理治疗师首先需要帮助来访者抵达情绪，要让他们与自己的情绪保持联结。这样做是为了让情绪达到它们原本的功能性目标——服务于人，获得环境适应性。然而有些痛苦感受并不具备适应性，这些情绪是对过去所遭受的抛弃、忽略、创伤经验的反应。一旦来访者抵达了这些情绪，它们就需要被转化——这就是离开的阶段，是用情绪转化情绪的关键治疗过程。例如，羞耻中的退缩倾向——想要钻进地洞并消失——无法与另一种感觉共存：自我肯定的愤怒所带来的向上、维护边界的突破性力量。再想一想，恐惧中的后退倾向——想逃跑——可以被悲伤中想寻求亲近以获得安抚的主动性倾向所转化。

在治疗中与来访者的情绪工作时，治疗师总是先辅助来访者抵达情绪，帮助他们在治疗中与困难的感受同在。当来访者表达一种情绪时，治疗师用充满慈悲的共情方式回应来访者在表达中所体验的最痛苦的部分，促进来访者接纳并准确表达情绪的含义。这样做时，治疗师会关注来访者每时每刻的情绪体验，并帮助来访者不再评判他们的情绪，而是允许来访者体验它们并最终真正接纳它们。此时，治疗师还需要帮助来访者将他们的情绪转化为言语表达，因为将感受转化为言语这一过程本身就具有适应和调节作用（Kircanski et al.，2012）。除了接纳旧情绪，治疗师也要帮助来访者体验新情绪，以改变旧情绪（Fredrickson et al.，2000；Greenberg，2015；Lane et al.，2015）。

治疗师通过让来访者接近、表达、调节、容忍、理解、反思、接纳及（也许最重要的是）转化情绪来帮助他们有效地处理情绪（Greenberg，2002，2015）。这些都是重要的过程，且每一个都是不同形式干预手段的基础。为了以这种方式帮助来访者处理情绪，治疗师首先需要与来访者建立一种关系——

治疗师在场且时刻共情以让自己与来访者的情绪、情感保持同频，建立工作联盟。这是一种强烈的过程导向的方法。

治疗师需要时刻将"共情的手指"搭在来访者的"情绪脉搏"上，跟随来访者的情绪变化，并需要对这些变化状态做出不同的反应。这意味着治疗师可能会通过多种方式感知来访者的变化。例如，来访者说话的声音大，频率加快或音调升高，避开眼神接触，呈现某些身体姿势或紧张的面部表情，这些都表明来访者感到不安全。这样的观察和感知可以帮助治疗师觉察自己可能说了一些让来访者感觉自己没有被倾听的话，此时治疗师就可以做出相应的调整。治疗师时时刻刻都在"阅读"来访者和自己的身体感觉和行动倾向，用以指导治疗中的干预，或者将自己拉回来访者的情绪频道，或者两者兼顾。然后治疗师会观察干预的效果：自己的回应是否使来访者的面部表情变得柔和；或者使他们的呼吸放慢、加深；抑或如果存在共情失调，那么看看来访者是否仍然在关系中感到安全，工作联盟中的任何破裂是否都已得到修复。

以过程为导向的方法是与情绪工作的核心，从根本上说是一种现象学方法，它着眼于来访者对世界的主观体验（Heidegger，1953/2000；Merleau-Ponty，1964，1968）。以这种现象学的方式工作时，治疗师关注来访者的主观体验及其变化。治疗师将人视为动态的、自我组织的、随时应变的情绪处理系统，而关键的治疗技能就包括跟随和助推来访者下一步的情绪过程。我们工作的核心在于密切关注来访者当前的情绪体验。观察来访者正在做什么及什么时候做——这类感知技能与干预技能一样重要，甚至更重要，因为干预的有效性取决于治疗师观察到了恰当的时机。从过程导向的观点来看，重要的不是治疗师做了什么，而是做这些的时机。

全书概览

本书分为三个部分：第一部分，基本原理（第 1 章到第 4 章）；第二部分，抵达情绪（第 5 章到第 8 章）；第三部分，离开痛苦情绪（第 9 章到第 12 章）。第一部分为情绪聚焦疗法提供了概念框架和实证研究支持，使其成为一种跨理论、跨诊断和跨文化的治疗方法。

第 1 章的主要内容是情绪和情绪改变的理论，介绍了情绪和情绪模式的基本理论，提出了通过新的情绪体验来改变旧的情绪体验的观点。本章介绍了内隐情绪体验的意义、身体和行动倾向的作用，以及记忆重组的基本原理。

第 2 章讨论了用情绪转化情绪的研究成果，回顾了情绪的激活和变化过程，指出了这些过程所具有的跨诊断性质。

第 3 章阐述了情绪改变和转化的基本原则，并且更深入地讨论了记忆重组这一情绪转化的关键过程。本章也提供和展示了情绪转化情绪的过程和临床案例。

第 4 章讨论了为什么治疗师必须处理自己的情绪和对情绪的恐惧。许多治疗师和学员都对情绪有某种形式的恐惧，不管这些情绪来自自己还是来访者；因此，学会从容面对自己和来访者的情绪对治疗是非常必要的。本章将讨论不同的自我观和表达习惯如何影响不同文化背景下的情绪，以及治疗师需要做出的临床治疗判断。在尊重这些差异的同时，治疗师也需要做出积极主动的选择，提供心理教育并瓦解系统性的种族偏见。

第二部分从第 5 章开始，该章介绍了接触和处理情绪的基本技能：共情同调。对来访者的共情要以一种如同弦乐调音一样的方式来达到共鸣的效果。这是治疗师将"共情的手指"搭在来访者的"情绪脉搏"上，时刻跟随来访者的过程。本章讨论并演示了共情同调及在情感层面而非意义层面工作的重要性，以及聚焦于来访者的内心感受会对其下一时刻的体验产生影响。第 5 章还讨论了共情理解的重要差异效应、共情探索和共情推测如何能帮助来访者接触他们的感受。

第 6 章介绍了如何用聚焦身体感受的方法帮助来访者接触和处理情绪。本章举例说明了对身体感觉的不同形式的引导和觉察体验，并强调用言语来表达体验的重要性。本章还讨论了情绪唤起与深度体验之间的区别，并展示了两者在治疗变化中各不相同的重要性。

第 7 章探讨了来访者在治疗过程中打断情绪的体验和过程，详细阐述了情绪打断的自我保护功能。情绪回避和防御被视为一种应对策略，用来保护自我，以防止其瓦解或崩溃。来访者打断情绪时，看似在逃避痛苦，实际是害怕自己被压垮、淹没或分崩离析，再也无法维持正常功能。本章还介绍了关于情绪打断的研究成果。

第 8 章介绍了一项研究，该研究是关于化解情绪打断的任务分析法，然后讨论了处理情绪打断的技巧，以及消除情绪阻碍的技巧。本章重点讨论了帮助来访者接触恐惧感的关键步骤：肯定来访者对情绪的恐惧，并积极促进来访者体验到自身在情绪打断过程中的主导作用。本章还介绍了一种特殊形式的双椅对话，帮助来访者体验到在自我情绪打断的过程中，他们自己才是真正的主导者。

第三部分的重点是离开旧的痛苦情绪，这部分中的各章讨论了促进转化所需的过程和技巧。

第 9 章讨论了重新唤起之前被拒绝、被抛弃的情绪和唤起未被满足的需求的重要性。本章不仅探讨了如何帮助来访者接近之前被剥夺的需求，还强调了如何促使来访者产生满足需求的感觉。一旦来访者觉得自己值得被满足，就会自动产生新的需求和新的感觉。本章中的案例展示了如何激活内心真正的需求来产生新的情绪，从而改变旧的情绪——这就是用新情绪转化旧情绪的方法。

第 10 章讨论的内容是通过激活情景记忆，在当下重新体验过去。本章介绍了进入情景记忆的不同方法，还概述了通过与想象中的孩子对话，或者回到受伤的孩子身边并以孩子的身份说话，从而实现退回童年体验的方法。我们用实际案例演示了这种方法。本章还介绍了其他方法，如通过情绪桥梁回到过去，追踪当前感觉的起源，或者使用躯体体验来唤起记忆。回溯过去有助于唤起和活化未被处理的情绪和未被满足的需求，使其能够通过激活新的情绪来转化旧的感觉。例如，因遭到虐待而产生的恐惧或羞耻感会因许可愤怒的体验而改变，而愤怒正是来自感到自己需要且值得被保护，这种对自身应得权利的自我维护所产生的健康感觉能改变旧的痛苦感觉。同样，来自孤独、被遗弃的恐惧和悲伤也会因为能够对所错失的一切进行哀悼，且在内心体验到他人或自己对自己真正的慈悲而得到改变。

第 11 章的重点是情绪调节。这一章探讨了通过有意调节来加强应对，以及通过自动过程进行隐性调节来让情绪在产生的层面就实现转化。本章讨论了情绪调节（对功能失调的症状性情绪的应对和自我安抚）与情绪转化（通过慈悲安抚转化来访者的核心痛苦情绪）之间的区别。本章还讨论了不同类型想象性转化方法的应用，以及为转化情绪而设计的各种椅子对话。

第 12 章重点讨论叙事与情绪，特别是将情绪转化整合到新的叙事中。故事是我们创造意义的主要方式，我们不仅通过言语标注我们的感受，还通过将情感体验组织成叙事的方式来理解自身的感受。本章讨论了情绪聚焦疗法如何帮助来访者认识和理解自己的生活经历，将其组织为能够讲述出来的故事，并根据新的感受创造新的故事。本章还描述了不同类型的基于问题的故事和改变故事的标记。

第三部分之后是展望未来。在这一部分，我总结了以情绪为导向的跨诊断、跨理论和跨文化的治疗框架将如何帮助更多需要治疗的人真正得到治疗。这种框架不仅能减轻症状，还能改变潜在的疾病，从而让来访者产生更持久的改变。

与来访者的情绪工作需要学习的要点

在处理情绪时，必须明确临床重点是让来访者体验并实际感觉到情绪及与其相关的他人、情境；同时要帮助来访者能够更全面地处理自己的情绪。治疗工作可以被视为以下两个领域中的一个：要么针对与他人相关的情绪（如对父亲的恐惧或对身体的羞耻），要么针对个体与自己情绪的关系（如难以接触情绪或被情绪淹没）。治疗师需要了解这两者中的哪一个是当下治疗工作的重点，而重点又在何时发生转移，这样治疗师和来访者才能更好地协商治疗过程中的各阶段所要做的事情。读者阅读本书各章时，不妨观察一下，自己是在关注情绪的改变，还是在关注如何转变自己与情绪之间的关系——这也许是一个对读者有益的总体框架。以此来看，第9章"处理需求"和第10章"在当下重新体验过去"更集中于改变情绪，而第7章"自我打断"和第8章"疏通自我打断"及第11章"情绪调节"则主要聚焦于帮助人们改变与情绪的关系。

将上述任一临床目标作为情绪工作的重点，都要求治疗师在几个关键领域发展自己的技能和学习相关知识。正如我在第4章中所阐述的，治疗师首先需要培养对情绪友好的态度——这主要指对自己的情绪友好。从长远来看，对自身情绪友好将有助于治疗师对他人的情绪友好。要做到这一点，最好的办法可能是治疗师在个人治疗中好好处理自己的情绪，或者在培训中进行某种形式的自我体验。"认识你自己"的伦理规范在这里可以被更好地描述为"觉察并接受自己的情绪"。这是一个过程，治疗师在其中关注自己生活中的感受并将这些信息用于日常决策和转变。治疗师无法引导人们穿过一片对他们自己来说都完全陌生的森林；他们需要能够处理自己的情绪，才能帮助他人处理自己的情绪。

治疗师还需要在理论层面对情绪的性质和功能有一定的了解，以帮助来访者理解为什么关注情绪很重要，为什么治疗中"感觉到不好的情绪"会带来最终"感觉良好"的效果，以及为什么过去的回忆值得在治疗中深入体验而非急于埋葬它们。临床治疗师还需要了解有关情绪工作的研究成果，以便在工作中有据可依。

治疗师需要有足够的技能，以促进对情绪和情绪转化的认识和接受。在"抵达情绪"阶段，治疗师需要具备的四项核心技能是：（1）实时的共情同调，（2）帮助来访者关注身体感受，（3）帮助来访者关注情绪的当下体验，（4）帮助来访者发展克服情绪打断的能力。正如前面几章的概要所指出的，当来访者能够接触到自己的需求，在当下重新体验过去、调节情绪，并将自己的经历整合到新的叙事中时，他们就可以通过转化情绪而离开旧的不良情绪。

我从事心理治疗和督导工作已近 50 年，本书介绍了我在心理治疗中如何更好地处理情绪方面不断更新、发展的心得和体会。我在书中介绍的许多微技能，都是我在过去 10 年中指导世界各地的临床治疗师，以及对情绪工作进行任务分析后发展出来的。希望本书能帮助你获得更敏锐的觉察力和更集中的注意力，在他人陷入痛苦情绪时能够与他们完全在一起；也希望书中分享的许多共情的示范能引起读者的共鸣，帮助你们慢慢学到一种自信和谦逊——这两者可以帮助来访者在治疗中感到安全；最后，衷心希望各位能够帮助来访者克服在建立新的自我叙事时产生的任何恐惧，并分享来访者得到疗愈的喜悦——这些新的叙事都建立在情绪转化的基础上。

目　录

第三部分 离开痛苦情绪

第一部分

基本原理

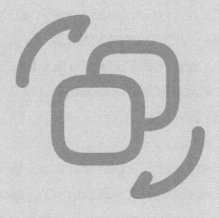

第1章
情绪理论

在我看来，情绪是人类体验的基础。然而，理解情绪离不开认知的参与，将源自情绪的行动倾向转化为决定、行动和意义则更离不开认知。情绪并非一种单一的现象，而应该被看作人类复杂的经验领域。在这一章中我们会关注情绪的本质和功能，也会描述情绪模式（emotion scheme）和需求在治疗性改变中所起的作用。

要定义"情绪"——以及其他用来描述情绪的词——会引起一些争议，因为有许多不同的观点（Barrett，2017；Panksepp，1998；Panksepp & Biven，2012；Russell，2003）。学者们总体上同意情绪是一种包含生理、体验和行为元素的复杂反应模式（Ekman & Davidson，1994），且能够帮助人们评估各种情境对自己福祉的重要性和意义。在本书中，为了讨论心理治疗中的情绪过程，我使用了"情感""感受"（根据上下文可能会被译为感觉——译者注）和"情绪"这三个术语。正如达马西奥（Damasio，1999）建议的，理解这些术语比较有用的方法是想象一棵树，有树干、树根、主枝和长着许多树叶的小细枝。

情感可以被看作树根和树干，是生理性的基础，如兴奋或平静；情绪则是那些主枝，如被归类为愤怒、悲伤和恐惧的情绪；而感受就是那些长着树叶的小细枝，更容易随着社交环境和认知而变化，如烦躁、失望或疑心。在本书中我有时会混用这三个术语，但是依具体情况我也会替换最符合上下文的术语。混用的同时，我通常仍会强调"情感"主要关于更隐性的躯体层面体验，"情绪"是分类的基本标签；而"感受"是区分更细微的社会、认知层面的情绪性感受。此外，为了与来访者的情绪开展治疗性工作，区分情绪的不同类型、先后次序、层次、是否具有适应性及其适应程度在临床上都相当重要。

从进化角度讲，情绪具有许多重要的衍生功能，从而帮助人类生存。第一，为帮助人类生存，情绪能够促使人们迅速产生行动倾向。第二，情绪还为我们提供一些重要信息，让我们了解周围正在发生的事情和我们的需求之间的关系，然后将我们的意图传达出去（Greenberg，2015）。第三，情绪是我们基本的内部信号系统。它是具身的，也就是说，通过身体层面的情绪表达，我们以非言语的方式将自己的状态向外传达，与他人沟通。例如，当恐惧被激活时，它会触发的一种行动倾向是逃离。我们感知到的恐惧是在告诉我们正处于危险之中，我们的表情或肢体动作将此时的状态传达给他人。一个人对危险的评估和感受到的恐惧不是通过言语表达出来的，而是先于言语符号出现。它是一种基本意义，是基于我们对与自身福祉有关的意义性经验的理解。这种恐惧不是由言语中的思想产生的，而是一种感觉、一种定位和一种倾向，需要经过我们进一步的加工才能被理解。

行动倾向、信息及表达

正如弗里达（Frijda，2016）所指出的，在人类的功能中，最基本的不是感觉，而是各种行为的预备模式，这些行为的预备模式旨在建立、调整、维持或终止一段既定的"自我 - 客体"关系。行动倾向让我们为做出适应性行动做好准备。如前所述，恐惧时我们的行动倾向是远离危险的刺激。恐惧促使我们寻求保护与安全。当目标实现时，情绪的循环就结束了：我们与环境的关系发生了变化，情绪不再活跃。由此，情绪跨越各种文化的普遍性并不在于其中的各种感觉，而是作为各种不同形式的行动准备的倾向。从这个观点来说，我们的感受所反映的其实是伴随行动倾向的主观意识。行动倾向是有目的的。如果当前的情况与之适配，待命状态就会从一个人的行为程序单中激活一个或一系列看似能改变或维持当下主客体关系的行为。当以上情绪子系统被完全激活而突破阈值时，实际的行为也就启动了。

从根本上看，情绪是一种行动准备，可以被看作一种动机状态。行动准备状态和行动本身都比感觉更本能，因为感觉在很大程度上是意识层面对行动准备状态的反映。勒杜（LeDoux，2012）提出，在神经学层面，最本能的神经系统是生存回路，它传导了一系列协同合作的、具有适应性的大脑反应和行为反应。情绪并不以某种特定的神经结构这一实体形式存在于大脑的特定位置。相反，可能是大脑固有的生存回路（如对侵害的防御）发展成我们的基本情绪，如愤怒和恐惧。这些在哺乳动物大脑中被保留下来的神经回路及其适应性功能，而非主观的情绪体验，具有跨文化的普遍性。在处理情绪时，我们如何称呼它们、如何感受它们可能会有所不同，但是行为倾向仍然是最本能且普世的。

情绪也是我们首要的意义系统（Forgas，1995）。有证据清楚地表明，情感具有神经层面的基本性质。勒杜（LeDoux，1996）对情绪大脑的研究表明，在感知系统完全处理一个外界刺激之前，我们的大脑就能够识别并记录该刺激的情绪含义。因此，自动的情绪反应在人为干预前就已经发生了——无论是从一条蛇前面跳开，对不体贴的配偶发火，还是朝不听话的孩子大喊大叫。然而，我们也发现，新皮层上有通向杏仁核的神经束，这为情绪系统的认知反馈提供了另一条路径。这条路径允许有意识的认知过程辅助调节情绪。脑神经的这种运作方式的一个重要结果是，只要一种刺激被它识别为符合其应当激活的情况类别，人们就可以不假思索地做出情绪反应。杏仁核的激活发生得极快，尽管只领先大脑皮层大约 12 毫秒（Markowitsch，1998），但还是能在皮层参与之前就完成情绪的激活。

除了行动倾向和信息处理外，情绪的第三大组成部分——情绪表达，是人类的基本沟通手段。婴儿的哭声向母亲发出信号，表明婴儿正处于何种不适之中；父亲的怒容则明确表示不认可或危险。得到表达的情绪框定了言语内容可以传达的意思，且它通常比言语交流的认知内容更突出。一个人在表达中使用频率最高的词语的语义并不是信息中最重要的部分。面部表情、眼神和嘴唇的表情、凝视的方向、皱眉和说话的语气都被接收者的大脑捕捉到，这些再配合上下文，会辅助人们解读表达者的意思和感觉。肢体表达是沟通的重要组成部分。因此，情绪不仅仅是感觉，而是包括行动倾向、信息和表达。

对治疗应用的启发

情感神经科学的研究表明，一个刺激如果具有生物逻辑上的重要性（即情感的和社会的），那么大脑就有专门的、模块化的系统用自动运行的方式快速地处理它，并且这个过程在很大程度上独立于意识觉察之外（Adolphs & Anderson，2018；Tamietto & de Gelder，2010）。事实证明，对自然发生的情绪过程横加干扰，使其不能被顺利激活和充分体验，正是许多主要心理障碍的形成基础。否认情绪中的行为倾向、不承认自己的感觉及压抑情绪都是情绪处理功能失调的主要形式（Foa & Kozak，1986；Greenberg & Safran，1987）。当一种情绪被刺激物激活时，它遵循一个自然的五阶段过程：（1）出现，（2）进入意识，（3）被当事人接纳／拥有，（4）通过行动表达，（5）完成表达后，新的情绪出现，下一个循环开始。只有当这个过程反复受到干扰（例如，觉察或接纳被阻止，抑或表达被打断，又或者当行动和完整的体验被阻拦）时，我们才会陷入长久的、痛苦的情绪中（Greenberg，2002；Gross & Levenson，1997；Pennebaker，1990）。以上种种干扰的结果就是，那些可以满足我们的需求、唤起适应性行动的重大潜在信息被隔离在我们的意识之外。少了这些不可或缺的信息的参与，需求就难以被觉察。因此，治疗师的一项重要任务就是促进来访者体验和表达先前不被允许的情绪体验。

情绪是一种反馈，人们借此了解自己对周围情况的反应是什么，所以，在治疗中，重要的是要帮助来访者关注他们的情绪想告诉他们什么，并使用这些信息来指导他们的行为，让他们的需求得到满足（Damasio，1994）。有意识地觉察情绪并识别触发情绪的事物，能让人们对自己的反应产生一种控制感，让他们成为自己情绪的主人，而不是情绪的被动受害者。然而，仅仅是到达、允许和接纳情绪这个过程还不足以疗愈痛苦。除了触及和体验情绪，治疗师还需要帮助来访者离开某些痛苦感受，激活新的适应性情绪，从而改变旧的情绪。来访者需要在由新的自我和世界观组成的新叙事中整合、巩固这些体验性的改变（Greenberg，2011）。这个接受情绪、用情绪改变情绪并创造新叙事的过程涉及对不同类型情绪的理解和对情绪转化原则的掌握。改变一种情绪最好的办法就是唤起一种相制衡的情绪。

需求

情感是我们最基本需求的体现（Frijda，1986）。情绪迅速提示我们注意对自身福祉有影响的情况，告诉我们事情是否在向我们希望的方向发展，并使我们做出适应性的反应。人们对与需求相关的情境进行自动评估时产生了情绪，可见情绪包含着需求。情绪是有目标的行动倾向产生过程的一部分，会评估某件事对我们是好还是坏。但我们要对情绪与理性有所区分，理性会评估某事的真假。而对我们来说，一件事的好坏本质上取决于我们需要什么或想要达成什么目标——这意味着大脑在不断地评估生命体的状态，以及在与环境的互动中事物是否顺应其所愿——情绪的需求是否得到满足。

情绪和需求紧密地交织在一起。这是否意味着需求先于情绪？答案是否定的。需求并非与生俱来，而是从基本的生物倾向性和偏好发展而来，例如，我们偏好光亮而非黑暗，偏好柔软而非坚硬，偏好温暖而非寒冷，甚至可能偏好微笑而非咆哮（Greenberg，2019）。新生儿和所有生命体都不是生来就有动机的，如想要依恋、成就和控制；相反，他们天生就有一个旨在帮助生存的情感系统：婴儿是一种受情感调节的生物，旨在向那些帮助生存的情绪靠近，同时远离那些不利于生存的情绪。亲密、温柔、安抚、饱腹感等都是生命体孜孜以求的，因为它们能产生让人感觉良好的情绪，而进化正是用这样的设计来让生命体评估环境对其自身的好坏，从而采取相应的行动。变形虫和单细胞生物体会品尝环境，如果味道好，它们就前进；如果味道不好，它们就会离开。一个事物若能满足生存和成长的目标，相应的情绪就在体验中被归类为美好的，个体所追求的渴望和需求随之形成。因此，婴儿被一个自动的情感调节系统所引导，这个系统不断地试图拥有婴儿想要的感觉，同时避免他们不想要的感觉。于是，情绪和需求就形成一种相互依存的关系，两者都在意义上指向对方。

对治疗来说，这意味着对情绪的共情性理解要求治疗师对需求也有理解和清晰的表达。共情性回应并不是简单地用词语来表达感觉，它包括嵌入在情感中的需求。治疗师的反应不能仅仅是"所以，这让你感到悲伤"，因为来访者会说"是啊"，这时情绪就会像灌满铅的气球一样掉下来；但如果包括了来访者未被满足的需求，"好伤心，你多么需要她的安慰，却什么都得不到，只剩下空虚和孤独的感觉"，这种对感觉和需求的展开与回应指出了一种方向，帮助来访者细分并深化自己的体验。来访者可能会回应："是啊，我真的需要她的安慰，却感觉自己被晾在一边——就好像我不存在一样。"

自我

从过程取向的角度与来访者的情绪工作，重要的是将其自我视为一个动态的自我组织系统。在此观点下，自我是一个持续的包含体验的过程，一旦在这些经验性的过程中自我被体验到，意识和言语的加工就可以对自我加以反映和表现。因此，经验和反思的过程之间存在着一种持续的辩证关系，是这个过程催生了我们是谁的感觉，并允许我们创造出自己的叙事，进而活出这个叙事。关于自我这个议题，已经有许多文献了。威廉·詹姆斯（William James，1890）将作为主语的"我"（I）和作为宾语的"我"（me）做了区分。丹尼尔·斯特恩（Daniel Stern，1985）描述了四个相互关联的"自我"（self）：

正在浮现的自我、核心的自我、主体间的自我和言语的自我。霍夫曼和多恩（Hofmann and Doan，2018）在对情绪和自我的治疗实践中也区分了核心自我和社会性自我。在治疗中处理情绪时，一个人的反思性自我在不断地与所有当下浮现的情感进行互动，于是，当人们在这种情况下明确表达自己的感受和自己是谁这样的体验时，自我就既是被发现也是被创造出来的。人们的感受总是涉及他们如何向自己解释自己的经历。人们通过把他们的感觉（本身就整合了许多更基本的情感因素）转化为语言来创造最终的情绪体验。

自我是一个自我组织过程，在此过程中自我被不断塑造并形成特定的形式。该过程也是一个时间过程，在当下与环境互动中展开。它在与环境接触的那一刻浮现（Perls et al.，1951），它在与他人的关系中形成；它是分散的，随着时间的推移而展开，并且每时每刻被组织成不同的样子，如快乐、自我批判、无价值、谨慎或大胆。自我更像一条不断流动的河流，而非一个固定的结构，因为它不像由空间和情境经验组成，更像随着时间的推移整合经验与反思而来。我们即将成为的那个人是由这样一个动态的自我组织过程创造出来的。自我既塑造我们，也告诉我们它所塑造的自我是什么样的。人不断地在情景中把自我整合起来。就像触感只存在于触摸的动作中，自我也只在其体验的情境当下存在。因此，在治疗中，我们关注的是自我组织的过程与其灵活性，而不是寻找一个所谓真正的自我。

人的自我组织的方式此时与彼时会不同，会发展出一些有特点的情绪组织方式，由此形成的人格和性格结构也就具有了一定的稳定性。人的经历或反思会有模式化的序列和存在方式，有些序列和存在方式出现的可能性比其他的更大。这些较常出现的自我组织状态可以被看成"自我的一部分"。我们都有不同的自我状态，这些自我状态与不同的情绪相关联。依据不同的情境和情绪，我们会切换自身状态。当危险临近，我们感到恐惧时，一个保护性的自我组织会自动被触发。当危险消失后，我们就会切换到另一种自我状态。自我的不同部分在这个动态过程中被反复地集结起来，形成某种稳定形式；一个人可能反复地把自我组织成要么幽默风趣，要么畏首畏尾，要么自我批评，要么坚定自信的形式。心理治疗工作就会涉及这些自我组织形式，探索它们是如何相互作用的。治疗师要能意识到自我体验中所包含的自我构建过程：人可能有很多自我组织，甚至这些自我组织之间也在不断地相互辩证构建。

情绪类型

情绪及其行动倾向、信息处理和表达都是进化发展而来，目的在于帮助人类生存和壮大。情绪及其功能在本质上都是具有适应性的，然而为了治疗工作，我们需要对不同类型的情绪进行临床区分。我认为，最有帮助的是首先区分"适应性"和"非适应性"情绪，然后再区分"原发""继发"和"工具性"情绪。这里的每一种情绪类型都意味着不同的生成过程，且应当配合不同的干预方法。此外，在讨论情绪工作时，对情绪唤起的不同程度做区分也有帮助，来访者是有太多的情绪（失调的）还是太少的情绪（阻塞的或被理智化的），我们都要加以分辨。

情绪有健康（适应性的）或不健康（非适应性）的，以及原发的或继发的。原发情绪是人们对内部或外部刺激的最初反应，即他们的直觉性情绪。继发情绪是对原发情绪的反应。它们更带自我保护性，更有防御性，不具备适应性，掩盖了原发情绪。工具性情绪的体验和表达主要为了达到某种目的，这类情绪本质上通常更具操纵性。原发情绪可以是适应性的，此时的原发情绪能带来有用的信息，让我们对情境有正确的理解和定位。它也有可能是非适应性的，也许是过去的创伤或依恋问题中发展出来的功能，但是无法对现在的情形做出适应性的回应。它们是出现在当下的反应，回应的却是过去的事情，并不直接满足当下的需求。

情绪失调是指调节不良、超出正常反应范围的情绪回应。失调的表现涉及人们面对内部和 / 或外部刺激时无法控制或调节情绪反应。原发非适应性情绪和继发情绪都有可能会变得失调。原发非适应性情绪可能是对危险的恐惧、因觉得自己没有价值而感到羞耻或因被遗弃的孤独而感到悲伤。这些情绪可能会变得非常强烈，以至成为无法忍受的痛苦。不过，更多的情绪失调往往来自继发的症状性情绪。当处于这种情况时，个体回应环境或人际困难时呈现出过度或夸张的方式（如暴怒或大哭），可能接下来就是指责他人或开始被动攻击，甚或制造混乱和冲突。

原发适应性情绪（如丧失时的悲伤、受侵犯时的愤怒或被威胁时的恐惧）是人们对情况的直接、直觉性反应。它们适时准确地传递信息，让人们知道什么对自己才是最重要的。这里所说的原发情绪与进化概念上的基本情绪不同，基本情绪是普遍且最基础的，如同三原色是基本颜色，基本情绪各有行动倾向。而"原发"是指受到刺激后最先产生。因此，诸如愤怒、悲伤和恐惧这些基本情绪，假如它们是最先出现的反应，就是原发情绪。而嫉妒、着迷、钦佩或厌倦，尽管不是基本情绪而是复杂感觉，仍有可能在某个情境下最先出现（因此可能是原发情绪——译者注）。此外，我们必须区分短时间的情绪爆发（如因为失去了什么而哭泣）和长期的由丧失而产生的悲伤，后者更适合被称为一种心境。

继发情绪〔如沮丧的无望感（里面藏着羞耻感，认为自己不够好）、暴怒（为了掩盖羞耻，因为失去自尊）〕是对之前情绪反应的反应，如前所述，这些继发情绪往往扭曲或打断了原发情绪反应。例如，对危险感到恐惧的人随后可能会对触发恐惧的外部事件感到愤怒或对他们自己的恐惧感到羞耻。有一些认知过程也能产生继发情绪，如灾难性想法引发焦虑这种继发情绪。大多数继发情绪是症状性的，如恐慌、焦虑或抑郁状态下的枯竭和绝望感。例如，一个抑郁的来访者一边泪流满面，一边抱怨："我再也受不了了。为什么我要受这种罪？"来访者的声音和表情中有一种绝望的性质和抗议的语气。这就是继发的绝望或放弃。要回应这种表达，治疗师先要承认继发情绪，但是随后就要引导来访者进入深层的原发脆弱情绪——在这个案例中，也许是羞耻感和无价值感。

指向他人的带有责怪和拒斥的愤怒一般都是继发情绪，需要被确认和探索，从而接近潜在的痛苦（大多是非适应性的）情绪。在曾遭受家暴的来访者身上，这种针对他人的继发性愤怒之下往往隐藏着羞耻感。小时候他们曾需要用愤怒来抵御痛苦。这种愤怒经常会变成自动化反应，任何脆弱或仿佛受到威胁的感觉都能触动它，因此，虽然这种愤怒看起来像原发情绪，但基本上还是为了保护自己不去感受内心深处的脆弱。

情绪产生的过程既有自上而下的，也有自下而上的（"上"通常代表大脑皮层理性情绪处理过程，"下"通常代表杏仁核的自动情绪过程——译者注）。人们有自下而上的自动情绪，而由认知派生的情绪是自上而下的思考过程。认知派生的自上而下的过程建立在信念、理想化的自我观及社会期望、道德标准和价值观等因素的基础上。在我看来，那些受认知和社会因素影响更大的情绪通常是继发情绪，如灾难性想法导致的焦虑（McGilchrist，2009）。而灾难性想法的产生受这两者同时驱动——恐惧相关的核心情绪模式，以及由此产生的以惊恐和不安全为标志的自我组织方式。

另一种非原发情绪反应的类别是工具性情绪，它也被称为操纵性情绪，一种带有目的或为继发获益而进行的表达。典型的例子是用愤怒的表现来控制或支配他人，或者用"鳄鱼的眼泪"唤起同情。工具性情绪可以伴随着当事人对自己意识动机的不同程度的觉察。在这里，治疗师需要帮助人们觉察和认识到他们情绪表达的目的，并探索如何用更直接的方式来表达情绪。

继发情绪通常不是对环境的适应性反应，因为它们不能帮助人们得到所需要的东西，原发情绪则既可能是适应性的也可能是非适应性的。原发适应性情绪是指这样一些自动产生的情绪，其内隐性的评估、言语或非言语的表达、行动倾向和情绪调节程度都与刺激情境相适应，都是这个情境下适宜的回应（例如，因丧失而感到悲伤，于是向外寻求安抚；受到威胁而感受到恐惧，于是预备逃离）。这些自动情绪使个体做好了适应性行动的准备，从而帮助自己满足需求。在治疗中，为了引导问题解决，来访者需要关注和表达这些情绪，以获取这些情绪的适应性信息和行动倾向。因为这些反应都是最核心、最基本的，治疗中就不会再去挖掘、探索它们的认知–情感成分。例如，对虐待的愤怒是一种原发的核心情感反应，治疗师就是要帮助来访者唤起和表达这种愤怒，然后从中获得适应性的行动倾向——将施暴者推开，建立适当的边界。

另一方面，原发非适应性情绪是持续的痛苦感觉，这些情绪最初是对糟糕情况的适应性反应，现在却错位了。例如，一个人对领导提高嗓门讲话感到恐惧，是因为他有一个糟糕的、攻击性的父亲，或者因为曾遭受性虐待而害怕现在伴侣的温暖拥抱。这些情感反应与当下的情况不相符，我们需要让这些情绪被唤起，让它们接触新的体验。

如何帮助一个人接触自己的原发情绪呢？首先，治疗师需要与来访者正在经历的任何感觉保持一致，并邀请来访者将注意力转向这个感觉，探索它。然后，通过理解和共情，治疗师慢慢"摸到"来访者的原发情绪。治疗师可能会问："除此之外，你还有什么感受？当时你还有没有别的感觉？此刻，在你刚才所讲的感觉之下，还有什么别的感觉？"治疗师需要明白的一点是，一个人在任何时候所感受到的一定比实际讲述出来的更多。

情绪的模式过程

除上述关于不同类型情绪的区别外，一个重要的概念是情绪模式记忆，或者说情绪模式及由此而来的自我组织形式。模式或内在基础模式是一个越来越普遍的理论概念，通过这个概念我们可以更好地解释人类的社会功能。情绪基础模式是大脑中神经网络的动态运作。通过各种模式，人们对世界及自身与世界的互动进行编码；模式既能构成也能影响人们的观点。模式是内在的心理结构——最初是先天的，但随后能在一个人的生活中与实际体验到的情绪经验相互作用并发展（J. Pascual-Leone，1987，1991；J.Pascual-Leone & Johnson，

1991，2011）。想象一下，起初，我们只有情感、动机、认知和先天行为倾向，这些与生俱来的偏向和偏好是活跃的，且随时搜寻应用的机会。例如，一个关于人脸的模式会寻找或搜索面孔，而一个被安抚或轻轻摇晃的模式会寻求这样的体验，并在它们实现时"感到满足"（模式应用成功）。

情绪意义的基本心理单位（生成机制）是情绪模式，它是能促成行为和经验的结构。因此，它们不同于认知模式——认知模式产生的是理念和信息（向内摄入），并将真值赋予经验、概念和语言的生产过程（Greenberg，2011；J. Pascual-Leone，1991；J. Pascual-Leone & Johnson，1991，2011）。我们带着可以帮助生存的基本心理情感运作程序来到这个世界。以这些程序为基础（结合其他先天的偏向和偏好），我们开始建立自己对这个世界的经验。我们不会学习如何愤怒或悲伤——这些都是与生俱来的感觉——但我们对什么感到愤怒、对什么感到难过则是后天习得的，由此形成情绪机制，随后这个机制又可以激活情绪。在任何既定时刻出现的情绪都在暗示其背后的一个情绪模式（或者更准确地说是一组情绪模式）随即被激活，且目前已经开始主导情绪的处理过程；也就是说，一个情绪模式现在已经上线并运行，因此可以被接触到和被改变。被激活的情绪模式会被合成为更高水平的自我组织，如感觉没有价值或感觉不安全，而这些就是治疗的靶向。

情绪模式和自我组织

尽管情绪模式会产生情绪反应，但自我组织才是在更高水平上的经验和行为的表现模式。自我组织中综合了情绪模式和其他内在过程，如复杂的认知和个人化的（情感和认知）模式。例如，羞耻就是一种由情绪模式产生的情绪，与之相应的自我组织则可能是感觉自己毫无价值或缺乏安全感。自我组织是基于各种情绪（如恐惧、悲伤和羞耻）的组合和对这些情绪的反应，而这些反应又构成了一个人管理诸多情绪的方式，如退缩或固着。一组模式可能被某一系列触发刺激同时激活，这些合并的模式再加上任何已经被激活的其他模式就会导致不同的回应方式和不同的意识觉知。以上内在"事件"所触发的反应能使一个人迅速从一种状态切换到另一种状态，如从大怒切换到悲伤、从恐惧切换到幽默等。此外，不同的自我组织方式也与各种基本的需求相关。

基本的情感或情绪是与生俱来的，而情绪模式是通过学习从曾经的经验中得来的。它们是记忆的结构，能快速、自动地整合情感、认知和行为要素，并与内隐、无意识的独特机制联系，从而形成自我组织的基础。情绪模式由我们全身心的记忆过程和经验不断积累而成，贯穿我们的一生。 因此，情绪模式记忆是从生活经验中构建出的表征网络，包括情绪、图像、感觉、评价、意义、认知、学习经验、行为和如何行动的脚本。一旦发生了对一个人来说很重要的事情，一个具有特定意义的情绪模式就很可能被构建出来。当需求得不到满足时，充满痛苦感觉的非适应性情绪模式记忆就形成了。如果当前的刺激、情况或意义接近过去发生的事情，那么情绪模式就会被激活并产生情绪，生成一种体验性的状态。所以每当我们说要"接触情绪"时，指的就是激活一个复杂的、充满情绪模式的记忆网络，使它输出情绪。当我们说"接触恐惧、悲伤或愤怒"时，我们通常指的是接触未经处理的复杂情感—— 一组与思考裹挟在一起的感觉或情绪，且与早期依恋和自我认知体验的情境具有相关性。

以此观点来看，记忆和感觉并不像弗洛伊德（Freud，1915/1955）最初提出的那样，完全形成于无意识中，等待着从压抑的力量下被解放出来。适应性无意识（Gazzaniga，1998）不是把无意识看作禁止冲动和愿望的大锅，而是一系列广泛的内在过程（各种各样的模式），这些过程能够不靠主观意图和努力就执行复杂的评估和计算，相互关联并做出反应。这些过程绝大多数可能都不对意识觉知敞开，或者至少意识觉察不是这种过程运作的必要条件。重要的是要理解情绪是一个内隐而非外显的过程。情绪治疗需要与内隐过程一起工作；情绪模式是情绪体验的主要内在生成器，它才是疗愈性改变的潜在或明确目标。

　　情绪是对与需求相关的情况进行评估的结果，所以评估是情绪产生的核心要素。评估又是如何进行的？在我看来，活跃的情绪模式在整合和应用的状态下得出的判断和评价的结果就是评估（J. Pascual-Leone，personal communication，August 6，2020）。一些模式被悄然激活，与周围情况综合起来就会形成评估，如危险、损失或安抚。高度激活的情绪模式是动态合成的，从而引向一种评判。评估则是一个更高水平的结构，是在较基础的心理层面上通过一组复杂的过程和模式来激活。

　　为了演示情绪机制的作用，让我们来想象这样一个情景：一个人在看似没有威胁的情况下遇到一位新领导时感到恐惧。这个人有一些不同程度的恐惧模式会不断地扫描、探测环境中的危险，当环境中的触发点刺激某个模式并达到一定程度时——哪怕并不存在真正的威胁——对与安全需求相关的危险状况的评估还是会让人开始产生恐惧的情绪。如果这个人此前有过关于脆弱或失败的感觉经验，而这些感觉没有得到承认和保护，这种需求未被满足的情况就会制造出此时情境中被激活的情绪模式。相应地，领导的声音、脸上的表情或环境中的光线、声响等任何与原初经验相似的部分，都可能会让恐惧模式被激活的程度升高，并引起恐惧反应。

　　大多数人的情绪体验都是由情绪模式决定的。从本质上讲，情绪模式是一种综合而自动的反应，其中包括情绪、认知和行动倾向，以一种像模块包或预编程的方式来运行（Greenberg，2011）。非适应性情绪模式是人们寻求心理治疗的主要原因。此外，人们基于自己情绪模式的情绪体验是高度主观的。每个人的内部情绪状态和情绪体验都不一样，即使同一个人也会在此时与彼时有不同的感觉。感觉、原因、情境、情绪调节程度及感受的强度都取决于每个人过往的经验。例如，张三感到悲伤时的感觉和李四感到悲伤时的感觉不会一样，尽管我们理解这两种体验之间有相似之处。反之，每个人的悲伤可能是不同的，但当人们感受到它时，所有悲伤都会有一些相似的味道。如果一个人称为"悲伤"的情绪，另一个人称之为"喜悦"，就会令人十分困惑。相似就意味着某种本质的存在。经验虽然可以极其个人化和情境化，但有些相通的东西让我们能够相互理解：这种感觉是悲伤，不是喜悦或恐惧。

情绪回应的动态本质

情感过程是动态的。人类是动态的自我组织系统，每时每刻都在变化（Greenberg & Pascual-Leone，1995）。你可能走着走着想到接下来的商业会谈，进而感到有点焦虑，然后你路过一个熟悉的地方，路边有一棵大树，你在这棵树下留下了初吻。一看到这棵树，你立刻就想起了过去，生动的回忆让你的脸上泛起微笑，甚至开始脸红心跳。对同一棵树，如果另一个人小时候曾从上面掉下来，看到它就会引起完全不同的情绪反应。当你正回味你的初吻时，有人牵着一只长相凶恶的狗走过，你立刻害怕地后退，因为你曾经被一只类似的狗咬过。当你小心翼翼地走过狗旁边并拉开安全距离时，看见另一个人正走过来，这时你认出那是一位久违的挚友。你感到惊讶和高兴，并在喜悦中迎向他。阅读上面这段文字只需要不到一分钟，但可以让我们体会到，人是一个动态的、自我组织的情绪系统，其感受和想法时刻变化着，并不断适应外部环境。此外，不同的情绪状态既可能被当下的外部刺激源（树）激活，也可能被记忆（亲吻）或两者的混合（狗和过去的攻击）激活。

作为人，我们就是不断地在不同的情绪状态之间摆荡，而这样的波动并不是我们能自主控制的。情绪的中枢是边缘系统，它有四个主要部分：下丘脑、杏仁核、丘脑和海马体。边缘系统可能涉及其他几个结构，但学界尚未达成共识。杏仁核与大脑和身体的许多部分直接相连，并与边缘系统的其他部分相结合，主要负责我们情绪反应的速度和动态性质。它绕过了负责思考的大脑（大脑皮层），因为当我们面临生命危险时不容我们花时间去思考，杏仁核必须立刻"发出警报"。即使被记忆唤起的微妙反应，感觉也是快速和自动的。被侵犯的记忆、愤怒的感觉、单相思或失落的感觉会不期而至。我们并不想感受它们，也不想忆起一个特定的情境，但我们的情绪系统却拒不退场。我们停止感受和想法的努力往往是徒劳的。简而言之，这些情绪模式是自动、无意识地运行于先天情绪反应和后天个人经验的相互作用之间。它们主要由前语言的元素和情感元素（如身体感觉）组成，在自我的基石上产生更高水平的组织。它们成为我们建构意义的基本结构。正是这些情绪模式的整合，让我们感受到了自己是谁（Greenberg & Pascual-Leone，1995；Oatley et al.，2006；J. Pascual-Leone，1991）。

实际上，存在着许多复杂的情绪状态，描述状态的名称是无穷无尽的。描述基本情绪之外的感觉词汇有很多，如"惊讶""狂喜""害羞"和"警惕"等。混合或复合的情绪状态是由内在被激活的各种情绪模式综合形成的。人们很少感受到纯粹的、基本的情绪。儿童和成年人偶尔都可能会感到纯粹的愤怒或纯粹的快乐，但随着人们从幼儿到成年，这些纯粹的情绪渐渐混合在一起，失去了其单一性。成年人很少有单纯的情绪，大多是复杂的、出自情绪模式的情绪体验，包含解读、特殊意义和各样的基本情绪。然而，不管多复杂，这些情绪模式都植根于基本情绪。

震耳欲聋的雷声会激发恐惧，让人或动物受到惊吓，就像它会吓走在非洲草原上的人类远古祖先一样。这是一个物种的自然反应。然而，情绪主要不是出现在这种普遍的反应中，而是出现在具体和特殊的反应中。大多数成年人的经验涉及复杂的混合情绪，而不是基本情绪。例如，一个人的愤怒可能与恐惧交织在一起，另一个人的愤怒可能与悲伤混合在一起。而嫉妒等复杂的情绪状态可能是愤怒、恐惧和悲伤的组合。此外，不同的情境和身份也会需要复杂的感受混合。例如，父母需要混合一些特定的情绪才能成为好父母。保持权威需要一定程度的愤怒和自豪感，而要养育孩子也需要温柔和温暖，喜悦和有趣的父母能给孩子带来快乐。所有这些不同的情绪状态一起合成坚定的、充满爱心的家长，使他们能够做出合适的反应，以满足孩子的需求。

情绪模式的激活

基本情绪是情绪模式的基础。但是，随着时间的推移，当每一种模式与许多其他模式合成时，就会产生越来越复杂的情绪状态。大多数来访者绝少会感到纯粹的悲伤或愤怒；相反，他们感到的是特别细致和复杂的情绪状态，如"被扔在垃圾堆里"一般的被拒绝的感受，或者像"漂泊在海上的无舵小船"一般失去方向的感觉。下面的对话片段就可以显示来访者的情绪模式如何被当下的生活事件激活。

来访者：关于迈克尔的情况是，当我看到他走进屋子，我就感到对他的情绪……［转向对情绪做区分］像不同的情绪，但是至少一个礼拜之前，我都还觉得是朋友的感觉。

治疗师：就像一种……温暖的感觉？［共情推测，分辨情绪体验并通过言语加以符号化］

来访者：没错！我正想说，就是一种信任、温暖……就是一种完全且满足的感觉。［整合身体层面的感觉，符号化表达］

治疗师：心里感觉非常美好。

来访者：的确，然后，唉，接下来的却是让我觉得五脏六腑都被刀绞一样的难受和恐惧，［继续符号化，然后转向反射模式并解释其体验］因为过去四年里唯一让我有这种感觉的人是西蒙，可是事实证明表面这些全都是相反的……就像，我以为他是最喜欢我、最接纳我本来样子的人，可他却彻头彻尾地在演戏。

治疗就要处理像上面的对话所呈现的复杂的情绪状态，从而帮助来访者剥开它们，回到基本情绪的体验。这些处理可以有澄清和释放的作用——帮助人们感受到他们原本的愤怒或悲伤，而不被通常伴随这些情绪的罪恶感、恐惧感或厌恶感所污染；体验这些情绪，而不必根据社交礼仪来管理它们。人们越脱离他们的原发情绪，就变得越复杂，因为他们失去了与内在情绪指南针的联系，而这个指南针会告诉他们，什么东西对他们好，什么对他们不好；他们也失去了身体中的真实感受，迷失了方向。

为了预告接下来本书的内容，我简要地描述一下一旦激活了核心痛苦情绪模式，治疗师将如何开展治疗工作。改变情绪的治疗遵循两段式的方法——抵达情绪体验和离开情绪体验（Greenberg，2002）。在第一阶段，治疗师要倾听，让叙事及其情感意义浮现。在前面的对话中，治疗师正在与恐惧和不信任的模式工作，为了确保来访者完全接触到这些感觉，治疗师要聚焦于激活非适应性恐惧情绪。为了进一步关注、接纳、描述和探索它，治疗师可能会说："我们在这儿停一下，在难受和恐惧的感觉里待一会儿，一想起迈克尔，这些感觉就在身体里冲击你。你能保持呼吸，同时和这个感觉在一起吗？"这样能够把来访者的注意力转向以创伤为基础的情绪记忆模块和相关的反应。来访者此时可能会表达一个叙述其经验的信念，"就像我不能再打开心扉。我只会再一次被伤害。"

在抵达一种核心的非适应性情绪且明确了它对自己的特殊意义后，治疗的目标是转向让来访者接触一种更具有适应性的情绪资源，作为对非适应性感受的解药。这一转变预示着情绪聚焦的治疗进入了第二阶段。此时注意力应集中于治疗室里此刻呈现的另一种感觉上——"信任、温暖……就是一种完全的满足"——这可能会有用。如果这种感觉无法成为替代性的感觉来源，治疗师可以帮助来访者清晰地表达需求，从而让其获得更具适应性的情绪反应。治疗师可能会问："在这种深深的受伤和不信任感中，你需要什么？"来访者可能会这样回应："我只需要被抱着、被安抚。我真的想感受到温暖。"这时，治疗师会让这个更具适应性的声音与恐惧的声音进行辩证的互动。治疗师可能会说："你会对恐惧和那个说'我不能敞开心扉'的声音说什么呢？"来访者可能会说："我知道我需要慢一点反应，不是立刻就竖起墙保护自己，但我也需要搞清楚这段感情与上一段有什么不同。"

情绪改变的原则

相关心理学文献总结了处理情绪的六个原则：（1）情绪觉察，用言语将核心情绪体验符号化；（2）表达，用言语或动作表达或表现自己的感受；（3）调节，安抚或降低情绪唤起；（4）反思，从体验中形成叙事性理解；（5）转化，用另一种适应性情绪消除一种非适应性情绪；（6）修正性情绪体验，与另一个人的鲜活互动的新体验。而这些原则需要在共情性疗愈的关系中才能被最好地支持。前三个是帮助来访者运用情绪来适应情境，有效地处理情况；后三个是情绪上的发展和成长。这些原则在其他地方有详细描述（Greenberg，2011，2017；Greenberg & Watson，2006），本章后面阐述了一个核心的、最新的原则——用情绪转化情绪。我将在本书中详细阐述这六个原则，并结合实现方法进行讨论；这类探讨也可以从其他研究中找到（Greenberg，2011；Watson & Greenberg，2017）。

与情绪工作的两个阶段

与情绪工作从概念上来看有两个阶段："抵达"和"离开"。第一阶段，抵达来访者的情绪，包括帮助他们意识到他们的情绪，接受它们，并把他们的感受用言语表达出来。第二阶段是离开来访者已经抵达的地方，转化和改变核心的痛苦感受。这种转化包括识别与这些情绪相关的看待自我或他人的消极观念；识别核心痛苦情绪中的需要；然后发展出新的、具有更多主体性的情绪和自我组织方式，这些会直接或间接地拆解任何关于自我、世界或其他事物的消极信念。最后，治疗师帮助这个人去接触、体验和依靠替代性的、健康的情绪反应和需求。转变最终被整合进一个崭新的自我叙事中。

感受痛苦情绪，从而疗愈痛苦情绪

尽管有些感觉可能很痛苦，但人们需要先感受自己的情绪，然后才能改变它们。你必须感受它才能治愈它。重要的是要帮助人们明白，想要离开一个地方（痛苦），他们就必须先抵达该处，而摆脱痛苦情绪的唯一途径就是经历它们、体验它们。在治疗的早期阶段，治疗师需要向来访者说明，只有帮助他们理解如何与情绪开展工作，治疗才会有效果。如此工作能够让来访者得到支持，更好地在治疗中投入和参与合作性治疗工作，在能够突显其个人经历的表述中呈现情感。例如，治疗师可能会说："你的情绪很重要，它们在告诉你这些事情对你很重要。让我们允许这些感受存在，接收它们传达的信息。"治疗师还帮助来访者开始接近、重视和调节他们的情绪经验。治疗的重点在这个早期阶段就开始建立了。治疗师和来访者齐心协力，一起发展对来访者核心痛苦叙事的理解，并对造成痛苦的潜在原因达成一致。

由此看来，帮助来访者袒露感受，进入主观体验并锁定他们最脆弱和痛苦的情绪体验应该成为治疗的焦点。治疗师与来访者一起工作，帮助他们敞开心扉，谈论充满情绪的个人经验，耐受、接纳和讲述他们最脆弱的痛苦、受伤和愤怒的情绪，以便进一步反思、调节和创造出新的意义。接受这些情绪及其所传达的重要意义（通常是关于自我和他人的意图、目标和信念）是觉察工作的第一步。

在这一步中，增加觉察包括帮助来访者关注和接触身体感知——感觉的非言语形式。这种方式的情绪觉察不是对情绪进行理智的、认知层面的理解。不应让来访者觉得自己是从外部观察自己；相反，应该让他们有身体的感知觉——从内部感觉到什么——就像牙痛时感觉到的疼。要鼓励来访者欢迎自己的情绪，停留在感觉上，呼吸，让它们到来。他们需要把感觉作为信息接收下来。这有助于人们意识到，为了不体验自己的情绪，他们如何干扰或打断这些情绪。询问来访者如何回避感觉有助于实现这一目标。

许多心理治疗理论都提出，抑制或"打断"情绪体验和情绪表达是心理病理学的一个核心现象，因此是治疗的一个重要焦点（Fosha，2000；Greenberg，Rice，Elliot，1993；Linnahan，1993；McCullough，1999）。在最基本的层面，大多数方法都认为，情绪会向人们发出信号，告诉人们哪些情况需要避开，哪些情况应该接近，而我们则习惯于躲避那些令人不愉快的情况。某些情绪体验自带令人厌恶的感觉，如羞愧和恐惧，所以人们本能地就想避免感受这些东西。情绪抑制，即回避情感反应，与不良心理状况和心理问题有关（Gross，1998，2002；Gross & John，2003）。这种长年累月对自己不想要的内在体验加以回避的做法被证实与许多不同的心理健康问题和正面情绪的抑制有关（Gross，1998、2002；Gross & John，2003；Kashdan et.al.，2006；Roemer et al.，2005）。因此，长期使用情绪回避作为应对方式对人们的身心健康有害。虽然人们可以试图通过避免内部刺激和外部刺激来控制情绪的发生（如阻止思考、分心、远离某些环境触发点），但情绪的激活往往是他们无法控制的。正如我在第 7 章和第 8 章中所讨论的那样，化解情绪打断是心理治疗的一个重要目标。

来访者还需要学习，情绪也并不是经过论证的可供行动参考的最终结论或方案。情绪带来有价值的信息，但不是可靠的结论。来访者需要将自己的感受视为需要展开探索而非将其视为真理。任何不好的感觉都不会是一个人最终的感觉，它们是会改变的。情绪不会以事实的形式进入意识的觉察；在它们产生的背景中观察它们才能将它们转化为可以解释和理解的线索。因此，人们能够感受情绪，而不必担心可怕的后果。情绪既不等同于行动，也不等同于结论。人们可能需要控制自己的行为，但他们不应该试图控制他们的原发内部经验。对那些难以控制情绪的人来说，一开始的任务与其说是允许情绪并欢迎它们，不如说是学习如何调节它们。在帮助人们关注和接受他们的情绪之后，治疗师需要帮助来访者用言语描述他们的情绪。用言语描述情绪，情绪体验就更加能够得到反思。命名情绪是调节情绪的第一步。

当来访者在情绪上抵达了某处，他们需要看看停在这地方是不是对自己有好处。假如他们觉得留在这里对自己并没有好处，也不能帮助自己与他人更加亲密，那么这里就不是久留之地，来访者需要找到离开的办法。治疗师与来访者要一起探索这样的问题："这是一种具有适应性的感受吗？还是可能是基于某种创伤的非适应性的感觉？"如果来访者的核心感受是健康的，他们就应运用这些感受来引导行动。如果来访者的核心感受是不健康的，他们就需要进一步处理这种感觉来促进转变。

在自我内部建立起主体感

只有当一种感觉被完全接受，人们才可能认识到它对自己是没有帮助的。矛盾的是，如果这种感觉被判定为不可接受——"非我"——它就无法被转化，因为这个人拒不接受它。只有当这种感觉被接受，它才能得到评估并在必要时被转化。人们的核心非适应性情绪经常围绕三种基本感受：恐惧-焦虑、羞耻和悲伤（Greenberg，2015；Timulak，2015）。它们还涉及对自我的三种基本看法：（1）觉得自己是脆弱的、不安全的，认为自我没有外部支持就不能保持完整——"软弱的自我"；（2）无价值感和失败的——"糟糕的自我"；（3）一种孤独的被遗弃感——"悲伤的自我"。要改变人们的核心脆弱感（这种脆弱感会导致诸多恐惧、悲伤和羞耻感），他们必须先接触这些感受。接下来，他们需要识别导致这些负面自我体验的创伤来源。然后，他们需要治愈基本的脆弱性，开始建立更强的自我意识。这些不适应的感觉几乎总是伴随着对自我、他人或世界的消极看法。人们经常在头脑中体验到这些感觉，这是一种负面的声音——一种刺耳的、内在的声音，通常是因为以前被他人苛待而习得的，对健全的自我有破坏性。一旦表达出来，这些核心的感觉及对自我、世界和他人的看法可以通过获得替代经验来改变。这里的悖论是，靠近和接触非适应性的感觉，识别破坏性的信念，这反而有利于改变，因为那些需要暴露在新体验面前的旧状态被觉察到了，然后通过一种相反的机制和过程，自我更健康的一面被激发出来。

新的、更具主体感的情绪和自我组织方式能够瓦解任何关于自我、世界和他人的消极信念。这一步是"离开"阶段的核心，涉及以情绪转化情绪。治疗师要帮助来访者关注他们健康的需求：在受到苛待时需要保护、安抚和关心，以及有自主性和胜任力，可以将他们从急切需要认可的压迫中解放出来。在治疗中我观察到，人们富有生命力的健康情绪往往是在经历情绪困扰的时候被激活的。特别是在支持性的环境中，人类具备非常强大的心理韧性。每个人都有从逆境中反弹的能力。最终，他们照顾和支持自己的能力使他们能以健康的方式面对困境。当人们遭受苦难时，通常知道自己需要什么。人们知道当受到伤害时需要安抚，也知道感到失控时需要能对当下状况有一定的控制感，而感到害怕时需要安全感。对自身需求的了解能帮助人们获取有效的应对资源。因此，帮助人们与自己痛苦的经验相处能辅助他们得到自己所需要的并激发改变。主要的健康情绪似乎是赋予愤怒以力量、哀悼悲伤，以及对自己的慈悲心——这些全都具有一种行动倾向，能调动有机体采取行动来满足自己的需求。获得了适应性的情绪和需求，发展了更健康的内在声音，人们就能创造一个新的叙事，以自己新的情绪体验来转化旧的自我叙事（Angus & Greenberg，2011）。

只有通过体验健康的情绪，情绪困扰才能真正得到治愈。治疗师不能靠理性说服让来访者进入更健康的情绪过程，也不可能靠重构来建立崭新的叙事。然而，他们可以帮助来访者克服有害情绪，识别痛苦的非适应性感受，连接自己的情绪资源，以有益的内在话语打败负面话语，最后建立新的自我叙事来整合自己的转变。治疗师的工作是让人们面对他们害怕的情绪，找到可替代的、健康的情绪，从而转化之前不健康的情绪。

● 小 结 ──────────

　　情绪是人类经验的基础，我们将认知带入其中，以帮助我们理解它，并将其行动倾向转化为决策、行为和意义。本章论述了在治疗中对情绪做临床区分的重要性：做出区分就是指识别不同类型、序列和程度的情绪。除了区分原发情绪和继发情绪，重要的是要确定适应性的程度。情绪是表层的还是深层的，情绪是适应性的还是非适应性的，所有这些差异都在临床上有不同的处理方式。情绪模式这个内在过程模型是成年人所拥有的大多数情绪经验的来源，要与先天的基本情绪加以区别。

　　本章还概述了处理情绪的原则，抵达、允许和接纳情绪十分重要，但是这对治疗性地处理痛苦情绪是不够的。治疗师需要通过激活新的适应性情绪来帮助来访者摆脱某些痛苦的情绪，从而帮助他们改变旧的情绪并最终导向关于自我的新叙事。

　　第二部分和第三部分中的各章会更详细地说明本章简要描述的情绪工作的具体临床阶段。不过，首先让我们进入第 2 章来了解心理治疗中情绪工作的实证基础，然后再到第 3 章以临床实例来深入演示治疗工作随情绪变化的原则。

在本章我会介绍几个不同的研究，将这些研究汇总起来看有助于理解心理治疗中针对情绪的跨诊断理论和工作，认识到适应性情绪的确能转化来访者的痛苦情绪。对这些研究的讨论还显示，在不同的治疗形式、不同的诊断组别和不同的临床表现中，来访者都会出现相似的情绪唤起和情绪变化模式，这体现了这些治疗过程的跨诊断性质。我还会介绍各种方法来量化治疗中来访者情绪体验的深度和在情绪层面工作的疗愈性效果。最后我还会介绍到目前为止，治疗师对情绪处理的促进过程是怎样被研究论证的，并让大家看到这些信息如何与后面几章所探讨的治疗师的核心技巧联系起来。

为了证明情绪聚焦疗法的有效性，我总结了针对人本 - 体验疗法（Humanistic-Experiential Therapy，HEP）和情绪聚焦疗法（Emotion Focused Therapy，EFT）的两个大型研究的元分析结果。这些元分析涵盖了 2009 年之前完成的研究，以及 2009 年至 2018 年完成的研究（Elliott et al., 2013, in press），包括 2009 年之前的近 200 项研究和 2009 年之后的 91 项研究的数据，这些研究都是关于 HEP 在不同人群中的应用。这两项研究在整个 HEP 治疗群组中都显示了极好的效果，包括来访者治疗前后的变化和与对照组的对比效果。而其他的 HEP 治疗组相比，EFT 治疗组的来访者在这项研究中在治疗前后呈现了最大的效果差异。在对照研究中，HEP 治疗在统计学和临床上与其他非 HEP 有类似的效果（Goldman et al., 2006；Watson et al., 2003）。然而，将EFT 单独与其他非 HEP 做比较，元分析则发现 EFT 的有效性略高。更具体地说，EFT 和认知行为疗法（Cognitive Behavioral Therapy，CBT）在治疗效果上基本没有呈现出显著差异。

　　重要的是，EFT 的治疗在总体上呈现了一个模式，就是对不同的诊断组群都显示出效果，包括抑郁障碍、焦虑障碍、人际关系问题、药物滥用、进食障碍和慢性疾病。然而，所有的对照性研究的结果和随后的元分析都有一个局限性，就是研究者倾向性偏差对心理治疗的对照实验结果有显著影响（Munder et al.，2013），大多数被评审的对照研究正是由治疗方法的倡导者发起的。尽管如此，实证数据支持了 HEP 的有效性，这种方法在现象学上以情绪为重点。

情绪的激活和表达

　　对情绪在心理治疗中所起作用的研究反复证明治疗中情绪的唤起和疗效有关，且这一关系在各种形式的治疗中都可见。例如，琼斯和普洛斯（Jones & Pulos，1993）在美国国家心理健康研究所（National Institute of Mental Health）对抑郁障碍的合作研究中发现，唤起情感和把糟糕的感觉带入意识觉察，这些策略在动力性疗法和认知行为疗法中都与疗效呈正相关。在这个小组的另一项研究中，他们检验了人际关系疗法（Inter Personal Therapy，IPT）治疗师和 CBT 治疗师处理抑郁障碍时的临床态度。结果表明，无论取向如何，治疗师对情绪的关注都是非常重要的。在这项研究中，库姆斯等人（Coombs et al.，2002）发现，协作性情绪探索工作（在运用人际关系疗法的治疗中更经常出现）在 IPT 和 CBT 治疗中都与疗效呈正相关，而教育、指导性的过程（在 CBT 中更常见）与疗效没有关系。因此，帮助来访者克服回避情绪，共同关注情绪并在治疗中探索它们，这似乎对治疗变化很重要，而治疗取向本身并不重要。

　　然而也有研究表明，通过哭泣、吼叫或敲打来发泄情绪、获得释放并不能有效地缓解情绪紊乱。例如，过去人们认为表达愤怒能减轻内在精神压力，如果不释放可能会导致情绪爆发、解离或人格解体，而实际上发泄愤怒本身并不见得会带来良好的疗效（Bohart & Greenberg，2002；Bushman，2002；Daldrup et al.，1988；Nichols & Efran，1985；Nichols & Zax，1977）。

　　一项元分析回顾发现，暴露疗法是治疗创伤后应激障碍（Post Traumatic Stress Disorder，PTSD）的一种非常有效的方法，其有效性正是基于情绪处理（Foa et al.，2003）。在一系列关于行为暴露的研究中（Foa et al.，1995；Foa & Jaycox，1999；Foa & Kozak，1998；Jaycox et al.，1998），在第一次暴露治疗中，重述创伤记忆时恐惧的唤起程度和表达方式可以预示积极的治疗结果；另一个可以预示疗效的因素是，随着治疗的进展再次暴露于创伤情境时，痛苦情绪是否逐渐减轻。证据还表明，在治疗期间最能体验焦虑的焦虑障碍患者最有可能从治疗中受益（Borkovec & Sides，1979）。对暴力和性侵犯受害者的康复模式的研究发现，总体来看，在治疗中与创伤的情绪接触是不可或缺的，这一过程如果被拖延、推迟，长期的康复就会出现阻碍（Gilboa-Schechtman & Foa，2001，2001）。这样的发现表明，在不同的心理障碍中，想象暴露过程中的情绪唤起至少是有效转化的部分疗愈机制。

　　皮利埃罗（Piliero，2004）调查了在混合人群和诊断群体的门诊治疗中，来访者对关注情绪的心理治疗过程的体验。在三种关注情绪的疗法中，来访者各参加了其中一种：加速体验动力疗法（Fosha，2000）、密集短程动力治疗（Abbass，2002）和情绪聚焦疗法（Greenberg，2002）。来访者将治疗体验写成了自我报告，研究者对报告进行了回顾性评估。对治疗满意且感到有变化的来访者都在报告中表示，在治疗过程中曾体验到深刻的情绪，这证明情绪体验与治疗满意度和变化感两者有关。来访者对治疗师的情绪唤起技巧的认识与满意度和变化感之间存在显著的关系。皮利埃罗（Piliero，2004）得出结论，情绪体验可能是治疗变化的最终途径。

　　近年来的元分析结果证明了情绪抑制对疗效的负面影响（Scherer et al.，2017）。研究显示，来访者的情绪表达和疗效之间的关系存在中等到较大的显著效应（$d=0.85$）。与来访者的自我报告相比，由第三方评估的情绪表达更能预示治疗结果。研究者还发现，治疗前的情绪压抑是对治疗无反应的最佳预测因素，相比之下，认知再评估或人格障碍的诊断都不是对治疗反应的准确预判。这一发现表明，诊断本身并不能很好地预测治疗结果，更具体地说，是抑制而非认知再评估导致了心理障碍。真正需要改变的是情绪抑制。

这一发现在某种程度上与其他研究相一致——表明了压抑与精神病理之间的关系比认知再评价与病理的关系更大（Aldao et al.，2010；Barnow，2012）。也可能是治疗开始时有更多压抑的患者更难与治疗师形成工作联盟（Ogrodniczuk et al.，2008）。这表明治疗师需要得到培训，让他们能认识并促进患者的情绪表达。尽管许多诊断都带有强烈的情绪指标（如抑郁障碍、焦虑症障碍、创伤后应激障碍），但在过去几十年中，研究人员和治疗师通常将行为的改变作为治疗成功的标志。我们需要进行更多的研究，来系统探索情感表达和体验与来访者走上持久改变之路这种真正的治疗进展之间的关系（Luedke et al.，2017；Peluso et al.，2012）。

过程 - 疗效研究

体验和表达情绪似乎是有帮助的，但不是通过宣泄。那么，处理情绪有什么帮助呢？通过用体验程度量表（Depth of Experiencing Scale，EXP）进行情绪体验程度测量（Klein et al.，1969），研究者对过程 - 疗效做了回顾。回顾的结果显示，在动力性疗法、认知疗法和体验式疗法中，情绪体验和治疗收获之间都存在显著相关性（Castonguay et al.，1996；Goldman et al.，2005；Orlinsky & Howard，1986；Silberschatz et al.，1986）。这些发现表明，不管什么取向，在治疗中通过在意识中象征化地处理身体层面的经验，可能是心理治疗起到改变作用的核心要素。这里的"象征化"是指通过将内隐的体验转化为语言，使隐性的经验进入显性的意识。尽管这些感受和体验有时也可以通过音乐、身体舞动或艺术来象征化，但更能帮助意识觉察身体隐性内容的还是语言符号化。

什么是"情绪处理"？格林伯格等人（Greenberg et al.，2007）定义并设计了一个测量情绪处理成效性的方法——"来访者情绪成效性评估"（client emotional productivity），用以衡量来访者对自己当下活跃的主要情绪是否能保持体验式的觉察。情绪成效性评估在操作上具体分为以下 7 个方面：关注、符号化、一致性、接纳、主体性、调节和区分。在对 4 个疗效不佳和 4 个疗效良好的案例进行深入研究时，这一测量方法能区分有成效和无成效的情绪唤起（Greenberg et al.，2007）。在整个治疗过程中，高度表达性的情绪唤起与疗效之间没有明显的关系。相反，情绪高度唤起的同时出现有成效的处理，则是良好疗效的预测因素。在一项更大的研究（Greenberg & Watson，1998）中，奥兹拉等人（Auszra et al.，2013）就 EFT 对抑郁障碍的影响在约克大学做了一项随机临床研究，研究包括 74 名来访者。研究发现，情绪成效性从治疗的开始阶段到工作阶段再到终止阶段呈现不断增长的态势。此外，工作阶段的情绪处理成效预示了大约 56% 的疗效——超过了初始阶段的情绪成效性、工作联盟和工作阶段情绪高表达性等因素。这些结果表明，对唤起的情绪进行有成效的处理对治疗改变比较重要。

有成效的情绪处理

与情绪工作的一个重要特征，如第 1 章所述，是区分原发情绪和继发情绪，以及适应性情绪和非适应性情绪。此外，治疗师还需要评估来访者的情绪是否得到有效处理。为了让治疗富有成效，原发情绪需要在一种特定的方式下得到处理：来访者与情绪保持联结的同时有意识地去觉察。

现在我们来看有成效的情绪处理的 7 个方面。在最基本的层面，为了使情绪得到有效处理，来访者必须关注被唤起的原发情绪才能意识到它。一旦情绪引起来访者身体或情感上的反应，就必须对其加以符号化（通常是用言语，但也可能以其他形式，如绘画、动作等），以便充分理解其含义。我们来看下面这名来访者关注到自己的感受时所给出的言语表述。

来访者：我不知道我觉得怎样，我只是觉得难受。

治疗师：就好像，"我感到某种失落，可能是伤心或失望"。［共情探索式回应］

来访者：对，的确很失望。某种程度上，我的一些希望都破灭了。［符号化］

接下来，为了达到情绪的一致性，来访者所说的话需要与其情绪相匹配。悲伤的感觉应和悲伤的表情、声音相协调，而不是呈现微笑、欢快的表情；表达愤怒时声音应带有能量和有主见的姿态，而不是没有能量的细弱游丝的声音或低落的表情。高效情绪处理的另一个重要方面是接纳情绪体验。特别是要接纳令人不愉快和痛苦的情绪体验。

情绪体验必须得到充分的调节才能使治疗更有成效。治疗师需要帮助来访者与情绪形成和保持工作距离（Gendlin，1996），不让其发展成淹没性的情绪。这种距离使来访者能够将情绪作为信息进行认知定位，从而实现认知和情感的整合。有成效的情绪处理还包括来访者体验到自己是情绪的"主体"，而不是被动的受害者。这要求来访者对自己的情绪承担责任并承认这是一种个人主观体验，而不是某种外部其他主体造成的。有了主体感，来访者会觉得是他们自己拥有一种情绪（"我感到悲伤"），而不是被情绪挟持（"它主宰了我"）。

为了让治疗富有成效、让情绪得到运用和转化，来访者的原发情绪表达必须随着治疗推进而得到区分。从根本上说，来访者不能卡在情绪里，而是要探索和区分体验的新层面。情绪体验的过程是高度流动的。

情绪表达：体验与治疗进展

尽管唤起、接纳和耐受情绪体验是重要且必需的，但仅仅这些还起不到改变的作用。最佳的情绪处理还包括认知和情绪的整合（Greenberg，2002；

Greenberg & Pascual-Leone，1995）。来访者能够与情绪保持联结后，就要将认知转向情绪体验，将其作为重要信息来探索、反思和理解。此外，他们必须接触自己内在的其他情绪资源，这也有助于转化非适应性情绪状态。

一项元分析发现，来访者情绪表达与治疗结果之间存在关联（Peluso & Freund，2018）。治疗师的情绪表达和疗效间有中等显著统计效应（$d=0.56$），来访者的情绪表达和疗效之间则呈现中等到显著的统计效应（$d=0.85$）。可见，来访者的情绪表达比治疗师的更重要。

关注情绪并理解其意义有临床重要性，这个设想得到了进一步的论证支持。在 EFT 治疗抑郁障碍的过程 - 疗效研究中，我们发现治疗中期较高的情绪唤起加上对唤起的情绪进行反思（Warwar & Greenberg，1999），以及在治疗后期较深入的情绪处理（Pos et al.，2003，2009），都预示了良好的治疗效果。高水平的情绪唤起加上对唤起情绪的深入反思，这两个因素是个案疗效好坏的分水岭，这表明了情绪唤起和意义建构两者相结合的重要性（Missirlian et al.，2005；Warwar，2005）。沃森和贝达尔德（Watson & Bedard，2006）也发现，在治疗过程中，较高的情绪处理水平预示着更好的疗效。情绪取向的疗法似乎是通过提高对各类情绪的处理来发挥作用的，包括帮助人们体验和接纳他们的情绪并使其具有意义。

在治疗的后半段，与核心议题有关的情绪体验是症状减少和自尊提升的重要预测因素（Goldman et al.，2005）。治疗后期，与核心议题有关的情绪体验比治疗早期的情绪体验或工作联盟对疗效的影响更大。因此，对情绪起到调整和改善作用的是情绪体验的深度。在另一项研究中，鲍斯等人（Pos et al.，2003）也发现，情绪处理——这里定义为对情绪事件的体验深度——能预测积极的治疗结果。体验深度作为研究中的变量是有限定条件的——研究者只对那些明确的、充满情绪体验的治疗片段进行评分。

治疗早期的情绪处理能力并不能保证良好的疗效，而在没有这种能力的情况下进入治疗也不意味着疗效不佳。因此，治疗早期的情绪处理技能尽管可能是一种优势，但似乎并不像在整个治疗过程中增加情绪处理深度的能力那样关键，或者两者都是重要的。研究发现，与早期工作联盟和早期情绪处理能力相比，治疗后半段的情绪处理能力单独增加了 21% 的疗效差异。

沃瓦尔（Warwar，2005）研究了治疗中期的情绪唤醒，以及在治疗早期、中期和晚期阶段的情绪体验。她评估情绪唤起所使用的是"来访者情绪唤起量表 III-R"（Client Emotional Arousal Scale-III-R）（Warwar & Greenberg，1999年）。在这项研究中，她发现治疗中期有较高情绪唤起的来访者在治疗结束时实现了更多的改变。此外，情绪唤起不仅能预测治疗结果，而且能预测来访者在多大程度上可利用内部经验来获得意义和解决问题的能力，这是通过情绪体验来衡量的，尤其在治疗的后期阶段。治疗中期的情绪唤起水平对疗效差异的影响超过治疗中期阶段的情绪体验深度对疗效差异的影响。她的研究还表明，情绪唤起与认知建构的组合比单独使用其中任何单一变量都能更好地预测治疗结果。

沃瓦尔（Warwar，2005）的研究测量的是"表达出来的"，而不是"体验到的"情绪。沃瓦尔等人（Warwar et al.，2003）在另一项研究中观察了来访者自己报告体验到的情绪强度。他们发现，来访者自我报告治疗中的情绪体验强度与积极的疗效变化之间不存在关联。研究者们观察到的是，来访者在治疗期间自己报告的情绪体验强度与研究者根据治疗录像片段进行评分时观察到的来访者实际情绪唤起之间存在差异。例如，一名来访者报告说她在一次治疗中经历了强烈的、痛苦的情绪。然而，根据观察者对治疗录像片段的评估，她所表达的情绪唤起水平被评为低唤起程度。

加利尔和格林伯格（Carryer & Greenberg，2010）发现，在治疗中能提高工作联盟所预示的疗效的变量是以中等频率出现的高度情绪唤起。然而，该研究显示，治疗中高度的情绪唤起约占总治疗时间 25% 时，预示了最佳治疗效果。偏低的情绪唤起频率表示缺乏情感参与，而低水平的情绪唤起与不佳的疗效相关。不过，高频率情绪唤起的数据表明，过于兴奋的情绪与良好的疗效之间也呈负相关。这些发现说明，高唤起的情绪不宜持续太久或出现太频繁，让来访者达到强烈而充分的情绪表达就能预示良好的疗效。此外，研究者发现，情绪唤起只能达到边缘水平的情况即使反复出现，也难以取得良好的疗效。因此，在治疗过程中难以达到高度情绪唤起，或者因为情绪中断而让情绪无法得到充分的表达，这些都是不理想的。

用情绪转化情绪模式的发展

在心理治疗中用情绪转化情绪的过程模型已经被提出并得到了验证（Greenberg，2002；Greenberg & Paivio，1997；Herrmann et al.，2016；A. Pascual-Leone & Greenberg，2007）。在治疗中，整体痛苦得到化解的来访者能从继发情绪（如"我感觉不好"）开始，通过处理原发非适应性的恐惧、悲伤或羞耻（如"我没有价值""我一个人活不下去"），最后转化为原发适应性情绪（如"我感觉释然"）（Herrmann et al.，2016；A. Pascual-Leone & Greenberg，2007）。因此，痛苦情绪的转化需要我们首先关注症状性情绪的唤起，然后探索产生不良情绪的认知 - 情绪序列（如"我觉得无望""尝试有什么用"）。对这些继发情绪的探索能激活一些核心的非适应性情绪模式的自我组织。

A. 帕斯卡尔 - 里昂和格林伯格（A. Pascual-Leone and Greenberg，2007）发现，处于整体痛苦状态的来访者可以通过以下两个方向尝试解决问题：进入以恐惧和羞耻为基础的非适应性情绪模式，或者进入孤独的、被抛弃的悲伤的非适应性模式。这两个方向都可以是解决的途径。他们也可能进入某种形式的继发情绪表达——通常是无望或控诉性的愤怒。化解痛苦的道路必然要走向适应性的悲伤或哀恸的表达，以及赋能的、有力的愤怒或自我安抚；这些表达能促进来访者的自我接纳，增强其主体性。资源相对充足的来访者往往直接从继发情绪转化到自我肯定的愤怒或健康的悲伤，但许多受伤更重的来访者需要经历一个中间阶段——处理与依恋相关的核心非适应性恐惧和悲伤，或者处理与自我身份认同相关的羞耻（Greenberg，2015；Greenberg & Paivio，1997；

Greenberg & Watson，2006）。

　　A. 帕斯卡尔 - 里昂和格林伯格（A. Pascual-Leone and Greenberg，2007）还发现，当从核心的非适应性状态中分化出适应性的需求时，情绪转化就会发生，因为这会瓦解嵌在核心非适应性模式中的负面自我评价。这个过程的本质是：当卡在非适应性的恐惧、羞耻和悲伤这些感觉中的核心适应性依恋和自我认同需求（即联结和被认可）被活化并被确认时，自我就能被引导接触更多的适应性情绪，并质疑自己不值得爱、不值得尊重的负面评价。这两种对立的体验（即"我是无价值的或不值得被爱的"和"我理应被爱 / 被尊重"）是靠适应性的愤怒或悲伤来支持的，以适应性情绪回应相同的触发情景，就能克服以前非适应性的状态。接触新的自我经验和创造新的意义可以让新的、更积极的自我评价出现。

　　在肯定情绪的咨访关系中，来访者能进入哀悼状态，承认自己所遭遇的丧失或受伤（认识到"我没有得到我所需要的，我失去了我所应得的"），同时，表达有力量、自我认可的愤怒或自我安抚。根据来访者新体验到的自我需求的本质是否涉及设立边界或自我安抚，来访者可以将适应性情绪表达为向外的行动（设立边界，即适当的愤怒）或向内的行动（给自己关怀或对自己慈悲）。这种表达经常转化为对丧失的悲伤。这种悲伤状态的特点是，要么关于丧失的悲伤，要么承认自己被侵害或重伤，或者两者兼而有之，但不含责备、自怜或沮丧等初始广泛痛苦状态的特征。化解之道在于发展出新的自我认可和自我安抚的能力，将丧失与未来可能性的感觉一起整合进体验。在整个转变过程中，要有中度到高度的情绪唤起才能使情绪有利于疗愈过程。来访者的情绪唤起不可以过度，这会使其情绪失调或进入混乱状态。治疗师必须促进来访者达到最理想的情绪唤起状态，使之足以被感受到且可以作为有用的信息组织起来。这个变化的过程——从继发情绪到原发非适应性情绪，再到原发适应性情绪——代表了用情绪转化情绪的核心转化过程。据此，我们研发了"情感 - 意义状态分类量表"（Classification of Affective-Meaning States）来预测是否能取得良好的疗效（A. Pascual-Leone & Greenberg，2007）。

A. 帕斯卡尔 - 里昂（A. Pascual-Leone，2018）继续对前述模式的研究进行了深入的文献回顾。他挑选出了 24 项研究，探讨了情绪转化模型的过程与治疗结果的关系。这些研究使用了各种方法，包括对 310 个临床病例和 100 多个亚临床病例的宏观和微观观察。这些临床样本涵盖了体验式疗法、精神动力学疗法和辩证行为疗法等 7 种不同的治疗方法，症状覆盖从情感障碍到创伤乃至人格障碍的各类人群。他的研究证明，根据情绪转化模型开展的治疗能够改变一系列情绪，这些证据具有跨诊断和跨理论的性质。实证研究的支持说明，在治疗中体验关键情绪能带来良好的疗效，同时，这些情绪的展开是有特定顺序的。从这篇综述中，A. 帕斯卡尔 - 里昂发现了以下假设的实证支持：无论用哪种疗法，适应性情绪的增加都预示着积极的疗效；同时，个案从整体的痛苦接触到原发非适应性情绪，随后体验到适应性情绪——这样的序列与积极疗效有关（Kramer et al.，2015）。

赫尔曼等人（Herrmann et al.，2016）利用不同类型的研究检验了治疗会谈中的情绪体验类型之间的关系，以测试情绪转化情绪这一假设的有效性。他们在"情绪分类编码系统"（Emotion Category Coding System）中定义并任务化了情绪类型，该系统将治疗中被唤起的情绪分为继发的 / 工具性的、原发非适应性的、原发适应性的或混合 / 不可编码的。在接受 EFT 治疗的 30 名抑郁障碍来访者样本中，不同的情绪类别与抑郁症状的减少有关。在治疗的工作阶段，继发情绪的减少和原发适应性情绪的增加都能显著地预测疗效。在治疗的中期，中等唤起水平的原发非适应性情绪与治疗效果相关。不仅如此，在这个阶段，来访者从原发非适应情绪转向原发适应性情绪的频率也可以预测治疗效果。研究结果支持用情绪转化情绪这一转化模式，其中从继发情绪到原发非适应性情绪再到适应性情绪是其关键的改变过程。

在这个转化过程中，继发情绪体验的减少，原发非适应性情绪的触及和深化，从而达到适度的情绪体验水平，即发挥了重要作用。然而，真正实现转化疗愈效果的是原发适应性情绪的激活。因此，治疗师需要帮助来访者获得新的原发适应性情绪资源。

早期治疗中不同类别情绪的唤起程度与治疗结果没有明显的关系，治疗后期情绪的唤起程度也与治疗结果没有明显关联。此外，在将早期情绪唤起程度作为控制变量进行比较的情况下，工作阶段的继发情绪和原发适应性情绪的唤起程度被发现对治疗结果有显著的预测作用。因此，情绪类别似乎可以用来对不断推进的过程加以评估和衡量，而不是仅仅反映来访者的个人倾向或特征。在工作阶段，继发症状性情绪的比例越高，就越显著地预示较差的治疗结果。有趣的是，赫尔曼等人（Herrmann et al.，2016）发现，来访者从原发非适应性情绪转为原发适应性情绪的频率预测了治疗效果，其预测性超过了单纯的情绪唤起对治疗效果的影响。这个因子也独立地预示了治疗效果完全不受继发情绪的影响。此外他们还发现，工作阶段的继发情绪和治疗效果之间的关系完全由该阶段原发适应性情绪这一调节变量所占的比例决定。

接触原发适应性情绪的重要性

赫尔曼等人（Herrmann et al.，2016）的研究表明，在情绪聚焦疗法中，减少继发情绪（如无望）是有效的，但前提是在来访者成功接触原发适应性情绪（如自我肯定的愤怒）的情况下。而原发非适应性情绪似乎才是在治疗过程中起核心作用的因素，因为中等程度的原发非适应性情绪（如羞愧或恐惧）在治疗中期出现时与治疗结果有关。那些经历了原发非适应性情绪并将之转化的（特别是在治疗中期羞耻情绪得到化解的）来访者，能更频繁地接触到原发适应性情绪（如自我认可的愤怒或悲伤）。他们往往会比那些缺乏此类体验的来访者取得更好的疗效。因此"感觉不好"在治疗中既不意味着是坏事，也不意味着是好事。重要的是让来访者在合适的程度上体验他们核心痛苦的原发非适应性的情绪，通过它们来工作并获得适应性的情绪资源——这样做的频率越高越好。

在治疗中，仅仅关注减少症状性情绪（如弥漫性的抑郁无望、症状性的恐惧或继发的防御性愤怒）似乎是不够的。我们需要聚焦于原发非适应性经验，这些经验经常成为来访者自我认同的一部分（例如，觉得自己不够好的羞耻感，或者害怕自己太弱无法独立生存，或者感到孤零零地被抛弃的悲伤），然后进入原发适应性情绪体验（对贬低的内在声音的愤怒，失去幸福童年的悲伤，骄傲或自信，或者自我慈悲），这些才真正具有意义（Kramer & Pascual-Leone，2016；Kramer et al.，2016）。

考虑到所有的改变因子，赫尔曼等人（Herrmann et al.，2016）的一项研究发现，原发适应性情绪在工作阶段的比例是预测治疗效果的最佳指标。成功地触及更多适应性情绪资源的来访者，能用这些资源潜在地抵消和撤销自动原发非适应性情绪和继发情绪的影响，所以能取得更好的治疗效果。研究结果支持疗效随情绪变化的原则，原发适应性情绪在转化原发非适应性情绪和继发情绪中发挥了重要作用。

治疗中情绪唤起和处理的时机

在 EFT 创伤治疗的早期，较好的情绪处理过程对来访者特别重要，因为它为治疗设定了方向，并创造最大限度的时间来探索和处理与创伤记忆相关的情绪（Paivio et al.，2001）。在想象暴露中的情绪唤起对变化机制至少有部分作用（Paivio et al.，2001）。这项研究的应用意义在于，在治疗早期来访者处理痛苦记忆时一定要促进他们的情绪投入。总体而言，研究结果表明，来访者在创伤中处理情绪的程度对治疗有一系列影响。首先，创伤症状的严重程度是情绪唤醒和有效处理的限制因素；其次，治疗早期是否让来访者进行想象暴露的任务对治疗有影响；最后，在治疗过程中重复暴露任务对最终结束时来访者功能水平的改变有连续的累积影响（Paivio et al.，2001；Paivio & Nieuwenhuis，2001）。

有三项对照研究从治疗情绪创伤和人际困难议题的角度对情绪过程进行了

分析（Greenberg et al.，2008；Greenberg & Malcolm，2002；Paivio & Greenberg，1995）。与重要他人在想象中进行对话时，来访者的情绪会被唤起，正是这个过程因素将 EFT 与心理教育区分开来，这一过程因素也与治疗结果相关（Greenberg et al.，2008；Greenberg & Malcolm，2002；Paivio & Greenberg，1995）。在夫妻和伴侣治疗的研究中，也有证据支持情绪觉察和表达在令来访者满意的治疗关系和疗愈转化中的作用。与在治疗中情绪体验水平低的伴侣相比，那些表现出更高水平的情绪体验的伴侣从批评的立场转为柔和的态度，他们的互动更紧密，且在治疗结束时满意度更高（Greenberg，Ford，et al.，1993；Johnson & Greenberg，1988；Makinen & Johnson，2006）。在解决家庭冲突方面，深层情绪的表达也有类似的效果（Diamond & Liddle，1996）。这些研究都揭示，表达深层脆弱情绪体验与伴侣在 EFT 中的疗程和疗效有关。

在另一项研究中，伴侣们被要求对每次有表露深层脆弱情绪的治疗会谈做出评估，与控制组（一般性的治疗对话，不揭示深层情绪）相比，对照组的伴侣对有表露深层脆弱情绪的治疗会谈给出了更满意、更积极的评价（McKinnon & Greenberg，2013）。此外，那些体验到伴侣脆弱情绪表达的人在随后的治疗中明显表现出更高的问题解决能力和对伴侣更深的理解。这揭示了治疗中帮助伴侣表达深层脆弱情绪与治疗结束时的关系改善度显著相关。

处理焦虑情绪

对广泛性焦虑障碍（Generalized Anxiety Disorder，GAD）治疗的研究发现，关注患者情感和身体体验的干预措施比常规治疗更有效（Levy Berg et al.，2009）。患者自己注意到，支持性和反思性的干预措施及促进他们情感表达的干预措施比较有帮助。EFT 治疗 GAD 在两组重复的临床研究中被证明有效（Timulak & McElvaney，2016；Watson et al.，2017，2019）。在这些研究中，患者的关键变化过程涉及接触核心痛苦的感觉——通常是依恋上的不安全感，并以更多的适应性情绪来转化它们。整个治疗过程包括先形成一种共情的联结，在治疗关系稳固的情况下，将重点转移到焦虑的产生过程。具体方法是在忧虑的自我、制造焦虑的自我和感受到忧虑和焦虑影响的体验性自我之间进行双椅对话。在这个过程中，来访者看到他们是焦虑的主体（拥有者）而不是受害者。这有助于他们感到自己有力量，自己可以改变（Watson & Greenberg，2017）。

与情绪工作在治疗焦虑方面的整体有效性也得到了研究的支持（Elliott，2013；Elliott & Shahar，2017；Shahar，2014；Shahar et al.，2015）。除了系统性的案例研究（MacLeod et al.，2012；Shahar，2014），两项对与社交焦虑障碍患者开展情绪工作的疗效研究显示了良好的治疗结果（Elliott，2013；Elliott et al.，2014；Shahar et al.，2017），EFT 获得的统计效应相当大，优于 CBT 和药物治疗同类研究的疗效。这两项研究提供了证据，说明在社交焦虑障碍的治疗中，以情绪为中心的干预方式是可靠的，能为来访者带来极大的益处。EFT 治疗社交焦虑障碍的关键变化过程是接触和唤起羞耻感，以便在一个安全的、接纳的、有效的治疗关系中重新构建它。来访者在治疗师的帮助下接触那种感到有缺陷、自己无价值或低劣的症状性情绪，深度进入核心痛苦（如深层的破碎和孤立感），借此来体验和表达适应性情绪，如自我安抚／慈悲、自信／保护性的愤怒和相应的悲伤——通过这些情绪来实现转变（Greenberg，2011）。这些适应性情绪使社交焦虑障碍患者感到更坚强，帮助他们与生命中错失的重要需求重新建立联结，从而鼓励他们重新建立关系，实现真实的生活目标和价值。

过程 – 疗效研究结论

来自心理治疗研究的证据表明，不论何种障碍或怎样的来访者，在疗愈性的支持辅助下，特定类型的情绪被觉察、唤起且得到表达，再加上新的适应性情绪认知与过去的体验相结合，就能对治疗改变有效。看来，无论诊断分组如何，改变的过程是相似的。因此，通过关注、接纳和言语符号化接触情绪，然后用情绪转化情绪，从而离开旧情绪，是跨诊断的过程。有些情绪在治疗中被触及是为了引导过程，有些则需要被调节和修改；而在转化过程中，非适应性情绪需要被其他适应性情绪所转化。人们发现，在治疗中对来访者被唤起的情绪进行认知处理，有助于来访者理解情绪和创造新的叙事。

　　唤起情绪还是调节情绪取决于各种因素，诸如当事人的情绪是调节过度还是调节不足，情绪是痛苦本身的信号还是正在修通痛苦的信号（Greenberg，2002；Kennedy-Moore & Watson，1999）。情绪唤起的作用及其在治疗中的有用程度还取决于是什么情绪得到表达，由谁表达，关于什么问题，如何表达，对谁表达，何时，在什么条件下表达，以及在情绪表达后随之出现的是怎样的其他情绪体验和意义建构（Greenberg，2002；Whelton，2004）。尽管如此，为了实现有效的情绪处理，痛苦的情绪必须被激活，并由当事人直接体验到，而且需要新的情绪来转化旧的情绪。

对治疗师处理过程的研究

　　关于治疗师具体促进情绪处理的干预措施，目前的研究十分有限。一般来说，共情同调（empathic attunement）是关键的技能，我也会在本书中对此加以讨论。自从共情被罗杰斯（Rogers，1957）确定为治疗中的一个重要变量以来，许多研究已经发现它是能预示来访者变化的稳定因素（Bohart et al.，2002；Bohart & Greenberg，1997；Elliott et al.，2011）。例如，沃森等人（Watson et al.，2014）发现，治疗师的共情与治疗结果之间有显著的直接关系。这一发现表明，来访者视治疗师为共情的存在是心理治疗中的一个重要变化机制。

　　此外，亚当斯（Adams，2010）追踪了来访者与治疗师之间在治疗此时此地的互动，发现治疗师高体验性的表达会影响来访者的治疗体验，而治疗师对体验深度的关注程度能预测治疗结果。更具体地说，如果在治疗中来访者聚焦于外部，而治疗师针对来访者的内部体验进行干预，那么来访者就更有可能进入更深的体验层面。亚当斯的研究强调了治疗师在深化情绪过程中的重要作用。鉴于来访者的体验可以预测治疗结果，而治疗师对体验的关注深度又会影响来访者的体验和疗效，一条通往良好疗效的治疗路径由此被发现了——治疗师对体验的关注会影响来访者的体验深度，这与疗效有关。

对治疗师处理过程的研究还有另一个重要发展，就是关于疗愈性的在场。具体来说，在 EFT 的概念化和疗愈性在场方面我们取得了一些进展。这是我们对来访者中心疗法（Rogers，1980）和格式塔疗法（Perls，1973）传统的延续，并由盖勒和格林伯格（Geller & Greenberg，2012）在 EFT 的治疗关系中进一步发展。盖勒和格林伯格（Geller & Greenberg，2002）开发了一个评价治疗师在场能力的量表，并将其确立为与疗效相关的重要条件。沃森和麦克穆伦（Watson and McMullen，2005）研究了 EFT 治疗过程的关键方面，并与 CBT 进行了比较。他们发现，CBT 治疗师会做更多教导性工作，提更多带有指导性的问题，而 EFT 治疗师则会给予来访者更多的支持。在研究共情、情绪调节和疗效之间的复杂关时，沃森和普罗瑟（Watson and Prosser，2002）发现，治疗师的共情对疗效的影响是由来访者的情绪调节变化作为中介变量来调节的。

情绪转化情绪

情绪转化情绪这一过程的重要性已得到实证研究的支持。帕罗特和萨比尼（Parrott and Sabini，1990）很早就发现，情绪修复是人们通过回忆那些既能抚平伤心也能抵消快乐的事件来实现的，而且这种回忆是在无意识的情况下进行的。在另一项有趣的调查中，人们发现积极的情绪可以"消除"萦绕心头的消极情绪（Fredrickson，1998；Fredrickson & Levenson，1998）。研究清楚地表明，积极的情绪（如快乐、爱）可以消除所谓的消极情绪（如愤怒和悲伤）的影响（Fredrickson，2009）。例如，弗里德里克森（Fredrickson，2001）开展的一项研究证明，积极的情绪体验可以瞬间拓展一个人的思维和行为方式列表，从而打破消极情绪的限制。我们发现，与中性的体验相比，快乐和满足更能使心血管的压力从消极情绪中快速恢复。

弗里德里克森等人（Fredrickson et al.，2000）发现，心理弹性好的人通过调动积极情绪来"消除"消极情绪体验。他们观察到，积极情绪的关键组成部分与消极情绪是不相容的。在进一步的研究中，图加德和弗里德里克森（Tugade and Fredrickson，2004）发现，心理弹性好的人通过调动积极情绪来调节消极情绪体验。这些人表现出生理上的弹性，帮助他们更快地恢复心跳和血压的基线水平。不良感觉似乎能够被快乐的感觉转化——不是通过刻意地看光明的一面或通过替换，而是通过唤起身体里有意义地保存着的替代性经验，从而消除生理和心理的消极感觉。惠尔顿和格林伯格（Whelton and Greenberg，2000）在一项关于自我批评的治疗研究中发现，在双椅对话中，那些更容易受抑郁影响的人比那些不太容易遭受抑郁影响的人在应对自卑时表现出更差的弹性。不那么易受抑郁影响的人能够调动积极的情绪资源，如自豪和愤怒，以回击抑郁的蔑视和消极认知。这些研究共同表明，情绪才是改变情绪的机制。

在肌肉运动对情绪有何影响的一系列研究中，伯科维茨（Berkowitz，2000）报道了一项调查。在谈论令人愤怒的事件时，握紧拳头的被试报告他们有更强烈的愤怒情绪，而握拳导致在谈论悲伤事件时悲伤减少。这一发现表明，运动表达对增强情绪一致性和抑制其他情绪有影响。因此，似乎一种情绪的肌肉运动表达对另一种情绪有改变作用。此外，与詹姆斯 - 兰格（James-Lange）情感理论一脉相承，弗莱克等人（Flack et al.，1999）的研究表明，无论被试是否意识到他们表达的是什么情绪，采用表情、姿势和声音表达一种情绪都会增加对该情绪的体验。在某种程度上，人们可以通过把身体投入某种情绪的表达中来唤起或强化这种情绪。有趣的是，这方面的能力似乎存在个体差异，那些对身体更敏感的人在更大程度上表现出这种倾向。

社会心理学从更广泛的方向研究关于角色扮演对态度的影响，其研究思路也支持这样的观点：按角色表现行为，这一执行过程会使人们的经验和态度与该角色相一致（Zimbardo et al.，1977）。角色扮演可以将起初不真实的东西转化为真实，就像不断重复某些话就可以让人相信它一样（Myers，1996）。因此，唤起另一种情绪的一个可能方法是让人们在角色扮演中表达该情绪。当他们表达一种情绪时，他们的体验就会被其表达所改变。

在心理治疗的研究中，人们还发现音乐有助于唤起替代性情绪，甚至比图像想象更能改变情绪（Kerr et al.，2001）。额叶脑电图不对称是和情绪调节有关的神经生物标志。右侧额叶脑电图呈现的活跃通常与悲伤、抑郁等相联系；经由听音乐、按摩等活动使左额叶被激活，可以达到左右额叶的活跃平衡（Field，1998）。另一项研究也发现，当右侧额叶的活跃被左侧额叶的激活平衡，或者至少两侧基本达到平衡时，母亲和孩子的情绪都出现了从负面到正面或从悲伤到愉快这样的变化（Field，1998）。

沃森等人（Watson et al.，2007）对抑郁个案做的研究分析，结合抑郁障碍的各种治疗方法做的大型比较群体研究（A. Pascual-Leone & Greenberg，2007），加上其他一般性的情绪唤起研究结果（Greenberg，2015；Herrmann et al.，2016），三者汇总的研究得出这样的结论：情绪唤起伴随情绪转化发生的比例在抑郁障碍康复患者中明显高于没有康复的患者中。深入分析一些疗效较好的案例后，沃森等人（Watson et al.，2007）发现，患者的羞愧和恐惧等情绪减少，愤怒、悲伤、满足和快乐等情绪增加。然而，情绪转化的模式是特异性的——哪些情绪取代了哪些情绪对每个案例来说都是独特的。

● 小 结

除了本章所回顾的研究外，令人振奋的是我们注意到一种新兴的理论方法，即一种整合的治疗。巴洛等人（Barlow et al.，2004）假设存在一种负面情绪综合征，它在不同的患者身上表现为抑郁障碍、焦虑障碍，甚至进食障碍。他们找到了三个负面情绪基本原则：改变前因后果的再评估，修正与情绪相关的行动倾向，以及克服情绪回避。无论是哪种心理障碍，被这些原则支配都会导致患者的痛苦，因此它们应该成为治疗性改变的跨诊断方法的目标。在最后一部分，"展望未来——心理治疗的整合取向"中，我会介绍更多新出现的方向，并对心理治疗中的情绪工作做出更全面的展望。不过就此刻而言，让我们这样小结：治疗效果与情绪体验、表达或特定治疗过程之间的关系并不简单。许多指标确实表明了以情绪为中心的跨理论临床方法的好处。

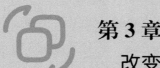

第3章
改变的旅程——用情绪转化情绪

在本章中，我将探讨用情绪转化情绪，也就是通过互相制衡的情绪的整合来转化情绪的过程。我将分析记忆重组理论——如何引入当下新的情绪体验，通过记忆重组过程，改变旧的记忆。正是新的情绪体验使神经元层面的（模式化）的自动连接（无意识的）塑造新的感受和存在方式。

需要重点理解的是在讨论用情绪转化情绪时，我们临床治疗师是在谈论改变对现在的情绪有影响的、深层的、过去的情绪，从而改善来访者面对现实世界的方式。例如，我们试图转化的是从过去经验中形成的痛苦情绪及其模式，如对被遗弃的恐惧感、因感到自己没有价值而产生的羞耻感或对空虚孤独的悲伤。这些过去的情绪是构成当下问题的基础情绪，包括低自我价值感、人际关系问题或泛化的痛苦。用情绪转化情绪是通过接触潜在的非适应性情绪，用新的适应性情绪来转化非适应性情绪。

所以，我们不是要直接改变外在的症状性行为。例如，帮助因焦虑不能去商场的患者克服焦虑，抑或让有爆发性阵怒的患者不爆发。我们也不是通过设立行为习惯或用暴露干预来减少症状性情绪的触发。相反，我们的工作是转化深层的痛苦情绪——这些情绪最初往往没有被意识到或表达出来——它们是决定目前问题性唤醒或症状的根本因素。用情绪转化情绪的必要的第一步是增加对让人觉得可怕的、痛苦的深层情绪的体验，而不是减少目前的症状性情绪。这样做的目的不是直接消灭被激活的深层情绪，而是用新的经验来转化它。

改变的模型

关于改变的学习理论模型认为，变化是通过消退发生的——经由某种形式的新行为规则来修改旧的自动行为。这个理论认为变化是通过抑制行为链条来实现的（Craske et al.，2014）。新产生的知识会抑制旧的知识，旧知识保持原样没有转变，而仅仅是处于抑制状态。认知疗法拥抱了学习理论并增加了这样的观点：人们不单单是受预设条件支配的反应性处理者，而且还受到目标和期望的影响。刺激物不仅会导致行为反应，而且会激活信念，然后影响情绪和行为。

福阿和科扎克（Foa and Kozak，1986）建立了一个情绪处理模型，提出新学习发生的必要条件之一，是先前知识带来的预期和当前学习之间发生了不匹配。这种观点让暴露成为一种主要的治疗形式；然而，这个理论没有考虑到记忆的改变，因此那些问题尚未解决：暴露只是加强了对旧记忆的抑制，还是带来了记忆的改变？消除旧的记忆是靠抑制还是靠改变？暴露治疗后经常出现症状复发这一事实可能表明，记忆并没有被改变，而只是被抑制，只要条件合适，就可以被重新激活。

与学习理论不同，格林伯格与萨福兰（Greenberg & Safran，1987）采用新皮亚杰（neo-Piagetian）发展观，提出变化是这样发生的——在过去痛苦的经验中辩证地综合了新的对立的情绪模式记忆。这一观点得到了后来不断发展的记忆重组理论的支持（Lane et al.，2015；Nader et al.，2000）。这个理论提出了一个不同观点——记忆实际上会被新的经验改变。记忆改变和消亡是两个不同的、不兼容的过程。情绪转化情绪的理论是一个转化过程，其中情绪记忆是被转化，而不是被新的情绪回应和体验所抑制。记忆重组包括唤起情绪记忆、生成新的情绪，从而改变旧的情绪反应。

除了关于记忆及其情绪的转化与抑制的争论外，当代接纳承诺疗法和其他第三波认知行为疗法普遍持有的一个信念是，变化的发生要通过体验和接纳情绪或接触和表达情绪来实现的。将丢弃的感受重新接纳回来是由人本－体验式疗法最先提出的观点（Perls，1973；Rogers，1959），但在我看来，这对治疗性转化可能是一种有害的简化。这种观点基本认为，仅仅接纳情绪就可以帮助当事人克服认知行为疗法所说的"经验性回避"，或者人本主义疗法最初所说的"不被承认的感觉"（Perls，1969；Rogers，1957）。在接纳或重新拥有的理论观点下，问题被视为本质上是由回避或否认情绪所造成的。

领悟导向的疗法认为，情绪或冲动被习惯性的防御所掩盖，而治疗性的改变要通过克服防御和承认感觉而实现。在情绪恐惧的治疗方法中，麦卡洛等人（McCullough et al.，2003）混合了精神分析和行为学派的观点，把心理问题看作由对情感的恐惧引起的。基于这种观点，他们提出了一种暴露和反应预防理论，以应对情绪变化。换言之，暴露来访者对其情感的恐惧和焦虑及其预防反应（即不回避或放弃防御）帮助其克服回避，放下防御并长时间体验深层情绪，使焦虑减弱。

一些精神动力学观点还提出另一种治疗性改变，即来访者能发展出足够的自我观察能力和自我理解能力，能够看到自己的防御浮现，并能在日常生活中做出不同的选择。根据这些理论，治疗师需要帮助来访者接触未经处理的感受，深入体验这些感受以打破条件反射性的焦虑，然后通过理解，有意识地选择克服回避或防御（e.g.，Hayes et al.，2008），并视选择为变化的一个重要因素。

尽管接纳过去逃避的情绪和行动倾向很重要，但我认为来访者是通过拥有与旧有经验不一致的新情绪体验而改变的。转化旧情绪的是新情绪，而非暴露，亦非自由联想式或概念式的学习，更不是理解或领悟。因为情绪转化情绪是新的程序性学习，通过在治疗会谈中拥有新的情绪体验来转化旧的情绪记忆和反应。这其实触及内隐的心理变化过程——治疗会谈中的新体验与旧经验元素（这些元素已经被存储为情绪模式记忆）自动整合成一个新经验。这个过程通过大脑建立新的内隐性联系而发挥作用，而不是像学习理论派的学者所称的那样，接纳或建立有意识的、以前被否认的感觉或反向学习。

拓展情绪回应的范围

正如本书前言中所指出的，亚历山大和费伦奇（Alexander and French，1946）及戈德弗里德（Goldfried，1980）已发现，为来访者带来新的、修正性情绪体验是一种常见的治疗策略，也是一种跨理论取向的核心改变原则。我提出的原则与他们的观点在精神上一脉相承，不同的地方是强调了一个独特的过程，即以情绪转化情绪是修正性情绪体验的核心。我认为这个跨理论的过程适用于各种治疗取向。治疗需要在身体感受的本能体验层面开展。只有在身体感受发生转变后这些感觉才会发生变化，然后被符号化为言语，形成叙事以巩固体验的变化。我认为这种变化是在神经元上发生的，因为大脑铺设了新的路径来形成代表新生活经验的新情绪模式。此外，无论采用何种方法——体验式、认知行为还是精神动力学——发生变化都是因为新的情绪体验转化了旧的情绪体验。此外，这种转化过程适用于跨学科诊断，不受障碍类别的限制，因为大多数障碍都是情绪障碍或情绪处理障碍。

有用的转化不是来自我们告诉自己的东西，不是来自思维为平息焦虑而编造的东西，甚至不是来自他人告诉我们的东西，而是来自与新经验的密切接触。这就是该过程被称为体验式的原因：它涉及从经验中学习，而不是从治疗师那里学习，更不是从推理或新的洞察中学习。治疗任务是促进新的体验，但不是灌输心理教育、提供技能培训或给予解释。以体验的方式帮助来访者获得新的情绪以转化旧的情绪——这牵涉治疗师是否有能力处理（即接纳、承载）来访者对其可怕经验的恐惧，以及治疗师是否有能力处理自己对来访者情绪的恐惧。

只有新体验才能孕育并产生改变。在这个过程中，信念、叙事和决定的有意识转变在变化的顺序中相对较晚，而且只有在情绪转变发生后才会出现。重点不是仅仅体验以前不被允许的情绪；相反，改变所带来的更大视野是能去体验以前被拒绝的、令人恐惧的情绪，使它们能够被新情绪所转化。人们必须感受到情绪才能改变情绪。他们需要感受恐惧以改变恐惧，感受羞耻以改变羞耻。为了实现改变，治疗师需要促进来访者对新情绪的体验以改变旧情绪。这超越了只接触和接纳情绪的有限目标——仅仅体验和表达情绪尽管很重要，但远远不够。

正如第 1 章所简述的，本书专注于情绪工作的两个基本方面："抵达"情绪和"离开"情绪。为了获得疗愈，人们必须允许自己充分体验自身的感受；但是，如果这就是他们所做的一切，那么他们最终只能感受到自己非适应性的恐惧、羞耻或悲伤。他们此刻需要的是"离开"这些情绪。当人们能够获得新的原发适应性情绪反应来改变旧的、过时的反应时，这些非适应性情绪反应就会发生转化。因此，我们有一个两阶段的过程：抵达和离开。在第一阶段，治疗师帮助来访者重新拥有被遗弃的情感和行动倾向，阐明和探索其情感意义。

在第二阶段，当来访者抵达核心非适应性情绪并精确表达出其个人意义后，治疗师接下来就要帮助来访者获得更具适应性的情绪资源，这是非适应性情绪的解药。帮助来访者获得更具适应性的情绪反应最有效的干预措施之一是询问来访者，那些不好的感受需要什么才能使他们感觉更好。治疗师可能会问："这种深深的伤害和不信任的感觉需要什么？"来访者可能会回答："我只是需要被拥抱，需要被安抚。我确实很想要感觉到温暖。"获得一种值得被满足的适应性需求的感觉是改变过程的核心部分，即获得新的感受以消除旧的感受（Greenberg，2002，2011）。一旦来访者获得了新的适应性感受，治疗师就可以专注于帮助来访者构建新叙事。

例如，治疗师可以帮助抑郁障碍患者重新拥有他们因对被拒绝的羞耻感而产生的非适应性感受——引导他们进入一个唤起该强烈情绪的情景记忆中。例如，请来访者想象自己是当时被抛弃的受惊的孩子，一旦感受到这种情绪，就把注意力集中在自己需要的是什么上。他们需要接触到被抛弃的孤独感，然后才能离开这种感觉。当人们能够对旧情境产生新情绪反应时，转化就会发生。例如，当来访者回想起虐待自己的父亲及与虐待相关的场景时，他们需要重新体验他们的羞耻和恐惧。然后，来访者需要获得新的情绪反应，诸如对侵犯行为的愤怒、对丧失的悲伤，以及对幼时遭受痛苦的自己的慈悲。转化的结果是扩充一个人的情绪回应"工具箱"（Greenberg，2011），使其能够表达更多的适应性行动倾向，为故事改写新的结局。尽管一种情绪必须被感受到才能被改变，但改变不只是感受情绪；它还涉及体验新的、更具适应性的情绪并创造新的叙事。

开展这类情绪工作涉及跟随和引导的结合。跟随来访者抵达其情绪要优先于引导，尤其面对有强烈的内在自我控制的来访者时，或者面对那些因对掌控敏感而容易与他人对抗的来访者时，以及面对较脆弱的来访者（因为他们需要更多的安全感）时。然而，如果来访者面临较严重的痛苦情绪和较多的回避情绪，那么在治疗初始阶段他们往往从治疗师更多的引导中受益。治疗师的引导采取过程指导和情绪辅导的形式，治疗师持续地引导情绪——包括一种情绪"再养育"的形式，治疗师在回应来访者的情绪时给予确认、安抚，展现慈悲。通常，需要这种类型反馈的来访者以前恰恰从未得到过这些。治疗师需要根据每名来访者的情况确定适合的引导和跟随的程度。

论及情绪如何改变的传统理论，尽管说法不一，如接纳、表达、完成、习惯化、消亡或反思性理解，但根据我对治疗中实际改变事件的研究（Greenberg，1984，2007），我发现用情绪转化情绪才是对情绪改变的实际方式更准确的描述。理性不足以改变基于杏仁核的自动情绪反应。达尔文（Darwin，1897）面对玻璃罩内的一条蛇"来袭"时自动向后躲闪，对此，他说，接近它时，他的意志和理性根本无力对抗自己关于危险的想象，即使他甚至从未经历过这种危险。对于非适应性情绪，理性是无法穿透的，最好由其他情绪来转化。用自然现象来比喻就是以毒攻毒，在这里就是以情绪转化情绪。

新经验整合中的神经层面变化

对同一刺激，在原先非适应性情绪出现的同时，反复或持续地唤起一种更具适应性的情绪，这两种情绪同时出现有助于合成一种新经验，从而转化非适应性情绪。通过同时激活不同的情绪状态来合成新的情绪反应，这个转化过程有许多方面。在最基本的层面，新情绪的行动倾向与旧情绪的行动倾向是相对立的，从而产生新反应。如果一个人被唤起具有向前冲这种行动倾向的愤怒，那么他就不能在恐惧中退缩。这不是一种情绪取代另一种情绪的过程，而是一种情绪通过辩证的综合过程消除或转化另一种情绪，产生一种新的经验形式。就像黄色与蓝色混合成绿色一样，突围的倾向与退缩的倾向结合成一种新的反应倾向——可能是设立边界或保持镇定。

在情绪处理的模式层面，不同的模式综合起来就会形成更高层级的模式。正如赫伯（Hebb，1949）所说，神经科学的第一条定律是一起放电的神经元会形成联网，并继续一起放电。因此，由同一刺激共同激活的两种或更多种模式联合起来便形成新的情绪模式。随着新行动倾向和新模式的形成，新的身体体验会出现，对世界的看法也会改变。这种新感觉继而通过新叙事得到巩固，从而形成新的意义，对自我、世界和他人形成新的具体观点。

在治疗中，非适应性恐惧一旦被唤起，可以通过适应性愤怒或厌恶等更多指向设立边界的情绪来转化，或者通过唤起悲伤、慈悲或宽恕等更柔和的情绪加以转化。同样，非适应性愤怒可以被适应性悲伤所消除，引向放手和接纳。非适应性羞耻感可以通过以下方式转化为自我接纳：对侵犯的愤怒及过往的自豪感和自我价值，抑或自我安抚的慈悲心，抑或所有这些方式。由此，导致退缩的情绪被来自大脑另一部分的主动争取的情绪所转化。一旦情绪发生变化，认知和叙事也会发生变化。儿童时期经历过被忽视的人如果不再感到自己无价值，就会改变自我叙事。在以前的自我叙事中，他们是不可爱的，现在他们的叙事可以指出是他人没有能力去爱。被虐待的人过去会责备自己，对被虐待的经历感到羞耻或内疚，现在他们可以看到这些不是自己的责任。

是消除而非替换情绪

大多数人在直觉上都清楚，好的感觉可以改变不好的感觉，但我们主要谈论的不是用正面情绪来取代所谓的负面情绪。相反，在治疗中，我们是用具有对立行动倾向的情绪来消除非适应性情绪。例如，愤怒经常被用来与恐惧作斗争，通过改变对情况的体验帮助人们克服恐惧。在生活中，愤怒改变了行为，使人能够承担更大的风险，而恐惧则阻碍了需冒风险的行动。在治疗中，转化先前因受虐产生的恐惧的一个方法是让来访者体验被侵犯的愤怒——这是他们之前无法接触到的，这将会让他们形成更自信的体验。例如，如果来访者想象虐待他的父亲并由此唤起了他对以前受虐记忆的恐惧，这时如果来访者体验到适应性愤怒，并向想象中的父亲表达出来，那么他就可以拥有修正性情绪体验，会感到自己更强大，更能够坚持自己的立场。愤怒会影响认知，它比悲伤更能触发人们对自己的积极看法，并使人们更能感知到自我的强大和能力。相比较而言，恐惧善于减少愤怒。撤退的行动倾向会抑制向前推进的行动。在生活中，愤怒的决策者通常在处理信息时考虑不到其他选择。而引入恐惧的情绪则可能使他们高估风险，遏制行动。恐惧和愤怒这两种情绪可以互相抑制，互相调节，尽管极端的摆荡都是不利的。显然，情绪转化情绪，也改变认知。

在治疗中，处理非适应性情绪的最重要方式不仅包括接纳、理解或调节，还包括通过其他情绪发生的转化。我发现，在大多数治疗中出现的最需要改变的原发非适应性情绪包括对"危险"的恐惧、对"分离"的恐惧、对"不配"的羞愧和对"被独自抛下"的悲伤。而有助于转变过程的适应性情绪则是有力量的愤怒、悲伤和慈悲心（Greenberg，2015）。因此，处理情绪的一个重要目标是首先要抵达非适应性情绪——不是接纳它的"好信息"和动机——仿佛它是适应性情绪一样，而是要去转化它。随着时间的推移，更多的适应性情绪要么与非适应性情绪同时启动，要么对非适应性情绪做出反应，这才有助于转化非适应性情绪。然而，这一改善路径有一个看似矛盾之处就是它并不是从一开始就试图改变情绪。恰恰相反，它始于完全接纳痛苦的情绪。情绪必须被充分感受到，并且在被新情绪转化之前，旧情绪表达的信息被完全听见。情绪的接纳总是先于情绪的转化。你必须感受到一种情绪才能治愈这种情绪。

情绪转化情绪的过程与宣泄、暴露、消灭或习惯化等概念不同，因为不适应的情绪没有被清除，也没有因为被体验到而减弱。相反，它们是被另一种感觉转化或消除了。尽管失调的继发情绪，如恐怖症、强迫症和惊恐障碍中的焦虑及创伤中充满恐惧的侵入性画面，可以通过暴露来克服，但在许多情况下，原发非适应性情绪（例如，觉得自己毫无价值而产生的羞耻，缺乏基本安全感的焦虑，以及被抛弃的悲伤）是症状的基础，最好通过接触具有相反行动倾向的情绪来转化。

例如，患有社交焦虑障碍的人可能有核心的、隐藏在他们成长经历中的主要不良情绪，即对没有价值的羞愧或对被抛弃的恐惧，正是这些导致了退缩。变化不是通过暴露在社会环境中产生的，而是通过首先接触深层的痛苦情绪，然后通过共同激活不相容的、更具适应性的方法经验，如赋能的愤怒或骄傲，或者对自我的慈悲。新的情绪解除了旧的反应（Fredrickson，2001），而不是削弱或取代它。此过程涉及的不仅仅是简单地面对感觉或接受焦虑的感觉来减弱它们。治疗中对来访者的情绪开展工作并非试图以暴露来改变其焦虑，而是帮助来访者接触退缩行为倾向之下的原发非适应性恐惧或羞耻，与这些感受保持联系，并在健康的愤怒或寻求安抚的悲伤中同时激活行为上主动前驱（靠近他人）的倾向。

什么情绪，什么时候，怎么做

在任何治疗中，一个重要的问题是应该唤起什么情绪来转化非适应性情绪。这里并没有什么公式，具体取决于来访者的个别经验，以及哪些适应性情绪是可用的、能唤起的。这种适应性情绪的获取涉及治疗师对在这个过程中似乎出现的情绪的共情同调。这是一个探索性而非规定性的过程。对治疗师来说，重要的是询问："什么时候应该唤起痛苦的情绪，什么时候应该调节它们？到底哪些情绪要被调节，如何调节？"

缺乏调节的情绪要么是继发情绪，如灰心和无望；要么是原发非适应性情绪，如觉得自己无价值而产生的羞耻感、缺乏安全感的焦虑和恐慌，这些情绪无法与适应性认知联系起来，因为它们是如此不堪一击。当情绪唤起过于强烈，超出来访者的承受范围时，就不再能指导适应性的思考和行动，它就需要被调节（Greenberg，2002）。在这种情况下，有些干预措施能帮助来访者与强烈的情绪建立适当的工作距离，以防止被情绪淹没，这对来访者是有益的。

有时，回避或压制情绪会造成更强烈的反弹，或者形成"压抑－爆炸"循环。大部分时候与感受脱节是无济于事的。然而在一些例外情况下，人们可以有效地脱离情绪，这种脱离可以促进学习和记忆。太多和太强烈的情绪对治疗会有相反的效果（Carryer & Greenberg，2010）。一个关键的临床判断是什么时候转移注意力和降低情绪强度，以及什么时候促进情绪的接触和唤起。我将在第 11 章中更深入地讨论这个话题。

情绪变化的途径和治疗顺序

在解释抵达和离开情绪的过程中，理解存在两种不同的情绪变化路径是有帮助的。这些路径取决于当事人在治疗师的帮助下所抵达的先前否认的情绪是一种适应性情绪（如未被承认的悲伤或自信的愤怒），还是一种非适应性情绪（如基于恐惧的焦虑和不安感、被抛弃的悲伤或基于羞耻的无价值感）。第一条路径——来访者否认了适应性情绪（它包含了适应性信息和行动倾向，可以作为改变个人行为的指南）——在治疗上比较简单。这项工作是从继发反应性情绪到原发适应性情绪的两步过程，如从继发焦虑到深层适应性愤怒。帮助来访者重新认识适应性情绪，接纳它们，并在治疗中体验它们——不只是谈论或领悟情绪，而是有身体上的体验，感到自己有能力，主张不被侵犯的权利。在新的适应性情绪的影响和改变下用言语来表达它们，反思新的适应性情绪以创造新的叙事意义，并决定如何行动。

还有其他的一些序列也很重要，治疗师需要学会识别。第一种序列，继发愤怒往往是对原发或更核心的悲伤、伤痛或脆弱感受的反应，或者有时是对这些感觉的防御。第二个序列亦很常见，但流动方向与前面的相反。就是继发悲伤掩盖了原发愤怒。在第一种序列的情况下，来访者过去已经学到的是体验或表达情绪是不安全的——他们的悲伤 - 伤痛 - 脆弱感受都要用愤怒来掩盖。治疗师首先需要确认来访者的继发愤怒，然后关注愤怒之下的悲伤。在来访者注意到愤怒后，他们还需要确认和处理原始的受伤之处。

接触原始伤害的一个方法是鼓励来访者注意他们在表达愤怒后的感受，因为在表达了继发感受后，来访者往往有机会打开一扇通往原发受伤感受的窗口。另一个接近原发情绪的方法是共情地询问或推测可能导致来访者愤怒的原发感受。例如，治疗师可以说："一定有什么深深地伤害了你，让你感到如此愤怒。当那件事发生时，你的感觉如何？"或者"你感到愤怒但也可能是被她的话伤到了？"

然而，当新获得的原发痛苦情绪不是有效信息的来源，或者不能为当前情况给出适应性的指引时，它们就是非适应性情绪，需要被转化。在这个更复杂的路径上工作时，治疗师首先需要帮助来访者抵达之前被拒绝的令人痛苦的非适应性情绪。这里涉及一个三步的过程。这个过程从来访者的症状开始，然后从继发适应性情绪到原发非适应性情绪，最后再从原发非适应性情绪转变为适应性情绪——例如，从继发的社交焦虑到深层的非适应性羞耻，然后再走向原发适应性情绪（如自我认可的愤怒）（Greenberg & Pavio，1997）。如果来访者进入治疗时已经处于原发非适应性情绪中（也就是说来访者呈现的就是原发非适应性情绪，没有继发情绪），治疗就是从原发非适应性情绪走向适应性情绪的两步过程，如从羞耻（非适应性）到适应性愤怒。

治疗中主要的三步序列是这样的：第一步是确认和接纳继发的苦恼、无望或愤怒；第二步是进入继发状态之下的核心非适应性情绪，即羞愧、恐惧或悲伤；一旦原发痛苦情绪被接受并在意识中被言语化，第三步就要接触更多的适应性情绪——经常是被过度调节的或不易触碰到的健康的愤怒或悲伤。在此之后，来访者经常会开始对受苦的自己表现出慈悲。诸如充满羞耻的无价值感、不安全的焦虑感或创伤性恐惧的瘫痪状态等原发非适应性情绪，往往隐藏在更表面的绝望、无望或愤怒之下。这些被回避的状态需要治疗师帮助来访者接触和面对。然而，这种从继发情绪到原发非适应性情绪的两步顺序还不是完整的治疗。第三步是获得另一套健康的情绪和动机，用以超越非适应性状态。这三个步骤的过程体现了用情绪转化情绪的基本变化过程，并被证明可以预测疗效（Herrmann et al.，2016；A. Pascual-Leone & Greenberg，2007）

识别出无效的序列很重要。如果接触新的原发适应性情绪时却感觉到冲突，那么经常会出现一种无效的三步序列。这时的来访者可能会出现悲伤或绝望的情绪。通过探索，他们可能会接触到一种健康的愤怒，能够回应侵犯行为，但随后来访者可能对自己的愤怒感到内疚或焦虑。此时，第三种情绪（例如，对原发健康情绪的内疚或焦虑。从情绪类别的角度看，这里的第三种情绪仍然属于继发情绪，只不过它是对原发适应性情绪的反应，起到的是阻断原发适应性情绪的作用，而不像一般的继发情绪，经常是对原发非适应性情绪的反应，起到的是掩盖原发非适应性情绪的作用——译者注）打断并阻止了作为健康适应性反应的第二种情绪。

通过激活更有力量的、有边界感的适应性愤怒或对错失的悲痛和对自我的慈悲，非适应性情绪（例如，缺乏基本安全感的焦虑或被遗弃的恐惧，抑或来自童年被虐待体验的自我毁灭感）转变为安全、平静甚至爱或幸福。同样，非适应性恐惧可以被适应性悲伤所消除。非适应性羞耻感内化了他人的蔑视，可以通过触及对虐待侵犯的愤怒来转化，这能强化一个人为自己仗义执言的自豪感和自我价值感，并通过对苦难中自我的慈悲来转化。对被不公平对待或挫败的愤怒有助于克服无望感和无助感（Sicoli，2005）。对侵犯行为的愤怒有一种向前突破的行动倾向，而悲伤则会促使人寻求接触和安抚，这两者都可以转变因羞耻感引发的想要缩进地洞或在无助时想要崩溃的行动趋向。新情绪的唤起消除了原来的状态，一种新的状态就产生了。将当前的新经验引入此刻活跃的、对过去事件的记忆，记忆重新巩固的过程中有新的情绪内容合成到过去的情绪记忆里（在本章后面讨论），这一切带来了转化。

新情绪，新的自我组织

治疗师如何帮助来访者获得新情绪以改变旧情绪？我在过去的著述中已经介绍了一些方法（Greenberg，2002）。治疗师可以通过各种方式帮助来访者在当下接触新情绪。譬如，让来访者把注意力投向自己正在表达却仅仅出现在意识边缘的深层主导情绪。这种深层情绪往往呈现在语气或表达方式上，是非言语的。

此外，我发现专注于需求是唤起新情绪的关键方法（Greenberg，2002，2015）。当来访者处于非适应性痛苦中时，问问他们需要什么来缓解痛苦是唤起新情绪的最有力的方法。将需求或目标提升到一个动态的自我组织系统层面，帮助我们打开了一个检视问题的空间，允许来访者在内部处理过程中寻找新的解决办法。在情感层面，它唤起了一种感觉——为目标努力的感觉，并为新情绪和目标的实现打开了神经通路。生命本身具备生存和发展的动力，但需要通过关注和体验痛苦才能被调动。在关注和体验的过程中，这些动力被调动起来去消除痛苦。

这个过程的本质是，当来访者接触到恐惧、羞愧或悲伤等核心非适应性情绪时，他们对关系和认可的核心需求就能被调动起来。情绪是随着对需求满足与否的评估而产生的。当需求被提升到显著位置时，大脑会自动进行评估，一旦发现该需求没有得到基本满足，就会产生愤怒或悲伤的情绪。一旦来访者的需求被表达出来，治疗师可以认可他们的需求，从而帮助他们感到这些未被满足的需求仍然是自己配得的。例如，"是的，作为一个孩子，你理应得到保护、爱和安全。"一旦来访者觉得自己的需求是应该被满足的，就会自动产生一种与需求不被满足有关的、更具适应性的情绪。一旦来访者感觉他们被爱或被保护的需求是合理的，他们值得被爱、被保护，他们的情绪系统就会进行自动评估——自己的需求未被满足，对自己被不公平对待产生愤怒，或者对错失的机会感到悲伤。这些新的适应性情绪成为对旧情境的新情绪反应，它们的作用是转化更多的非适应性情绪。

产生的结果是，在内隐层面，新的情绪对"不值得被爱或被尊重"的感觉做了反击。"我不值得被爱或不可爱"和"我值得被爱或被尊重"这两种体验在根本上是对立的。面对同一诱发情境，现在来访者能感到适应性的愤怒或悲伤，从而产生重组，消除非适应性状态，形成新的自我建构方式。这些新感觉要么在原先的情况下曾经感受到但未被表达，要么是现在感受到的对旧事件的适应性反应。例如，如果创伤幸存者面对施暴者的侵犯时能感受到适应性愤怒，就能改变其非适应性恐惧。当创伤幸存者恐惧逃跑的倾向被因愤怒而产生的挺身而出的倾向或对悲伤寻求安抚的倾向所改变时，施暴者就难辞其咎。在这之后，由丧失而感到的悲痛会浮现，这时来自自我或他人的安抚就更能被体验到。触及适应性需求能自动地反制非适应性情绪和信念。这样，新经验就改变了旧经验。新获得的、替代性的感受是人格中的资源，能帮助来访者改变非适应性的状态。

在激活对立的转化性情绪之前，一般要经历对痛苦的理解和确认阶段。这一阶段需要诸如言语表达、探索和分辨原发非适应性情绪，特别是在处理恐惧的情况下，要用呼吸来进行调节，才能接触并进入新的更具适应性的情绪——通常是健康的愤怒。

表达性的活现

其他接触新情绪的方法包括：治疗师利用活现和想象唤起来访者的情绪，回忆曾经的感受，改变其视角，以及替代性的情绪表达（Greenberg，2002）。表达性活现包含让来访者采取某些情绪，帮助他们有意识地设想这种情绪会以什么样子来呈现，然后强化它以唤起来访者的情绪体验。治疗师可能会用心理剧的活现方式来指导来访者。例如，"试着告诉他，我很生气。再说一遍，是的，大点声。你能把脚放在地上并坐直吗？"治疗师指导来访者进行表达，直到来访者体验到情绪。

一些实验性的社会心理学研究支持了动作表达能够激活情绪的观点。伯科威茨（Berkowitz，2000）发现，在谈论愤怒事件的同时紧握拳头的人报告了更强烈的愤怒情绪，而诉说悲伤事件时握紧拳头会导致悲伤感减少。这些发现表明，动作表达能够加强与其一致的情绪，抑制其他情绪。一种情绪的身体语言表达可以改变另一种情绪。

同样，弗兰克等人（Flack et al.，1999）根据詹姆斯 - 兰格的情绪理论（即行动能引发情绪）证明，使用表情、姿势和声音来表达一种情绪会增加对所表达情绪的体验，不管当事人对该情绪是否有意识觉察。因此，在某种程度上，情绪体验可以通过身体表达来激活或加强。有趣的是，对身体更敏感的人更多地表现出这种倾向。关于角色扮演对态度改变的影响的研究也支持这样的观点：动作可以使一个人的角色和体验保持一致（Zimbardo et al.，1977）。扮演一个角色可以唤起相应的情绪。

治疗师和治疗关系所带来的新情绪

回忆一个伴随着情绪的场景可以使记忆在当下变得生动。治疗师可以询问来访者："记得你感到快乐或悲伤的时候吗？那是什么样的？"通过改变对某一情境的看法或谈论某一情绪事件的意义，在认知上创建一种新的意义，往往有助于人们体验新感受。治疗师还可以替来访者表达新情绪，如来访者无法表达的愤怒、痛苦或悲伤，这有助于来访者体验自己的情绪。

治疗关系可以让来访者产生新情绪。新情绪可以在来访者与治疗师的互动（这些互动会否定来访者对关系的病理性预期）中被唤起。来访者与治疗师可以体验到修正性情绪，修复以前关系中经历的创伤性影响。每当来访者体验到治疗师贴近并认可自己的内在体验时，修正性情绪体验就会不断发生。治疗反复提供机会，共情的安抚可用来调节来访者的痛苦，因为来访者与治疗师建立了联结，并被治疗师镜映，所以他们的孤立感就可以被打破。总体而言，来访者和治疗师之间关系的真诚、一贯性，是一种修正性情绪体验。此外，治疗通过更多的内在体验给予了来访者新的自我体验，在这些体验中，新的、可替代的适应性情绪模式会被激活，从而使新出现的自我组织得到加强。

与治疗师在一起的具体的新情绪经验可以消除来访者过去人际经验的具体模式，是另一种形式的修正性情绪体验。人们的核心情绪模式会被正向的关系经验改变，因为新经验不支持病态的存在方式，如不信任感、被控制感、被削弱感。来访者经常通过考验治疗关系来否定病态的存在方式（Weiss et al., 1986）。因此，害怕被抛弃的来访者可能会考验治疗师会不会抛弃他们，害怕被控制的来访者则会考验边界。如果第一种来访者感受到治疗师给予的关怀，第二种来访者感受到治疗师给予的自由，这些新经验就会成为有助于改变过去经验的修正性情绪体验。

掌握情绪

目标是让来访者在治疗的安全设置下，重新体验过去无法处理的情绪，从而体验到掌控感。因此，在治疗中，来访者对过去事件的体验可以变得不一样。他们可以向治疗师表达脆弱或愤怒情绪而不会受到惩罚，可以直抒胸臆而不被打倒。这种新体验使来访者感到他们不再是面对强大成年人的无力儿童。

此外，治疗师可以被看作一个帮助来访者从一种情绪过渡到另一种情绪时的协调指挥员，就像照顾者对哭泣的婴儿所做的。对一个受苦的婴儿，照顾者首先安抚其感觉，这是在确认这种感觉的存在。然后，婴儿平静下来后，照顾者引入一些新的刺激物，如拨浪鼓或泰迪熊，以唤起新情绪。婴儿从中隐隐约约地学到了两件事：情绪上的痛苦可以得到安抚，而更重要的是，从痛苦状态过渡到积极状态是可能的。大量脆弱的来访者从未经历此类安抚和情绪转换。他们的经验告诉他们，一旦进入负面状态，它就会像一个漩涡一样把他们吸进去。当治疗师确认来访者的痛苦感觉并给予共情的回应时，来访者就有了新体验，不仅开始内化安抚，也开始内化情绪转换的可能性。因此，治疗带来了两种新体验：情绪上的痛苦是可以得到安抚的，而且有可能转化为更有益的状态，摆脱痛苦的情绪。

记忆重组

记忆和过往经历对我们当前生活的影响在对情绪开展工作时起着核心作用。以前的记忆稳定性理论被归类在"记忆巩固"这个传统名称之下。当时的理论认为，一旦短期记忆被巩固为长期记忆，它就会稳定下来。在过去的20多年，一种新的记忆过程理论——"记忆重组"被提出且得到了研究。研究者发现，将新经验引入当前激活的对过去事件的记忆中，会让现在的新信息与过去的记忆重组，同化原有经验（Nadel & Bohbot，2001；Nadel et al.，2012；Nader & Hardt，2009）。

记忆的经典理论认为，学习之后有个记忆窗口期，在此期间记忆是不稳定的，而经过一定时间后，记忆或多或少固定下来。在所谓"巩固期"，记忆的形成仍可以被调整；可是一旦窗口期过去，记忆就不能被改变或消除了。然而，新的研究表明，每当记忆被激活时，基本的记忆似乎又变得不稳定了，就需要另一个巩固期（Nadel & Moscovitch，1997）。这个新的巩固期允许记忆被改写或破坏。纳德尔等人（Nader et al.，2000）证明，通过引入新经验来阻止初始记忆的再次巩固，大鼠的条件性恐惧可以被消除，尽管新经验似乎也不必在初始记忆激活时立即发生，只需要在记忆被激活后约十分钟左右发生。另外，有研究表明（Hupbach et al.，2008），当人类的记忆通过提醒被重新激活时，它们会允许类似内容进入并修改原始记忆，然后被纳入原始事件记忆中。

因为记忆只有在被激活后才能进行重组，因此在心理治疗中必须将记忆唤起才能改变它们。由此，情绪记忆可以通过在治疗中激活记忆的体验而达到改变：如果让来访者回忆有关的痛苦，在体验工作进行约十分钟后，来访者体验到新的情绪，那么它将以某种方式被纳入记忆中，并改变原来的记忆体验（Greenberg，2019）。通过当下的激活，旧的记忆被新经验所更新。

新经验既来自安全的治疗关系，也来自治疗谈话中来访者在面对旧事件时能唤起新的适应性情感，能有效利用自己作为成年人的新资源。整合这些新元素，记忆就获得了重组。这种记忆重组的过程创造了一个可能的视角，即情绪伤害的基本疗愈过程是怎样的。将当下的新经验引入被激活的过去事件的记忆中，可以经由重组过程将它同化到过去的记忆中，从而带来转变（Lane et al.，2015）。

不过，重要的一点是要区分"记忆重组"与"行为消退"。记忆重组改变的是重新激活的记忆的组成部分，而行为消退的原理是创建一个新的记忆，并让它覆盖以前训练留下的反应。因此，"消退"的反应并没有真正消失，因为它可以随着时间的推移自发恢复，或者在个体接触到环境中新的相关线索时旧态复萌。是重组还是消退取决于测试过程的即时动态，以及有关记忆的形成、重新激活或两者之间的时间动态（de la Fuente et al.，2011；Inda et al.，2011；Maren，2011）。从迄今的研究成果中显而易见的是：记忆重组与行为消退在记忆重新激活时呈现明显不同的反应（Lane et al.，2015）。

为了简明扼要地说明变化过程，请看下面的治疗概要。52 岁的道格患有惊恐障碍。他报告说自己生命中最主要的印记就是来自父亲的虐待。在治疗师的支持下，道格重温了他童年的艰难时刻。在这样做时，他的记忆被激活了，他接触到了自己的核心恐惧，以及自己内在渴望支持、保护却没有得到满足的需求。经过几次治疗后，道格在恐惧的同时也对他的父亲产生了自我肯定的愤怒。这种愤怒具有保护个人边界的功能，促进他产生直面挑战的行动倾向，使他体验到自己是一个有主动性的、能生存的主体——这是他以前从未感受到的。他没有因恐惧而逃离或僵住，而是将新情绪嵌入过去的记忆，在以前的恐惧中加入愤怒，加强了自我功能并感到更加自信。他还对自己和记忆中的自己—— 一个受惊的孩子——产生了慈悲。这种重要的情感在道格的记忆中得到了重组。加上治疗师给予的共情和慈悲体验，道格建构了属于自己的新情绪记忆。

治疗谈话逐字稿

本节包括一份会谈逐字稿，展示了一名焦虑障碍来访者情绪转变的情况。这名 60 岁的女性一生都在与焦虑斗争（她被诊断患有广泛性焦虑障碍）。在症状之下，是内在恐惧为核心的不安全感和源于母亲因癌症去世而自己被独自抛下的痛苦和悲伤。在来访者的童年岁月里，母亲的健康状况逐渐恶化，其生命一直在慢慢地枯萎。在治疗中，这些痛苦的非适应性情绪通过接触不同类型的悲伤而得到了转化：哀悼的悲伤，并伴随着自我认可的愤怒。这种愤怒来自一种感觉，即自己作为孩子本不应该需要负担一个虚弱无力的母亲，而理应有一个更正常的童年。

在会谈逐字稿的最后，请注意来访者终于对自己产生了慈悲心。她在"我是脆弱的"这个自我组织基础上感受到孤独和恐惧，由此转化为一种更安全的自我感觉。新感觉加强了她的自我体验，而新情绪则消除了她不安全的自我意识。她对受伤的幼年自我产生的慈悲消除了她的焦虑，使她感到更加平静，更加舒适和安全。在治疗结束时，她为自己所错失的而感到悲伤，并将她的丧失建构到一个新叙事中。此外，随着她的自我组织状态的改变，新的和更积极的记忆变得容易获得，这些新记忆抵消了旧的消极记忆。

下面的逐字稿来自第 16 次治疗。早期的治疗专注于她的症状性焦虑，对她的脆弱感做共情同调，并帮助她展开她的叙事，治疗于是很快地聚焦到了她小时候的情况：她的母亲卧病在床并因患癌症去世。为了帮助来访者调节她的焦虑，治疗师让她在焦虑的时候专注于她的呼吸。从第 3 次治疗开始，治疗师开始引导来访者关注自己的感受，并将其与焦虑联系起来。一个良好的治疗联盟已经形成，来访者评论说，她感到安全，喜欢来治疗，不过，此时帮助来访者面对她的潜在感受仍然是很困难的。

接下来的片段是第 16 次治疗刚开始不久，展示这个片段是为了让读者看到治疗的主题是如何确立的。然后文字稿跳到会谈第 17 分钟，治疗师引导来访者诉说她与母亲的关系。

抵达痛苦

来访者：我总是容易累。嗯，总是这样。记得我告诉过你吗，（**治疗师**：是的。）每当太阳下山，（**治疗师**：嗯，嗯。）天开始变黑时，我总是感觉到这种，啊，你知道的就是（**治疗师**：嗯，嗯。）那种空虚的感觉，（**治疗师**：是的。）而且，而且，就像，它，它不是一种真的疼痛，而是像我肚子里有个空洞一样。

治疗师：是一种空虚感，嗯，一种痛，是在里面的痛。

来访者：对，一种痛。是的。（**治疗师**：是的。）而且，嗯，而且，而且就像，嗯，在我头脑里面，嗯，会出现一些东西，一些，比如，我会担忧（**治疗师**：嗯，嗯。）我儿子、我女儿、我先生，所有可能的问题，你懂吧？

在接下来 12 分钟左右的时间里，来访者谈到了自己的情绪低落和抑郁，还有感觉得不到孩子们的赞赏。当她说回孤独、被遗弃的感觉时，治疗师基于建构的个案概念化，引导她往治疗的重点聚焦：她的焦虑之下是被母亲抛弃和孤立的深层感觉。到目前为止的治疗中，她和治疗师一起帮助她在平时更多关注身体的感受，尤其是当焦虑被触发时的感受。此外，他们在一定程度上谈到了她对母亲的感觉，但来访者在治疗中从未体验过这些感觉。谈话的第一部分涉及抵达情绪。

治疗师：是的。（**来访者：**是的。）关于，上周一些，嗯，我们谈论的似乎是——我的意思是，我想告诉你我在想的是，（**来访者：**是的，是的。）我认为我们需要在接下来的几次做什么。看看你的想法。你看，你有种一直想要摆脱的感觉，是吧？而且它看起来像——啊，很多……悲伤来自的地方，对吧，还有焦虑？而且……这个地方有点像——如果有的话——如果我们能在这里做一点工作，它可能围绕着那个（**来访者：**那种感觉。）——你知道的，那种痛苦，（**来访者：**是的，是的。）我们之前提到过，那种痛苦确定能回溯到童年，（**来访者：**是的，是的。）我有点好奇……如果，我想象仿佛重新看看当时母亲的情况。我能感觉到，这个对你是很难的，就好像你感觉不能说任何母亲不好的话，就好像"我不能因为母亲生病而责怪她"，你很难说任何关于你母亲的坏话。你懂的。[引导谈话焦点]

来访者：我该怎么说呢，（**治疗师：**是的。）的确不是她的错啊！（**治疗师：**是啊。）她也不想这事儿发生啊。[癌症]

治疗师：同时，我也有点好奇：这不在于是谁的错或不是谁的错。我只是关心那时你的需求仍然没有被满足。

来访者：嗯，嗯。我，我从来，从来，从来没有想过，（**治疗师：**嗯，嗯。）可能，有时候我是生气的，因为，（**治疗师：**嗯，嗯。）我没有，我没有得一个我想要的母亲，但是，啊，（**治疗师：**嗯，嗯。）你知道，我又能怎么办呢，也只能这样。

治疗师：要不从这一切对你来说的感觉来谈谈。我意思是，这也许……

来访者：我从来没有跟她或其他任何人说起过这些事，（**治疗师：**是的，是的。）从没说过，从没。

治疗师：我觉得不是要责怪，我想，体验一下这种感觉怎么样——对母亲讲一讲你的感受怎么样？

来访者：你是说，现在吗？（**治疗师**：是的。）怎么说？

治疗师：想象她。（**来访者**：好的。）就仿佛你的面前是她，仿佛——这样感觉还行吗？还是？

来访者：可以的，我确定。（**治疗师**：好的，好的。）是的，好。

治疗师：我们试试看，请你闭上眼睛，如果可以的话，想象你的母亲，（**来访者**：然后……）如果你可以，花一分钟，就这样，（**来访者**：好的。）慢慢地，花点时间，慢慢呼吸。然后，和这个感觉待一会儿，试试看让自己心中浮现出母亲的样子，（**来访者**：好的，好的。）然后有什么感觉涌现出来，当你开始感觉到什么，试试给它一些名称，用语言来描述。

来访者：啊，好的，我试着想起，我小时候，然后……

治疗师：嗯，嗯，尝试看到母亲，那时你多大？

来访者：6 岁到 8 岁，9 岁？是的。

治疗师：然后，你好像，好像看到了母亲，她那时是什么样子的？

来访者：是的，但是，嗯，能看到我 6 岁时候的样子，（**治疗师**：好的。）然后，她年轻得多，然后，呃，（**治疗师**：是的。）然后，嗯，我不能，她不能去电影院了，我要去的话，就只好跟别人一起去。（**治疗师**：好的。）

治疗师：所以，这让你，［**来访者**：你明白（叹气）。］内心的感觉是什么样的？当你看到这些？［聚焦内在］

来访者：这就感觉是，呃，我感到非常孤单。

治疗师：当你这么说的时候，（**来访者**：嗯。）感受是怎样的？

来访者：啊，我觉得，嗯——嗯，好像少了些什么。

治疗师：少了些什么。

来访者：我想要她跟我一起去，你知道

治疗师：你感到缺少的是什么？

来访者：我好像失去了，她在那里陪我。（**治疗师**：嗯，嗯。）你明白吗，照顾我，并且，（**治疗师**：是的。）嗯，我没有她在身边。（**治疗师**：嗯，嗯。）我和朋友还有她的妈妈去看电影的时候，（**治疗师**：嗯，嗯。）我就觉得，我就像个小尾巴那样跟着人家。

来访者：那，那个，我不确定，我感觉，我跟他们一起去了，但好像我并不属于他们。

治疗师：多余的。

来访者：对，就像孩子小自行车上多出来的那个辅助轮，多余的。

治疗师：告诉她，"我才 6 岁，我就（**来访者**：啊。）跟在人家后面。"

来访者：是的，是的。我只能跟着别人，（**治疗师**：是的。）是的，是的，然后，呃，（**治疗师**：是的。）然后，当然，我爸爸也帮不上什么。（**治疗师**：是的。）他还是为我做了一些事情的，但是，你知道，（**治疗师**：是的。）但是，他也有他的事情，（**治疗师**：是的。）因为他既要当爹又要当妈。［接触到了关于孤单的情绪模式的回忆］

治疗师：嗯，嗯。（**来访者**：是的。）试着跟这个孤单的感觉在一起待一会儿。［关注内在感觉］

来访者：和她。

治疗师：是的，（**来访者**：嗯。）停留在这种感觉里。看看，是怎样的感觉——失去了，母亲陪伴的感觉？我想，她实际上是在的，但是我不觉得真的拥有她。（**来访者**：是的。）她并不真正在我身边。（**来访者**：是的。）那是一种什么样的感觉？［聚焦内在感觉］

来访者：好吧，那就是，就是——那就，是孤单——是孤单！（**治疗师**：嗯，嗯。）那种感觉是悲伤。

治疗师：如果你能告诉母亲，"我觉得孤单，因为，（**来访者**：是的。）我 6 岁的时候……"

来访者：我感到那么——我感到那么孤独，因为你不在我身边。（**治疗师**：是的。）啊，有时我希望你在，因为（**治疗师**：是的。）——有些人说一些我不喜欢的话，或者（**治疗师**：是的。）——也许你可以保护我，但是，呃，（**治疗师**：嗯，嗯。）你不能，因为你不能（哭），我感到好孤单。我好害怕，不安全。[进入情绪，呈现悲伤和恐惧的情绪模式，抵达痛苦]

治疗师："这让我感到非常害怕，非常孤独。"

来访者：我觉得，我不知道该怎么办。如果这些，这些事情没有发生，也许我现在就不会，不会觉得自己有缺陷。假如，如果我，呃，呃，我就会觉得被爱，就会觉得很，觉得更安全。（**治疗师**：更安全，是的。）更自在，嗯，（**治疗师**：是的。）但是，呃，我不怪她。我不怪她，因为她生病了。她也不想那样。我的意思是她病得（**治疗师**：嗯，嗯。）那么重，我帮不了她。

治疗师：是的，所以你不怪她，与此同时，这并不能改变我仍然感到失落的感觉。（**来访者**：是的。）是吧？（**来访者**：是。）这样，你会想对母亲说什么？

来访者：你知道，我——我不怪你，因为你当时那样的状况——你是（**治疗师**：嗯，嗯。）你的身体不好，嗯，（**治疗师**：但是……）心理状况也（**治疗师**：还有一个但是，是的。）有问题。我不想这么说，但，（**治疗师**：对，对。）事情就是这样，我从来不想告诉她，但我会说，"你有心理问题"。

治疗师：所以，你没能陪着我，我不怪你（来访者叹气），因为你没有办法控制那一切，但是，我需要你，而你在情感上，没有在那里，心理上不在。（**来访者**：是的。）事情就是这样的。

来访者：是的，我需要，嗯，我需要你，但你不在。（**治疗师**：对。）而且，很多时候，我觉得孤单。（**治疗师**：是的。）而且，呃，而且，而且，而且孤单，而且，而且非常没有安全感，非常害怕。（**治疗师**：是的，很害怕。）害怕——是的。[需求]

治疗师：你能把害怕告诉她吗？（**来访者**：好的，好的。）告诉她，这种

害怕是怎样的。[聚焦于核心的非适应性害怕]

来访者： 呃，我感到害怕，就好像我肚子里有一种烧灼恶心的感觉，因为，我周围的人都不是我的家人，（**治疗师：** 嗯，嗯。）而且，我需要你陪着我！（**治疗师：** 嗯，嗯。）我，在，在，在，我在学校，你知道吗，他们，呃——我需要你，（**治疗师：** 对。）但是，你，但是你没有帮我，因为有时候，我们上台表演的时候，需要裙子，但你不帮我缝，（**治疗师：** 嗯，嗯。）但是，呃，（**治疗师：** 是的。）你应该帮我的。所以，老师，老师就得帮我弄，老师帮我弄那些服装。嗯……[抵达并接触害怕及需求]

治疗师： 体会一下母亲给你的感受，再一次告诉她，"那些时候，我需要你在"。

来访者： 是的，我需要你的陪伴。

治疗师： 当你这样对她说的时候，感觉怎么样？

来访者： 嗯，我觉得内疚。（**治疗师：** 是的。）[继发情绪]

治疗师： 所以，跟她这样说的时候，感觉很糟糕，因为……

来访者： 是的，这仍然是……对我来说所发生的，事情就是这样。（**治疗师：** 是的，是的。）而且，嗯，呃，每当我祈祷时，我总是祈祷，呃，求求你，你知道，把她带回我身边，（**治疗师：** 嗯，嗯。）我要她原来的样子。我从来不知道她（生病）以前是怎样的，（**治疗师：** 嗯，嗯。）但是，呃，把她还给我，正常的、健康的样子。

治疗师： 是的，这就好像，我希望你不是这样的。（**来访者：** 对的。）我需要你是另外的样子。

来访者： 像是，比如，像个朋友，你知道吗，就是那种可以无话不谈的，而且……[需求]

治疗师： 是的，告诉她，你需要她怎么做，你需要她为你做什么？[聚焦于需求]

来访者： 而且啊，呃，嗯，呃，你知道，我需要你，跟我一起散步，带我去买冰激凌,(**治疗师**:是的。)就像,比如,嗯,(**治疗师**:嗯,嗯。)也许,只是一起整理花园。(**治疗师**:嗯,嗯。)呃,你知道的,就是那些母亲会带着女儿一起做的事情,(**治疗师**:嗯,嗯。)但是,呃,(**治疗师**:嗯,嗯。)就算你在家,我们也从来没有做过任何这样的事情。(**治疗师**:是啊。)虽然,是的,你的确教我怎么缝纫了,但是……〔需求〕

治疗师:这是最痛苦的部分,(**来访者**:对。)是吧?最痛苦的部分是,就像你上周说的,"我虽然有一个母亲,但实际上就像没有一样"。

来访者:是的,是的,我没有。(**治疗师**:是的。)没有,没有。(**治疗师**:是的,她……)她在那里,她有帮助我,啊,你明白吗,她有帮助我,教我,有时候示范给我看一些事情……

治疗师:是的,所以我(**来访者**:嗯。)很感谢你做了这些,(**来访者**:是的。)嗯,嗯,是的,并不是说当时一切都是坏的,但是,真正重要的事情临头的时候……

来访者:是的,到关键时刻,你不在那里,(**治疗师**:嗯,嗯。)像,呃,特别是那些,关乎私人感觉(**治疗师**:嗯,嗯。)的事情(哭)。〔抵达情绪〕

治疗师:是的,告诉她(**来访者**:这个……)多告诉她一些这方面的感觉。你还希望从她那里得到什么东西?还有什么是如果你能拥有就会感觉好一些的?

来访者:你不再做饭了,嗯,(**治疗师**:嗯。)所以爸爸不得不做饭。(**治疗师**:嗯。)所以,他会做什么就做什么,主要是,哈哈,烤肉,因为他,(**治疗师**:嗯。)你知道,他,他不是,呃,真的是不会做饭。(**治疗师**:嗯。)但是,呃,当你,当你,我记得你以前做饭的时候,我那时很喜欢吃你做的饭。(**治疗师**:嗯。)呃,你以前会腌蜜饯和做别的什么,(**治疗师**:嗯,嗯。)都是我爱吃的,你知道。(**治疗师**:嗯。)呃,但后来(**治疗师**:这个孩子想念这些。)是的,是的,我,我记得,但(**治疗师**:是的。)你再也不做这些了。

治疗师:我童年的那个重要部分,它已经消失了,所以试着在这里找到一种感觉，我知道，这有点难，所以试着想象她在那里，告诉她，她不做这些后，你的感觉是怎样的。

来访者： 是的，呃，呃，我不太记得了（**治疗师：** 嗯，嗯。）当你不再做这些……也许我当时8岁，我当时，更忙了。我得做比之前更多的家庭作业，（**治疗师：** 嗯。）我没有时间，而且……

治疗师： 但我知道有一些东西缺失了。你已经不在了。（**来访者：** 是的。）你不见了。（**来访者：** 是的。）这就是我的感觉吗？（**来访者：** 是的，是的。）告诉她那是什么感觉。

来访者： 是的，那种感觉，就像，啊，你抛弃了我，你知道吗。你知道吗，你整天都待在床上，别的什么也不干。（**治疗师：** 是的。）我感到完全被丢下了。

治疗师： 感受至今仍然卡在里面。（**来访者：** 是的。）我现在感觉到了，当我（**来访者：** 是的。）……当太阳下山的时候，［**来访者：** 是的（啜泣）。］我得从外面玩耍的地方回到屋子里。（来访者深深地叹了口气）我觉得它在——它在——它就在这里（指着肚子）。

来访者： 是的，它在我的肚子里，是的，（**治疗师：** 是的。）是的。［抵达］

治疗师： 你能从那个地方来表达你的感觉，（**来访者：** 这个。）好像，那里，就似乎是，被遗弃的感觉所待的地方？你能从那个地方把感觉说出来，并且告诉她吗？

给需求命名，离开，改变叙事

随着需求的出现，治疗进入了"离开"阶段。

来访者： 我需要你来找我？妈妈，（**治疗师：** 是的。）你为什么不来和我说话，（**治疗师：** 是的。）做一个妈妈该做的。（**治疗师：** 嗯。）呃，当我的朋友。（**治疗师：** 嗯。）嗯，当我和我的其他女生朋友有问题时，她们，她们经常吵架，但我回家后，从来没有人可以说这些，或者（**治疗师**：嗯。）没有人可以向我展现慈悲，因为没有人在那里。（**治疗师**：是的。）我爸爸不想听到这些事情，（**治疗师**：嗯。）但是，呃，你，你知道，你不愿，你不愿听。是的，你就是不愿听。

治疗师：那么，当你说这些的时候，你有什么感觉？

来访者：我感到愤怒。[新的转化情绪，离开]

治疗师：告诉她你生气、怨恨的是什么。

来访者：我怨你宁可跟你的床待在一起，而不是我。我需要你。我怨恨你喜欢你的床而不是我，你从不和我说话，不让我进你的房间。就像我不存在一样。我怨恨你不爱护我。我觉得你不关心我，不在意我。

治疗师：我觉得自己是如此不被关心。但你才是我需要的那个人，是的，是的，而我感觉被抛弃了。我（**来访者**：是的。）——而且几乎是——你消失了，正因为如此，我觉得？

来访者：我感到孤单——孤单——非常、非常、非常孤独。我很害怕，又孤单。

治疗师：非常孤单，（**来访者**：嗯，嗯。）我感到孤单，而且，害怕，如果你在那里，我就不会有这种感觉了。

来访者：如果你在那里，是的，如果你当时在那里，是的。（**治疗师**：是的。）我就会，呃，你知道，和我母亲在一起。（**治疗师**：嗯，嗯。）那是，呃，那是一个重要的——我失去了这么多（眼睛里充满了泪水，拿了一张纸巾）。我需要一个妈妈。

治疗师：说这些的时候，你是什么感觉？

来访者：很难过，那种，被夺走母亲的感觉，这太不公平了。我觉得自己很生气，我怨恨没有妈妈，而其他人都有妈妈，放学后接他们回家，带他们去看电影。我被剥夺了一个正常的童年。[离开，转化为愤怒，离开]

治疗师：所以，对这是多么不公平感到愤怒。是的，生活给了你一个沉重的打击，在情感上失去了妈妈。

来访者：是的，我觉得很悲伤，我失去了有母亲照顾的机会。我也需要她在我身边（眼睛里充满了泪水），我应该有一个妈妈，我本可以度过一个不用害怕、无忧无虑的童年。[出现哀悼的悲伤情绪，离开]

几分钟后，对话转向母亲会对 6 岁孩子说什么。以下是治疗师与此刻正坐在"母亲"椅子上扮演当时母亲角色的来访者的对话。

治疗师：好的，让我们试着把这些话说出来，当你看到那个 6 岁的孩子时，你想对那个孤单的女孩说什么？

来访者：嗯，你知道，是的，我很抱歉，我……

治疗师：我很抱歉，是的，是的。

来访者：但无论如何，我在这里，而且，呃，如果你和我尽量努力……

治疗师：所以，好像在说，我已经做到最好了。（**来访者：**是的。）她是这个意思吗？

来访者：哦，我感到非常、非常抱歉。

治疗师：你母亲（来访者抽泣）感到非常、非常抱歉。

来访者：我觉得我自己非常，啊，看看（**治疗师：**嗯，嗯。）我自己，我现在已经 60 岁了。你知道，我觉得我错过了很多。（**治疗师：**嗯。）[哀悼的悲伤]

来访者：（以母亲的身份发言）我很抱歉，你不得不错过这么多，因为，嗯，呃，我不在你身边。（**治疗师：**嗯。）我希望——我的身体是好的，（**治疗师：**是的。）我希望我可以，你知道，多陪陪你，我可以更像，你知道，（**治疗师：**嗯。）一个母亲，但是，不幸的是，我（**治疗师：**嗯。）——这是我无法做到的。

治疗师：所以我希望我可以在那里，你——你希望你那时能做什么？

来访者：嗯，好吧，做一个更像母亲的人。多一点，（**治疗师：**嗯，嗯。）对，在夏天你放假的时候带你吃冰激凌，（**治疗师：**嗯，嗯。）多和你玩。你知道，（**治疗师**：是的。）我记得你曾经带过几个朋友回来，他们真的很好，（**治疗师**：嗯，嗯。）他们不介意我，而且，嗯（**治疗师**：是的。）你那时候喜欢玩花园的水管，你知道，（**治疗师**：嗯，嗯。）而且……［对自己的慈悲］

治疗师：我记得那些时刻。（**来访者**：是的，是的。）我记得我们在，（**来访者**：我记得，是的，是的。）在一起的时候。而且（**来访者**：是的。）感觉很好。（**来访者**：是的。）这就是她说的吗？

来访者：那些……那些……那些时光很美好，是的。

治疗师：所以，我也怀念（**来访者**：是的。）那些时候。

来访者：她甚至还烘焙……她甚至还烘焙过几次。（**治疗师**：是的。）你知道，我记得，有几次她烤了饼干，（**治疗师**：嗯，嗯。）她还烤了几个蛋糕，等等。（**治疗师**：嗯。）而且，嗯，我们过得很开心，是的。［接触到美好、积极的回忆］

治疗师：那你 6 岁时的情况呢？我的意思是，当你 6 岁的时候，那时真的是……

来访者：她的确给我买过东西（**治疗师**：对。）——而且，我是，你知道，有些时候，她还可以，是的，但是有时候，她会，（**治疗师**：嗯，嗯。）就像我说的，跟自己说，呃，（**治疗师**：嗯。）你这个可怜的女人，她从来不跟别人讲，所以，她会对自己说话。（**治疗师**：嗯，是的。）

治疗师：所以，你真的很为她难过。是的。

来访者：而且，她能在床上躺多久就躺多久，（**治疗师**：是的，是的。）因为她也许……

治疗师：6 岁的孩子听到这些有什么感觉？

来访者：是的，我会觉得，嗯，是的，的确是这样的。她应该多为我做一些事情。（**治疗师**：嗯，嗯。）呃，你——你的确做了。（**治疗师**：嗯。）我的意思是，她本可以做这些的。（**治疗师**：嗯，嗯。）但在某种程度上，你，你，你，你，躲在一个茧里，我不知道，（**治疗师**：嗯。）不知道为什么。

治疗师：我无法碰触到你。我觉得……

来访者：是的，她躲起来了。她就是（**治疗师：**嗯。）——把自己藏起来，不让任何人看到。（**治疗师：**嗯。）啊，看起来，嗯，是的，这一定是，啊——啊——她的一个问题。（**治疗师：**嗯。）你知道，就像一个病症，但是，嗯，也许如果她再努力一点，她会，你知道，我明白……

治疗师：嗯。（**来访者：**嗯。）但你本可以努力的。

来访者：（对记忆中的母亲说）你可以再努力一点。

治疗师：你可以做一些不同的事情，也许。是的。

治疗师：告诉她，你想要什么。

来访者：本来可以很好的。（**治疗师：**是的。）我就可以有更多童年的记忆。（**治疗师：**是的。嗯。）更好的回忆。［应得的］

治疗师：更好的回忆。

来访者：是的，因为我真的，我想我抹去很多记忆，你知道，因为（**治疗师：**嗯，嗯。）它们并不美好，所以，（**治疗师：**嗯，嗯。）嗯。

治疗师：所以，记忆里都是那些不好的。我是说，有那种流血受伤的感觉，（**来访者：**是的。）但我记得最清楚的是那种孤单、被抛弃的感觉，母亲躺在床上。

来访者：我记得，但是，啊，我不纠结于此。我总是试图记住那些，那些好的东西，你知道。（**治疗师：**嗯，嗯。）但是，啊，那些事情，当然，会出现在，（**治疗师：**嗯，嗯。）但是，嗯，我想我一直是一个……

治疗师：你能告诉她这个部分吗？

来访者：我……我有这种感觉，因为——因为你，实际上。（**治疗师：**是的。）是的，是的，因为……

治疗师：我有这种感觉。告诉她。（**来访者：**是的。）你能不能再说一遍？

来访者：是的，你，因为她是这个样子，（**治疗师：**是的。）也因为我所错失的东西。（**治疗师：**嗯。）我一直有这种里面空空的感觉，（**治疗师：**嗯。）而且，嗯，心里一直隐隐作痛。(**治疗师**：嗯，嗯。)而且，嗯，而且它会触及我生活中的全部。(**治疗师**：嗯。)在跟我的——我的丈夫、我的家庭、我的生活方式。(**治疗师**：是的。)我的一切方面似乎都有这种空的感觉。

治疗师：一切。它触及——它污染了所有一切，让一切都变了味。

来访者：就是——就是这样。所以，似乎我永远都无法快乐起来。(**治疗师**：是的。)而我从来没有真正快乐过。我应该有一个照顾我的妈妈，而不是反过来由我照顾的妈妈。

治疗师：是的，这不是我的责任。我只是个孩子。

来访者：是的，我只是个孩子。［改变叙事］

治疗师：我们来试一下这个。坐到这边来。记得——记得在前几次咨询，我不记得具体哪次了，你在想象，好像你可以成为一个姐姐，(**来访者**：嗯，嗯。)你可以看到那个 6 岁的孩子，你几乎可以，似乎，我记得你(**来访者**：是的，我记得。)你只是想抱抱她。(**来访者**：是的。)你能，我的意思是，如果你想象那个 6 岁的女孩，她只是坐在那里，承受那种痛苦，你会想到什么？我的意思是，如果你能成为那个大姐姐，那么……［自我安抚］

来访者：是的，噢，我会搂住她，然后，你知道，就拥抱她，亲亲她，跟她说，你知道吗，什么也不用担心。(**治疗师**：嗯，嗯。)一切都会好的。(**治疗师**：嗯，嗯。)啊，总会有人来照顾你的。你一定会有，(**治疗师**：嗯，嗯。)你知道就是，任何你需要的，嗯……［自我安抚］

治疗师：你说那个痛的感觉在这里(指着肚子)，就是，在这个地方。有许多人(**来访者**：是的。)也是这样，感觉肚子里有一个洞，就这样生活着，虽然别人看不见。

来访者：真是这样？(**治疗师**：噢，当然。)不是只有我一个人这样。而且，而且就是痛在那个——那个地方，所以我能感觉到。

治疗师：没错，就是肠胃里面的感觉。

来访者：好像肚子痛或什么。就像身体问题——比如胃溃疡，我会以为，如果溃疡好了，（**治疗师**：是的。）这个痛的感觉就也会好了，但是没有。

    治疗师：是的。（来访者抽泣）似乎，人们用不同的方式来描述它：它就像一个洞，它就像一个伤口。（**来访者**：是的，是的。）而你的是一种隐隐作痛，（**来访者**：是的。）有时候非常痛。

    来访者：是的，是的，一个空洞，就像，几乎，那里头是空的，（**治疗师**：是的，是的。）会痛。是的。你知道我现在意识到了什么吗？（**治疗师**：嗯，嗯。）这让我有种巨大的——巨大的自卑感。（**治疗师**：是的。）我觉得——你知道，（**治疗师**：是的。）是的，所以一部分是，好像，我觉得特别，我只是，好像我觉得我总是不够好——不够好，是的，而——另一方面，似乎，我很生气。

    治疗师：对，好的。所以，有种匮乏感，（**来访者**：是的，是的。）然后如果你感受一下这种感觉之下，这种匮乏，是像痛苦和受伤的感觉。（**来访者**：是的。）因为如果她在那里，这甚至都不会存在是吧？就是，你甚至会有这种痛感吗？［叙事重构］

    本次会谈结束时，她以想象中的姐姐的形式进行自我安抚，并重新回忆她的经历，意识到这种疼痛是如何影响她的自我意识的。最关键的是进入她的核心非适应性感觉的、与被遗弃有关的恐惧和随之而来的孤独感（情绪模式处理），通过接触自己的需求，她开始对她所错过的东西感到悲伤，对母亲的缺失感到愤怒。她的悲伤是她哀悼丧失的一个重要方面，是一种健康的适应性情绪，帮助她接纳丧失。这与被遗弃的悲伤不同，后者是一种更加被动、无助的状态。她的愤怒加强了她的自我意识，并帮助她感受到她所错过的一切是自己值得拥有的，这是她以前没有感受到的。

    哀悼自己失去的，感觉自己是值得的，这些新体验消除了她内在"脆弱的我"的恐惧感和孤独感。当她感觉到自己值得被爱时，她不再相信自己是不可爱的或不够好的。她最终认可了自己的需求，并对自己感到慈悲。一个改变的过程已经开始。在她抵达核心的孤独、被遗弃和恐惧之后，她能够用适应性的哀悼的悲伤、自信的愤怒和自我慈悲来转化这些情绪。不同的情绪模式在一个隐含的层面上综合起来，帮助她离开这些痛苦的状态，产生一种新的状态：一种自信和平静的状态，这对多年来处在焦虑之下的她来说是一种真正的新体验。

小　结

　　我希望能够说明以情绪转化情绪是一个关键的改变过程。它可以帮助那些基于潜在的非适应性情绪而出现症状的人，首先抵达他们的核心痛苦感受，接纳它们，耐受它们，并在意识中用言语表达它们。然后，这会帮助他们接触新的适应性情绪，以转变他们已经体会到的旧的非适应性感觉。变化的产生不仅仅是靠接纳情绪或克服对情绪的回避。相反，体验与旧感觉相对立的新情绪才是转化非适应性情绪的核心。这种变化是通过新旧情绪的整合实现的，它们被整合成一种新的叙事，使人们对自我、世界和他人有了更有益的看法。这种新情绪体验改变旧情绪体验的过程是一个跨理论的过程，符合戈德弗里德（Goldfried，1980，2012）的提议，即促成修正性情绪体验是所有疗法共通的策略。

　　此外，我们最好能不仅仅把情绪转化情绪的旅程看作一个跨理论的治疗过程，且是跨诊断的，不限于任何障碍诊断标签。不管是在抑郁障碍或社会焦虑障碍中抵达核心的羞耻感，或者在广泛性焦虑障碍中抵达与依恋有关的焦虑感，或者在成瘾性障碍中抵达破坏性的愤怒感，也无论诊断类别如何，都是要经由接触适应性情绪来帮助来访者实现向新情绪状态的转化。所有的障碍都是基于情绪障碍，都需要通过用情绪转化情绪的过程来实现情感的转化。

第 4 章
情绪聚焦疗法的核心技能

在详细展开临床过程（帮助来访者抵达和离开痛苦情绪、调节情绪和构建新叙事）之前，我想先描述一下我所发现的一些对实践情绪聚焦疗法最有帮助的心态、背景知识和基本技能。当我采用开放的态度来面对自己在治疗会谈中所呈现的情绪，并且认识到它既有可能带来机会，也有可能带来限制，通常我都取得了成功。在处理情绪时，治疗师必须时常辨别是否、何时及如何在治疗过程中向来访者袒露自己的情绪才是合适的，这种辨别过程有一部分是思考自己暴露的内容和暴露的方式会如何被来访者接收到，这也取决于治疗师和来访者之间的文化身份（如国籍、民族、种族、宗教、性别认同、性取向等）。我在本章的第一部分会对这个话题展开讨论。

关于情绪工作的背景知识，我发现那些能够让我在与各种各样的情绪"待在一起"时越来越感到自在的信息对我比较有帮助。治疗师不仅需要可以不加评判地与他们自己的情绪和来访者的情绪待在一起，还需要能够用一种跨文化的思想架构来评估此刻最困扰来访者的是哪些情绪，或者什么样的方式最能让来访者自在地表达自己的情绪。关于这些内容我会在本章的第二部分深入讨论。

尽管我认为，人们的情绪在本质上非常相似，但是心理学家不能想当然地认为我们的模型具有放之四海而皆准的普遍适用性，除非我们能将渗透到生活各个方面的文化、种族和性别问题全部纳入我们的治疗框架。因此，我们需要始终考虑我们的工作对象是谁，我们在什么地方开展治疗，以及我们开展研究的结果适用于谁。因此，在本章的最后，我重点强调要认识到制度化的种族主义是如何深深蚀刻进了许多社会结构，包括科学研究，甚至我们自己正在实践的心理治疗模式也难脱干系。在本章的结尾，我呼吁治疗师通过在自己的工作中促进社会变革来对抗制度化的种族主义。

我曾在全世界许多不同文化中与来访者工作，我相信，尽管文化影响和情绪表达习惯不同，但不同文化中人们内心的感受和原型、存在性议题（Capps et al.，2015）的体验是相似的。所有人，不管来自哪种文化，其对死亡、丧失、孤独、无意义感、自由、虐待、亲密关系、依恋、支配和服从等问题，都有类似的、内在的情绪反应和方式。在不同的文化中，人们表达情绪的方式和导致情绪反应困难的原因可能存在差异，但感受到的东西是相似的。此外我还发现，无论文化背景如何，诸如未竟事宜、破坏性的自我批评、情绪打断等问题，都会在治疗中以类似的方式表现出来，并能够被描述和化解。

2007 年左右，当我刚开始在中国做培训时还抱着这样的刻板印象：中国人较保守，不会表达太多的情绪。但事实证明我错了。在体验式培训的情绪友好环境下，当个人议题在一群学员中浮现，情绪表达被允许时，我发现中国人更多需要的是如何深化表达以便让情绪能够被"冷却"，而不是激活情绪表达。当我第一次去挪威培训时，一些挪威人说："温柔共情这种玩意对挪威人来说是没有用的，因为我们很强悍，不会对关爱有什么反应。"事实证明并非如此。在土耳其，人们在培训的自我体验部分很难敞开心扉，直到我们谈起这个问题。他们先是说，在土耳其，人们习惯了总是受到批评和忠告，所以他们学会了封闭情绪表达以保护自我。可是一旦我和我的团队建立了倾听和共情的基本规则，而不是给予忠告和批评，我们的土耳其学员和来访者就很高兴有机会说出他们的真实想法，愿意进入深层的情绪体验。所有人都会对被倾听和理解做出反应，只要当他们感到足够安全；不管是在哪种文化中，人们都会有痛苦的感觉，这些痛苦的感觉会从表达和关注中受益。

知道是否应该在治疗过程中表露情绪

正如第 2 章所指出的，在过去的几年（约 2010 年以来——译者注）里，人们对治疗师情绪的研究越来越感兴趣。在某种程度上，这种兴趣源于对研究治疗师对治疗效果的影响的更广泛关注。在最近一项关于治疗师情绪表达对治疗结果影响的元分析中（Scherer et al.，2017），研究者发现治疗师的情绪表达和疗效之间有显著的中等效应（d=0.56）。这一发现说明，治疗师的情绪表达在治疗中是有价值的，需要被进一步了解。此外，对治疗师进行情绪表达的培训也是有必要的。

几乎每个治疗师都在治疗过程中经历过激烈的情绪，甚至可能哭过（Blume-Marcovici et al.，2013）。也许是来访者描述她5岁儿子死亡时的悲痛，也许是被一直迟到的来访者引发的愤怒，或者是来访者对治疗结束的悲伤。想象一下这些情景：你的一名患有恐怖症的来访者终于第一次乘坐电梯时，你有什么感觉？一位患者告诉你，你对他的治疗毫无进展，他想转诊，你的感觉如何？你有一名新来访者，他让你强烈地回想起了你那疏远的、关系敌对的母亲，你有什么感觉？你的来访者收到一大笔年终奖金而你却在经济上困顿挣扎，你有什么感觉？

治疗师怎样做才能最好地处理这些情绪，以及他们在治疗会谈中经历的无数其他情绪？他们是否应该表达这些情绪？治疗师决定是否向来访者表露情绪（如愤怒或悲伤），取决于许多因素，包括来访者的情绪状态、治疗过程中剩余的时间，以及治疗师对来访者会如何处理这种情绪的临床评估。

确保表露的感受与会谈中发生的事情有关

我在治疗中会袒露大量的个人感受——只要这些感受在会谈中与来访者的议题是相关的。例如，当一名来访者问我办公室漏水的事情时，我会表达自己对保险公司处理漏水的情形感到愤怒。当一名来访者进来看到我站在街上目睹救护车带走一位邻居时，我表达了这件事如何激活了自己对心脏病发作的焦虑。这类情绪的表达通常发生在一次会谈的开始，作为一次会谈的见面和问候阶段的一部分。或者如果是关于疗程中出现的情绪，那么可能发生在结束时。

来访者和我也可能会就外界发生的一些事情进行简短的讨论，但很快我就会把话题转回来访者的感受上。我相信，当来访者看到我以人性的方式对事情做出反应时，他们对我会更信任，与我交谈时能感到更安全。

如果来访者问我，假如我遇到他们的某些情况，我会有什么感觉，这时我可能会分享更多个人感受或想法；但是，我会很小心地避免暗示我的感受就是来访者的感受，或者来访者也应该是这样的感觉。通常情况下，我会对大多数人在这种情况下普遍会有的感觉表达认同。在面对来访者有强烈情绪或与自我有关的表达时，我也可能回应自己的感受。例如，有一名女性来访者，最近，她 12 岁的儿子因车祸逝世（当时她儿子是步行）。这位女士的悲痛是如此彻骨——她和我谈了一个小时，讲述了她最后一次见到儿子的情况，从接到验尸官办公室的电话，到去辨认他的尸体，以及描述她在停尸房看到他时的样子。听着她的故事，目睹她的悲痛着实让人心碎。我在几年前以类似的方式失去了我的妻子，我发现自己好几次都快哭了。终于在某个节点上，她说了一些特别震撼我的话，我的眼泪也流了下来。如果不以悲伤来回应，不分享我也遭受过虽不同却类似的悲剧，那就是没有人性。我们必须保有人性，但我们也必须保持对来访者情绪的关注。

考量这些感觉会加强还是破坏治疗关系

治疗师有各种各样的情绪感受。所谓负面情绪（如愤怒或恐惧）可能是联盟破裂的信号——治疗师需要识别、探索和化解（Safran & Muran，2000）。当治疗师犯错或受到批评时，也可能出现羞愧或内疚等感觉。如果治疗师避免接触这些感觉或将其丢弃，那他们就在不知不觉中忽略了一些可能表明关系出现重大问题的线索。治疗师对来访者的情绪反应也往往是来访者行为的结果。治疗师问问自己："我现在的感受与来访者在我面前的行为之间有何关系？"这将有助于治疗师认识他们尚未发现的某些互动层面。治疗师如果更了解自己的感受，并善于探索这些感受的来源及其对咨访关系的影响，就能在治疗中使用这些信息。因此，治疗师的情绪反应可以为识别临床上来访者的相关行为提供宝贵的线索。

治疗师自己的情绪史也可能是他们反应的来源，他们需要考虑到反移情（即对来访者的情绪反应）的可能性。被来访者吸引或对来访者感到钦佩、厌烦、恼怒，可能主要与治疗师的个人经历、敏感度或偏好有关，而非由来访者的问题造成。或者治疗师可能觉得自己的道德或宗教信念受到了治疗方向的威胁。重要的是，治疗师要对这些混杂因素保持警惕，因为它们会影响其助人能力。

治疗师接受的训练经常是限制他们表露个人的想法和感受，管理他们的反移情。同时，他们也被训练要真实、真挚、热情和值得信赖。同时兼容这些对立的特质可能很棘手，不同的治疗师选择以不同的方式进行实践。在我看来，最好的方法是真正在场，以共情的方式专注于来访者。治疗师对来访者所说的内容表现出自己的感受可以是一种真诚的、有帮助的回应。同时，治疗师必须学会避免表达他们自己的自动反应性继发情绪。例如，当来访者让治疗师感到无力或无效时，治疗师向他们表达愤怒。

一些临床工作者认为，治疗师绝不应该在来访者面前表达愤怒或悲伤。但是，在来访者面前表达情绪的治疗师恰恰是在示范一种真诚，因为这样做可以鼓励更多的坦诚沟通，且通常能加强来访者的直觉。治疗师需要表现出他们认为对治疗进展最有帮助的情绪。这就意味着如果来访者在治疗中取得了进展，治疗师会由衷地感到激动，但如果来访者没有执行他们承诺的行动，治疗师不一定会表达自己的挫败感。治疗师表露的感觉，在任何特定的时刻，都应该是对来访者在当时情境下的最佳回应，以便让来访者从这种经验中学习到"分享自己的内心感受和想法是值得的"。

练习对情绪的自我意识

为了促进与来访者开展情绪工作，治疗师必须自己多做情绪觉察，关注自己情绪发展的过程。在觉察自己情绪的过程中，最好的训练可能是接受情绪聚焦个人治疗或其他以情绪为重点的自我体验。只有通过处理自己的情绪，才能帮助他人做这项工作。只有通过学习区分我们自己的适应性情绪和非适应性情绪，学习耐受我们自己的不愉快情绪，我们才能体验到它们确实来了又走。只有体验和耐受我们自己的痛苦，经历幸存和从痛苦中"死而复生"的体验，我们才能真正地知道这对来访者来说是可能的。因此，我们可以把"医者，先医治你自己"这句话改写为"治疗师，先处理你自己的情绪"。治疗师必须在识别情绪、与情绪保持联结上开展自我训练或接受训练。他们必须通过体验自己的情绪来学习用言语表达自己的感受，识别自己痛苦的非适应性情绪。而且他们需要体验接触适应性情绪资源的过程，以转化和安抚他们自己的非适应性情绪。

心理治疗师自己应该首先接受心理治疗，重新认识自己未解决的情绪和未得到满足的心理需求。这项工作将帮助他们更好地理解来访者的情绪动态，并确保自己的心理状态不会干扰他们接触来访者的感受，或者妨碍他们助人工作的真正有效性。治疗师如果发现自己在与来访者的工作中有过多的个人愠怒、防御性的不安全感、尴尬或疲惫，就应该自我探索，与来访者的接触何以引发这些情绪。心理治疗师需要自我审视的内容包括但不限于：对自己身份感的怀疑、负面自我评价、不愉快的记忆、痛苦的感受和其他不舒服的体验状态，尽管这些方面不一定跟来访者的心理问题有关。

当治疗师公开探索和解决自己的心理问题时，他们就能以一种更有慈悲心、更有同理心的方式看待来访者，用更恰当的、真正的治疗方式回应来访者。一方面，治疗师过于自动产生的情绪反应会阻碍有效的心理治疗；另一方面，对来访者没有反应，采取冷淡、疏离、不关心的"职业"态度也会减损治疗工作的效果。如果来访者接受了这种冷漠的态度，那他们很可能会感到难以接受自己内在的强烈感受、需求和体验。来访者和治疗师之间缺乏关怀、共情的交流，也会妨碍来访者对被压抑、隔绝的情绪的认识，因为此时来访者会因此觉得：与自己眼中看来既冷淡、疏离又漠不关心的治疗师分享这些感受并不舒服。然而，当来访者从治疗师那里体验到真正的热心、关怀、慈悲、共情理解和深度投入的"良好的倾听"时，这种温暖的关怀可以像融化冰块一样发挥作用。它可以帮助来访者慢慢"解冻"，使阻塞的情绪变得更加顺畅，能够自由地流动，从而使来访者能够接近自己的核心痛苦感觉。

采用促进性的、一致的回应

治疗师对情绪的觉察及其真实的态度能鼓励来访者同样觉察和真实地面对情绪。治疗师需要感知到自己的内在体验，能在具有疗愈性的时刻透明地与来访者沟通内心的想法（Rogers，1957）。如果治疗师发现自己经常对某些来访者感到愤怒，就应当探索自己的反应是否源于自己内心未解决的问题或担忧，并为此寻求督导或个人治疗。一致性意味着既能觉察自己的感受，同时也能以一种有效的方式表露这些感受。

一致性包括两个核心组成部分（Greenberg & Geller，2001）。第一个组成部分是内在觉察，被普遍认为具有疗愈作用。假如治疗师在与来访者的互动中没有觉察到自己的感受，就很可能会妨碍治疗进展，因为失去觉察的治疗师很容易忽略来访者对治疗师情绪系统产生影响的重要信息，不知道自己此刻与来访者的关系状态。这就好像一个外科医生在黑暗中做手术一样。

第二个组成部分是透明度，是关于将自己的感受表达出来。与自我觉察相比，这一点更为复杂。想要做到坦诚而透明地表达，同时对治疗有促进作用，治疗师需要拥有一系列人际技能。例如，不仅能表达真实的感受，而且能以温和、不威胁他人的方式表达出来。真诚是一个更高层次的概念，是植根于一整套治疗态度中的复杂的人际关系技能。这种能以有助于来访者的方式表达真诚的能力似乎取决于三个因素：（1）治疗师的态度，（2）特定的处理过程，（3）治疗师的人际立场和态度（Greenberg & Geller，2001）。若要对来访者起到辅助作用，情感一致的表达就需要以非评判的方式来传递。治疗师表达自己的感受应当有益于来访者，而不是为了其自己。

治疗师应当以真诚和节制的方式表露他们当下的主要感受，而非在冲动中脱口而出自己此刻的感觉。治疗师应该先觉察到自己的原发体验，这可能需要探索、思考，也需要时间。他们还要明白自己表达感受的意图是什么，分享这些感觉不是为了自己而是为了帮助来访者或巩固咨访关系。此外，治疗师要对时机保持敏感，如果感到来访者比较封闭或太脆弱，不能接受治疗师的表达，就不应在该此时进行表露。因此，有节制的真诚意味着治疗师不是简单地说出自己当下的一切感觉，而是要表达原发的核心感觉，而非继发情绪。

一致性能对来访者有帮助的另一个要素是完整性，就是"说出所有的部分"。治疗师需要表达体验的核心与焦点，但是同时他们也要表达出他们对来访者听到治疗师的话后可能正在体验的部分有何感受，也要说出治疗师自己对自己所说的话的感受。因此，如果仅仅是表达自己感到乏味无聊或被惹恼了——即使是以对自己的感受完全负责的态度表达出来的（例如，"我发觉我此刻感到厌烦"或者"我觉得保持联结和投入很困难"），都不足以构成完整的沟通。治疗师同时需要传达他们对这种自我表露可能造成的伤害的担忧。例如，治疗师可以说："我有点忧虑说这个会不会有帮助（或者，我担心这可能听来令人受伤），但是我希望你知道，我说这些可以帮助我面对这些感受，从而不让这些东西介入、妨碍我们的关系。"治疗师在表达他透露自己的情绪是为了改善关系，而非损害它。这就是"说出所有的部分"的意义。要做到疗愈的一致性，就是要不仅能有技巧地觉察自己的感受，还要能在人际技巧上做到理解自己的原发情绪、不做评判、为了来访者的利益而表露、足够节制及完整沟通。

治疗师的人际关系态度在帮助理解何为具有促进性的透明沟通上非常重要。让透明沟通具有促进作用的关键，就在于沟通本身要出于肯定和自我表露的立场。在支持性的心理治疗中，反馈通常是肯定的，然而，若想让真诚和透明的回应起到促进作用，则需要以自我表露的方式来表达。治疗师的反馈能对来访者有助益并不是因为表露的内容，而是因为咨访之间坦诚的人际立场。

治疗师的自我表露可以或直接或委婉地传递一种意愿、一种兴趣，即乐于与对方一起探索自己所表露的内容。例如，一个人生气时，是直接做出攻击性行为还是用言语来表露或表达自己感到十分生气，这两者是不同的。治疗师要为自己的感受负责，就应当通过使用第一人称"我"来帮助自己表露自己的感受，而不能使用第二人称"你"，因为后者属于指责。开诚布公地坦言自己脆弱的感受，不管是表达害怕、受伤甚至愤怒，最关键的一点是治疗师沟通的走向不能是朝着一种"一言堂""居高临下"的权力地位或权威位置。当治疗师觉察到治疗中自己产生的困难感觉（如愤怒或没有兴趣）和来访者没有直接关系，此时对治疗师有帮助的做法是用与关系相联系的态度来表露这些感受——向来访者表达自己并不希望有这些感受，这些感受在治疗师看来是会妨碍两人关系的问题情绪，阻挡了治疗师尽可能地在场。治疗师也可以解释自己试图修复关系，拉近与来访者的距离，希望自己能够感到更加贴近和理解来访者。以坦诚一致且有益的方式沟通有可能被认为是负面的感觉，其关键就在于让自己站在互动的位置上，以从属的、非主导性的姿态来表露感受。

能够与所有类型的情绪在一起

情绪聚焦法的治疗师需要能够与来访者的感受待在一起，能够停留在那些感受里面，不管这些感受是什么样的都接纳它们。对许多专业助人者来说，这点颇为艰难，尤其是那些在西方"解决问题"文化中成长起来的年轻治疗师。在当前的心理治疗领域，人们更倾向于能做点什么事情就快速改变问题，而不太愿意先去接纳——这是一个相对来说需要更长时间的过程。

这种对问题解决速成的追求，至少在美国，可以从一系列混乱的保险政策条款中看出证据。这些保险政策，仅仅赔付"具有医疗必要性"的行为或心理治疗，而且经常仅仅提供几次咨询费用的赔付额度。尽管很多心理健康从业者不与保险公司合作，但不可否认的是，公共政策对心理治疗培训项目和个别治疗师提供服务的选项都有很大的影响。

除了对与情绪开展工作的不友好政策，人类与生俱来的自我保护冲动——即使是出于善意——也会妨碍与情绪开展工作。毕竟，当来访者正在经受痛苦感觉的节骨眼上，要么觉得自己彻底失败而深感羞耻，要么觉得毫无希望而感觉完全无能为力——此时治疗师仅仅与这些感受待在一起而不是立刻做点什么实在太难了。而要成为最优秀的治疗师，与痛苦的情绪相处的能力就是一项必须学会的技能，只有这样才能深化情绪处理的过程。

帮助来访者抵达痛苦的地方之后，治疗师这时要做的不是给出建议或纠正错误，而是辅助他们探索、关注意识边缘浮现出来的新的替代性感受，从新体验中建构新的意义。就像接下来我会在第 5 章中讲到的，治疗师可以通过敏锐地关注来访者的感受，并协助他们保持对自己内在情绪轨迹的注意，从而使来访者自己更能够面对导致痛苦的事物。如果治疗师害怕面对情绪（在我看来，随着"教授应对技巧"任务的出现，这种态度实在是太普遍了），那么这项任务就是不可能完成的。假如只是简单地帮助来访者调节情绪或消除症状，就会与深化情绪从而直抵痛苦核心的工作背道而驰。唯有抵达痛苦的核心地带，才能使痛苦有机会得到新的转化。

学会允许脆弱性

总体上，现实社会把情绪当作一种软弱的表现，更是不把脆弱性视为健康的潜能。脆弱性在本质上关乎站出来、被看见。如果我们极度害怕他人怎么看待我们或怎么想我们，我们就很难做到表现脆弱。而一个治疗师如果想让来访者知道"在生命中学习保持脆弱性是很重要的"，就必须首先自己身体力行。

随着以情感为导向的心理疗法的兴起和发展，这些否定脆弱性的观念和做法正在发生转变，特别是在伴侣治疗中，向对方展示脆弱性被视为关键的变化过程（Greenberg & Goldman，2008；Wile，1992）。作为表达脆弱性的倡导者，布琳·布朗（Brené Brown，2012）的工作普及了这样一个观点：勇于呈现脆弱将使我们的生活发生天翻地覆的转变。正是在这样的观念的影响下，男性也开始敢于在公开场合流泪——需要支持并从他人那里得到支持被看作十分重要的事情。

尽管如此，在接受我督导的治疗师里，仍然有人怀着最大的善意，努力帮来访者用自我安抚或强调积极方面的办法回避脆弱感，哪怕来访者明显正处于痛苦中。例如，当来访者感到自己一文不值，失败如丧家之犬时，治疗师可能会试图帮来访者坚强地面对内在的负面声音，说："你之所以还在尝试，还没有放弃，恰恰表示你腰板很硬，很坚强。"尽管治疗师认为这样做具有疗愈性，但这种正面而积极的重述框架对接近深层感受中的羞耻感起了反作用。羞耻感既然无法被接触，也就无法被新感觉转化。归根到底，还是治疗师们常常害怕进入绝望中感受羞耻；相反，他们试图把来访者直接从其内在惩罚性的声音下拯救出来。可是，在与无数个案的情绪打交道之后，我深知唯一的出路就是彻底穿越过去。治疗师必须帮助来访者去面对，而不是左右躲闪着回避他们内心的情绪。

被文化塑造的自我观是如何影响情绪的

在西方心理治疗的研究论文中有一个常见的限制，就是被研究的群体具有同质性：主要是白人，受良好教育的中产阶级以上人群。临床治疗师需要认识到，不同文化背景的人会产生不一样的情绪反应。尤其是白人治疗师，如果从自己的经验出发就很可能无法准确地理解其他肤色人种来访者的情绪和感受。同理，非二元性别的来访者的感受也不见得能被异性恋治疗师所理解。

在西方，关于自我的主要模型不言而喻地渗透在几乎所有的心理治疗中。这个模型中的自我是一个独立的自我（Markus & Kitayama，1991）。从这个模型的角度来看，任何个体都是彼此独立、区别于他人而存在的，其行为也是如此。而群体被认为是为了成就个体的福祉而存在的。因此，西方文化被看作强调个人的文化，每个人的独特性都很重要。文化鼓励人们表达自己的感受、愿望和想法，能影响他人就是自我有能力的表现。所有这些影响了治疗师如何工作以促进来访者更加自我肯定和提升自尊。

在东亚文化背景下，主要的自我模型却基于互相依靠。从这点上出发，做人的基础正是与他人保持联结且同时能善于回应周遭的需求。社会的基本单位是群体，为了维持和谐，个体必须做出调整以适应群体。因此，东亚文化被视为集体主义文化，个体在其中尽量试图改变自己以融入群体，而非影响他人。近年来西方心理学受到东方文化的强烈影响，也开始提倡接纳和觉知（正念）。

人们如何看待自己在社会中所处的位置似乎真的存在差异，这就是文化养成的作用。在一项将美国学生和日本学生做比较的经典研究中（Cousins，1989），美国被试明显比日本被试更倾向于用个人化的心理特征来形容自己（如友好、开朗），而日本被试更有可能用涉及社会关系角色和责任的词汇来描述自己（如女儿、学生）。认同个体独立模式自我观的文化会鼓励人们表达自己并影响他人，如改变外界、为自己的信念和梦想实现目标。与此形成鲜明对比的是，在充满互相依靠的文化环境下长大的人会被教导要压制自己的目标、信念和愿望，要去适应他人。

马尔库斯和北山（Markus and Kitayama，1991）认为，这些不同文化下的自我模式影响了东西方背景下的人们如何感受情绪。例如，西方文化似乎更看重高度唤起的情绪——这种状态用于影响他人十分理想且有效，因此在西方更被重视和鼓励，并且也更多被人体验到。相对而言，东方文化崇尚低唤起的情绪，认为适应周遭和顺应他人才是可取之道。在东方文化下，为了达成相应的目标，情绪的低唤起就比高唤起更好，前者也就更被崇尚、更多被体验到且更受欢迎。这些差异使不同文化背景下的人在体验高度或低度唤起的情绪时的准备程度有所不同。

其他研究也有类似的发现，揭示了文化在情绪体验和情绪表达上的影响。在一项比较韩国和美国被试躯体化程度的研究中，崔氏等人（Choi et al.，

2016）发现，韩国人比美国人表现出更多的躯体化情绪。更重要的是，与用言语表明情绪相比，躯体化的情绪更能引起他人的共情。相似的是，加纳语言在情绪的沟通中也有大量与躯体相关的指称，体现了加纳的语言文本中有大量以身体为基础的特征（Dzokoto et al.，2013）。由此可见，在使用躯体化表达方面的文化差异反映了不同文化中沟通和回应痛苦的不同方式（Ye，2002）。

文化对情绪的规训还体现在个体层面，与文化模型相符合的感受往往更现成、更容易被感知到（Mesquita & Albert，2007）。这样一来，当个体的情绪反应与文化模型一致时，它被表现出来的可能性就增加了，而当个体的情绪反应与文化模型不一致时，就较少得到表达。此外，还有特定文化相关的情绪综合征。在韩国，火病（Hwa-Byung）这个词的字面意思是"愤怒病"或"火气病"，这是一种与文化有关的症状，与被压抑的愤怒有关。其特点是患者感到胸部或心脏区域有一种特殊的火烧感（Lin，1983，Min et al.，2009）。文化差异的其他例子还包括，在加拿大的门诊患者中，与欧裔来访者相比，华裔来访者的述情障碍（alexithymia）程度更严重。这一发现已经被解释为，在述情障碍的一个组成部分——外部导向思维上，存在着群体差异——也许是华人文化背景更鼓励外部导向思维，因为它更强调社会关系与人际间的和谐，而非内在的情感体验。这些结果表明，述情障碍中的文化差异很可能是基于不同文化对情绪的重视程度不同，而不是由个体本身情绪处理能力的缺陷造成的（Dere et al.，2012）。

鉴于情绪不仅是由生物性决定的，而且受到环境的影响，文化差异确实需要被理解。文化显然制约了情绪的表达方式。它影响着人们在不同情况下的感受及表达情绪的方式。而且由于情绪不完全是生物性的，文化对情绪的影响甚至更强烈地体现在情绪如何被表达上。因此，治疗师需要具有文化敏感性。

做一个文化敏感的治疗师，首先要认识和理解他们自己所受到的文化影响，其次要看到文化如何影响他们与来访者之间的关系，最后要理解并带着尊重去回应与自己不同的文化。鉴于情绪聚焦疗法的主要原则是理解来访者的感受并共情地同步跟随来访者的感受，这一基本立场能够保证我们不太可能会将自己的文化偏见强加到来访者身上。

尽管如此，我还是想说，一定要警惕我们的文化偏见，因为它们往往是隐性的，并不常以明显的方式表现出来。

了解在文化的影响下哪些情绪是适当的

在治疗中，不同的文化假设可能造成的一种困惑是，边界设置和肯定的言论可能带来的影响。维护关系的和谐是东方文化在意的重点，人际冲突（如在婚姻关系中）并不是常见的心理治疗主诉。研究者发现，美国伴侣比日本伴侣更容易表达愤怒和争吵（Kitayama et al.，2000）。例如，在日本，人们不会对他人的意见或建议直接说"不"，这样做会被视为有敌意。为了避免冲突，最好的回应是一个有积极意义的句子，一个礼貌的"是"，或者沉默。然后期望对方能听出这是明确的认同还是一个藏在礼貌中的婉拒。在东亚，人们似乎认为模棱两可的间接沟通更稳妥，并视其为能维持群体的凝聚力与和谐。

相互依存的自我观带来的结果就是，个体表达情绪的方式受到明显的塑造和影响，人们一定要考虑自己的表达会如何影响他人（Hwang，2006；Markus & Kitayama，1991）。例如，在西方文化中，表达愤怒以保护自我（这里自我是独立于他人的），并不是什么稀罕事。而对那些具有与他人相互依存的自我观的人来说，这种情绪就比较少出现，因为当自我的概念中包含他人时，这种情绪就显得没什么道理。在这种文化背景下，一种看似服务他人的动机似乎经常取代自我保护的动机（Markus and Kitayama，2001）。此外，由于日本人高度重视唤醒程度较低的情绪，因此冷静、安宁及平和则受到鼓励（Ruby et al.，2012），而"强势"的情绪，如愤怒、蔑视和厌恶，则不被欣赏（Safdar et al.，2009）。因此，日本人经常会尽量减少表达负面情绪，以努力维护群体和谐。对在西方个人主义文化背景下工作的治疗师来说，这是相当大的挑战，因为他们所处的文化认为，真实的自我表达（即表达愿望和需求）是在治疗中实现改变和在人与人之间建立强大联系的一个重要步骤。

了解情绪表达的习惯

我在各种文化中做个体治疗的经验是，虽然不同的文化有不同的表达习惯，但当治疗师接触到核心问题时，情绪和改变的过程是相同的。我专门提到"个体治疗"，是因为治疗模式的确会影响治疗师需要对情绪表达的文化习惯给予多大的关注。在个体治疗中，治疗师主要不是处理伴侣之间的沟通或解决当前的关系冲突——情绪表达习惯对这些冲突更加重要。相反，我们处理的是来访者自己的痛苦情绪经验对他们生活的影响。伴侣治疗需要处理更多的表达习惯和沟通的意义，这比个体治疗中处理人们对自己的情绪体验所包含的文化含义要多得多。

情绪是人类的存在本能，无论生活在什么文化背景下，所有人都有情绪。然而，情绪表达却受文化的高度影响，乃至于影响到一种情绪是否被视为健康的。接受西方心理学方法培训的治疗师需要注意，不要将不同文化体验和表达情绪的方式病理化。不同的感知、体验和表达情绪的方式在一种文化背景下可能是健康的，但在另一种文化背景下往往是被压制的或被认为有问题的。因此，文化常识可以帮助治疗师发展必要的技能，以文化敏感的方式处理来访者的情绪。以我对情绪唤起的观察为例：当在德国的土耳其裔来访者提出主诉时，他们要比类似情况下的德国来访者表现出更强烈的情绪。土耳其人和德国人都会感到愤怒和悲伤，然而，在土耳其语境中，似乎需要表现大量的情绪来说明问题的严重性。如果一个人不哭泣或不表达愤怒，那么可能不会被认真对待。所以，文化上的表达习惯影响着人们如何行事。

对愤怒和羞愧这两种感受的正面和负面解释保持开放

愤怒可能是文化禁忌中差异最大的情绪。在集体主义文化下，治疗师与来访者谈论愤怒的方式可能需要调整。例如，说"我不喜欢"或"我觉得不公平"，而非直接鼓励来访者说"我很愤怒"。在集体主义文化下，对父母表达愤怒几乎是种禁忌，这种禁忌在泰国和越南这样有祖先崇拜的文化中更加强烈。

不同文化背景下的人对情绪持不同的观点，也会将这些观点带到治疗中，所以治疗师需要意识到这些观点。在东方文化中，羞耻感通常被认为是良好的情绪；它会被看作谦虚或难为情的体现，显示出一个人的亲善、谦逊及其自知之明。当人们违反了文化规范时，体验和表现出羞耻感被看作弥补过错的方式。然而在西方文化中，羞耻感往往与失败联系在一起，并经常导致对自我和人际关系的破坏性行为。西方人在羞耻感中退缩，怕被他人看见。这些区别不仅是对同一种情绪的不同评价，而是从根本上对情绪持不同的看法。一个人如何体验羞耻感，是伸出手臂还是向后退缩，羞耻感如何影响一个人的声誉和人际关系，都具有文化特殊性。

在日本教授课程中讲到"自我批评"时，我从受训者的提问中意识到，"自我批评"这个词对许多日本民众来说意味着某种好品质，而在西方文化背景中，它自动意味着某些不良品质。我不得不加以修改，区分破坏性的自我批评和建设性的自我批评。治疗师可以用类似的方式拓宽视野，看到羞耻感有适应性和非适应性两种。虽然羞耻感普遍存在，但治疗师需要对它在来访者文化背景下的含义保持敏感。

个人主义文化背景下的羞耻感让人难以忍受，以致人们常常将其转化为愤怒。当那些想要被视为独立个体的人感到羞耻时，他们对自己的感觉很糟糕。此时他们不会质疑："我对自己感觉良好有多重要？"如果人们能与被文化设定的自我目标（即高度自尊和独立）拉开一点距离，那么与羞耻感共存就不是什么妨碍。了解一个人所处的文化如何影响其情绪，确实提供了感受不同选择的可能性。

帮助来访者找出自己的解决之道

我观察到，在亚洲，婆婆可能会到儿媳的厨房做饭。儿媳有可能觉得这是对她的侵犯，也有可能认为这是正常现象。她应该如何处理这个问题？以和为贵的亚洲方式是将和睦置于自己的主张之上，这就会带来对婆婆行为善意的接受。而西方的方式是优先考虑自己的主张和人际边界，那就可能走向直接的沟通甚至冲突。

在处理与此类问题相关的自我内部冲突时，那些将和谐视为一种完整的、内在的、珍贵的儿媳就能以支持和谐的方式解决自己内心的冲突。有些儿媳拥有更加西方化的观念，重视个人权利，就会倾向于采取较强势的解决方案。有些儿媳把和谐视为"应该"，但又缺乏内在价值认同，就会出现问题——她们会感到压抑和不快。在帮助来访者解决和谐与自主之间的内部冲突时，重要的是治疗师不能偏向任何一边，而是要帮来访者找到自己的解决方案。如果向一个以和谐为核心价值的来访者建议西方的个人主义观点（即顶撞自己的婆婆）就是反治疗的。

建立安全和信任

不同的文化如何影响治疗关系的形成是有意义的，因为联盟的形成和信任的建立在不同的文化中确实具有不同的方式。在像日本这样的亚洲文化背景下开展治疗，面子非常重要，留意不让对方感到被羞辱是需要优先考虑的事情。咨访联盟建立过程中的关键是治疗师要在情绪上下功夫，并直接说明自我表露的重要性（Greenberg，Iwakabe，2013）。在治疗开始时治疗师就需要说明面子对心理治疗会产生反作用，所以来访者需要尽可能地袒露他们的深层感受。另外务必注意的是，治疗的目的不是治疗师给出建议（这往往是来访者的期望），而是帮助来访者处理他们的情绪——治疗是一个体验和解决痛苦情绪的地方。来访者清楚这一点可能会对治疗有帮助。通常我们需要开展一些关于情绪的心理教育，以鼓励来访者表达情绪。考虑到对情绪唤醒的不同看法，一般情况下面子的重要性，以及在亚洲保持和睦和孝道的重要性，治疗师往往需要更长的时间来建立安全、信任和稳固的治疗联盟来处理这些情绪。

治疗联盟的形成所涉及的针对情绪的工作会受文化敏感性的影响，我与北美原住民的工作便是一个例子。当时，共情的提问可能会被认为是侵入性的，导致来访者退缩。为了生存，小而紧密的社群需要避免冲突。因为社群成员既要保有隐私，同时彼此生活得很近，所以不互相干扰是很重要的。询问问题、提供建议或过于亲近都可能被视为一种干涉。因此，原住民来访者可能并不想要治疗师的共情；治疗师越试图以这种方式靠近来访者，来访者就越会将自己封闭起来。

与任何文化背景的人一起开展心理治疗工作，建立治疗联盟涉及处理同样普遍的对情绪的恐惧。情绪是危险的，因为它不请自来，可以左右人的行为并被他人看到，且不完全在人的控制之中。不同的文化以不同的方法教人们如何应对情绪的不可控性和在他人面前的情绪暴露：西方文化是理性来控制；东方文化是以观察来疏离。但有一点是清楚的：人类几千年来一直在努力解决的相似感受在所有文化中都有。

识别社会性压制如何影响情绪表达

性别、种族、文化和阶级都会在鼓励某些情绪的同时压制某些情绪。众所周知，情绪的社会化过程及其表达对不同性别、不同种族和民族的人来说都是不同的。重要的是，治疗师要认识到这些不同部分是如何影响与情绪开展工作的。

人们都知道，女性比男性在表达情绪上似乎更自由，不论正面情绪还是内化了的负面情绪，而且女性比男性更有可能在他人面前哭泣（Gard & Kring，2007）。另一方面，男性比女性表达更多的愤怒和攻击性。然而当研究者测量男性情绪中的生理水平（如血压和皮质醇）时，却发现他们的指标比女性的高，这表明男性有感受，只是不表达而已；他们倾向于把情绪压在心里（Gard & Kring，2007）。毫无疑问，人们不分性别都会感受到所有的情绪，但情绪表达的程度和在治疗中表达的情绪却因性别而有些不同（Brody & Hall，2008；Fischer & Manstead，2000）。

种族对情绪表达也有很大影响，特别是在种族主义的背景下。被边缘化的种族或少数民族人士在访谈中说，担心表达情绪会带来危险，因为表达情绪会引发负面的刻板印象（Richman & Leary，2009；Wingfield，2010）。例如，出于恐惧，被社会化后的非裔美国儿童就经常不表达愤怒，避免被评判为有暴力倾向。一般来说，非裔美国人在公共场合表现得自信坚定是比较危险的，在警察面前若还理直气壮还有可能致命。这里有个可怕的悖论，愤怒本是对不公正和侵犯行为的健康反应，但非裔美国人不能承认自己的愤怒，尽管他们是最有理由对社会不公感到愤怒的群体。治疗师在处理非裔美国来访者的愤怒问题时，需要理解由于种族刻板印象，他们容易觉得表达愤怒是危险的。有色人种表达愤怒时会更有可能面临被暴力惩罚的危险；而白人则有表达愤怒的特权，不必担心偏见，也不必害怕受到惩罚。

我们这些接受过情绪治疗培训的治疗师不得不学习如何适应困难的感受。首要的是处理好自己与种族主义有关的困难感受，这样我们才能服务于改善来访者的生活，而非使他们的问题长期存在。很明显在白人占主导地位的文化中，包括治疗师在内的一般人都会觉得谈论种族问题不舒服。这种不舒服是一种基于恐惧的感觉，我们需要去面对它。作为一个特别提倡以探索不舒服的感觉来实现转变的治疗师，我认为我们需要先在自己身上深入地进行反种族主义的内在转变工作。

来自主流文化的治疗师需要认识到，种族主义一直是而且现在仍然是一个重大议题。治疗师要能够待在令自己不舒服的感觉里，探索这些令自己难受的种族主义问题，包括自己的特权。他们需要处理自己的内疚——他们也许无意中参与了共谋，延续了利于自己但压迫他人的制度，使有色族裔对自己和自己在这世界上所处的地位产生了负面情绪（Kendi，2019；see also Morin，2020）。

担负起社会变革的角色

作为白种人、异性恋、受过高等教育的中产阶级，这样的心理治疗师需要更好地承认他们自己和其他人在涉及有色人种的经历时保持沉默的影响。治疗师需要明白他们自己如何因特权而忽视了种族主义，也要看到他们自己仅仅是因为生为白种人就能得到的一些天然权力。在与来访者的会谈中，他们应当明确地反对种族主义。他们需要从内化了的"白种人"身份中得到治愈。要做到这一点，治疗师需要意识到系统性种族主义的普遍性，并且更多地倾听不同种族、文化和性别的来访者，以了解他们的权利被剥夺的经历。然而，这些仅仅是第一步。

治疗师的下一步是要做一个心理教育者，如果他们的白种人或有色人种来访者尚未意识到自己如何受到系统性种族主义的影响，那么治疗师就应当帮助他们提高有意识的觉察。重要的是，治疗师既要能在来访者准备好并愿意时讨论种族的影响，也能够不将这种对话强加给不希望讨论这些的来访者。

在当前的历史时刻，随着有色族裔遭警察杀害的事件曝光，系统性种族主义愈加被看见。随之而来的许多抗议活动都再次呼吁全世界对抗这种不公正——它在大多数欧洲国家已经存在几个世纪。这种系统性偏见和制度化的种族主义在现代社会中曾经主要表现在南非的种族隔离制度中，而在欧洲国家却被隐藏得很深。现在，系统性种族主义已经被明确地命名，它应被纳入治疗对话，包括向来访者明确指出种族主义如何损害了他们。系统性的结构、制度和人际关系形式的种族主义是对心理和公共健康的威胁。

治疗需要处理种族主义导致有色族裔人群被迫忍受的各种情绪问题。治疗师需要做的不仅仅是支持，还要通过普及相关知识提高对系统性种族主义影响的认识，发挥社会变革的推动作用。如此就意味着在这些问题上治疗师可能采取更多的指导性立场——这种立场与跟随、共情的立场有些不同。在某些方面，每个好的治疗师都同时应该成为一个变革者，去质疑任何文化背景下被广泛接受的谎言，并帮助人们从社会的约束和压迫中解脱出来。

这种更积极主动的姿态是要帮助人们面对社会所造成的问题。有色族裔人群可能经历过的困难需要能拿出来讨论，这些困难与来访者经历过的压力有关——不得不认同和顺应白人文化，而不能去理解和认同自己的种族文化遗产。当来访者体验到质疑白人文化或对自己本民族的群体表现出兴趣时，他们就需要被鼓励，因为他们可能想从白人文化中分离出来，深入研究自己的种族历史，努力为自己定义新的身份。治疗师也可以帮助那些希望在不损害自己种族或民族身份的情况下融入主流文化的来访者，努力平衡他们所承袭的民族文化的方方面面。

明确自我批评者是谁

少数族裔群体的来访者拥有独特的生活经验，这些可能与主流文化群体有很大的差异。如果治疗师不能认识到这些差异，就很容易造成治疗联盟破裂，妨碍干预的有效性。在提高认识的过程中，并需要关注的重大议题是，在种族主义／白种人／异性恋特权社会中，少数群体因负面社会态度污名化长期承受的相关压力。许多少数群体的成员感受到羞耻，因为他们内化了外界的敌意批评、歧视和暴力对待。这些都影响了他们的自我意识。

如果来访者是在主流白人文化中成长起来的少数族裔，其内心往往不仅存在个人的自我批评者，还伴随着一个内化了的外部社会压迫的声音。在此情况下，他人的行为削弱、剥夺或破坏了来访者的自信，并通过传达核心的没有价值的信息使这个人感到失去自我身份（Wong et al., 2014）。在治疗中，个人的自我批评和社会压迫不应相互混淆，这一点至关重要。例如，内化了父母的批评所引起的羞耻，与系统性的种族压迫和其所处的社会对来访者边缘化所引起的羞耻不同。后者是通过在主流文化中以一种或多种边缘化身份生活而形成的。

因此，治疗师需要与来访者一起工作，澄清自我批评者代表谁。它是个人的、心理的批评，还是内化了社会的否定贬低？如果是个人的自我批评，治疗就需要着手解决批评及其引起的羞耻感，并努力实现自我慈悲或内部各种声音之间的协商或整合。然而，如果自我批评是外部的、内化主流文化的批评所致，那么治疗师需要支持和鼓励来访者通过体验适应性的愤怒来主张自我，然后可能经由自我安抚使自我更加强健。

照顾慢性压力和创伤

治疗师要注意的另一个重要议题是种族问题造成的未愈创伤或因种族问题导致的压力。许多有色族裔来访者从实际或设想的歧视经历中感受到危险——伤害的威胁、羞辱及目睹他人受到种族主义攻击的伤害。虽然与创伤后应激障碍相似，但种族歧视创伤是独特的，因为受害者重复暴露于种族相关的压力之下，所以它是持续的个体及群体层面的创伤（Comas-Díaz et al., 2019）。历史创伤，即历史上累积的创伤经历，如殖民化、种族灭绝、奴隶制、流离失所和其他相关创伤所造成的累积性心理创伤，具有代际影响，因此种族创伤可能伴随有色族裔人群的一生。

尽管非裔美国人比其他族裔群体更容易受到种族歧视（Chou et al., 2012），但许多美洲原住民、拉丁裔美国人和亚裔美国人也遭受种族压力。治疗需要帮助来访者修通种族创伤带来的情感伤害，找到解脱，获得觉察，应对系统性的压迫，同时鼓励他们抵抗和防御造成种族创伤的社会性势力。

● 小 结

情绪体验和情绪表达是首先有内在程序（即先天生物性的），还是由文化决定的？按照我在本章和前几章中勾勒出的辩证情绪建构主义观点，答案是两种观点都有依据。尽管在文化形成之前人们有基本的情绪表达，但鲜有成年人的情绪表达能脱离其所处文化和后天学习。情绪体验是综合了先天的、基本的、心理情感的情绪运动程序，与之前的生活经验、习得的期待、社会知识及当下事件相互作用的结果。

例如，当讨论到羞耻感时，许多元素的相似性是超越文化背景的。羞耻感包括"恨不得消失"的感觉和"我不够好"的想法。显然，情绪体验中的元素是普遍的，在不同的文化中都能被识别——在不同的文化背景下，情景的类型和意义的类型都是相似的。但是，情绪也不是完全独立于社会环境或文化的。在不同的情况和文化下，感觉并不总是完全一样。治疗师需要对面前这个人在这种文化下的感受做共情同调。他们还需要确保自己在做任何情绪暴露时都能尊重这些差异，不去否认来访者的担忧或强化某种压迫性的权力结构。

不同文化之间有不同的差异。相比较而言，拉丁美洲人的文化具有更多的表达性，英国人和瑞典人的文化更为内敛（Hareli et al., 2015）。此外，某些文化受到更多"男性就该展现雄性力量"哲学的影响，有一种"别诉苦、抱怨""别像个小孩"这样的概念。这些文化，或者可能是许多文化中的亚文化，贬低脆弱而称赞强硬，视铁石一般紧绷的上唇和面无表情的脸为喜怒不形于色。但所有这些差异更多是在表达习惯的层面，而不是在更基础的情绪体验层面。只要我能意识到自己所处的文化偏见是什么，并对与自己工作的来访者所处的文化有一定的了解，那么在不同文化中应用情绪工作不会特别困难。

在北美，当白种人治疗师与非裔来访者见面时，种族差异在咨询室里就存在，需要加以处理。白种人通常会避开黑人的社会空间，但黑人却需要进入白种人的地带。治疗室和工作坊的教室都是白种人的空间，黑人需要在这些地方不断自我导航、寻找方向，这就是他们生存的环境

（Anderson，2015）。作为非白种人群体的一员，生活在一个以白种人为主的社会中，这种他者的体验对有色人种来说是无法避免的。治疗师既需要承认这些来访者受到的不公平和压迫性的集体经验，也不能否认治疗师作为个体的独立性及其个人经验，这是两股急流，治疗师需要能在其间做良好的协调。治疗师需要见证来访者受伤害的经历，同时还要避免加重其被当作异类看待的感觉。在提高这种技巧时，治疗师不仅要成为更好的专业助人者，且要成为社会变革的推动者。

抵达情绪

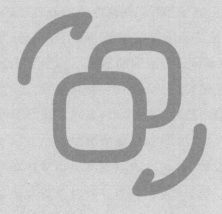

第 5 章
共情同调

正如我们在第一部分所介绍的，转化情绪的治疗遵循一个两阶段的方法——抵达和离开情绪体验（Greenberg，2002）。在第一阶段，治疗师倾听来访者的叙述，让故事及其情绪意义浮现。在这个阶段，治疗师要致力于激活核心情绪模式，接触痛苦的非适应性情绪。他们会在各种不同的步骤中完成这一系列任务，其中首要的步骤就是共情同调。这是本章要探讨的主题。

对情绪的共情同调（empathic attunement）是对他人内心世界情绪性、运动感知性的觉察，体会对方的节奏、感觉和体验，以一种想象的方式进入对方的身体感觉中。感同身受地跟随情感在更大程度上是右脑工作过程而非分析性的左脑工作过程。它是在有意识觉察之下的心理层面运作，是治疗师与来访者待在一起，而不是对来访者做什么。我们要区分"共情理解"（empathic understanding）和"共情同调"之间的不同。两者在治疗上都很重要，但共情同调是在理解之外，超越理解，创造出一种相互的、情感同调的双人体验。它是一种不断地回应所营造出的不间断的联系感，其关注的重点显然是感受，而不是内容的意义。这种类型的联结感使情绪被咨访二人共同调节成为可能。

共情是对感受的反馈这一著名阐述最早是由罗杰斯（Rogers，1957）提出的，只是他所说的"反馈"更主要的是一种对意义的反映。罗杰斯在去世之前曾说，他要是那时候用"检查自己的理解"这个表述就好了。共情理解是要能用想象的通道进入对方的世界，并有能力将这种理解转化为语言。这是一种很重要的治疗技能（Watson，2016）。而对情绪做共情同调则要超越共情理解，因为它所关注的不只是传达一种理解，还传递着对情绪的聚焦和镜映。"感到自己的情绪被另一个人感受到"能创造一种心灵得到共鸣的感受。这种感受对人类的生存来说至关重要，能给人带来愉悦感，且能帮助调节个人的状态。

另一个描述共情同调的比喻是类似音乐家调试乐器的过程和体验。在演奏会开始前先要进行调音，一位歌唱家将要使自己的音调与另一位歌唱家或乐器的音调相匹配。照此比喻，以情感同调的方式倾听来访者就意味着治疗师与来访者当下的情绪体验相匹配；或者我们甚至可以把比喻延伸一下——不只是音调，还要与来访者内部情感体验的整个旋律（或曲调）相协调。也就是说，通过情感同调，治疗师与来访者的旋律产生共振、共鸣。这些旋律是在治疗接触的当下，在来访者当前的存在状态中即时产生的。治疗师声音的高低、能量、节奏和音调，面部表情和眼神，以及随着时间产生的层层情感轮廓，都应该镜映来访者或疲惫或激动或愤怒或悲伤的情绪体验。这不是靠刻意的方法，而是出于完全在场、保持兴趣和与对方同调的觉知。我希望"兴趣"这个词的含义能对治疗师有启发——因为我写到它时是在强调治疗会谈当中所需要的那种在场的特殊感觉。这个词，在拉丁语中包含的字根就是"est-"（是 / 成为）和"inter-"（在）。因此，一个人是"在"另一个人"当中"，完全地沉浸和好奇。

"共情"这个词，加上"同调"来做限定，是强调自发地进行协调，对来访者情绪体验的节奏和轮廓感兴趣（Stern，1985）。鉴于在治疗中处理情绪的目标是促进人们处理情绪痛苦的能力，治疗师必须关注来访者每时每刻的情感状态。归结起来，同调的能力其实就是治疗师以何种方式在来访者的情绪状态中存在，以及如何成功地反映这些状态，从而两人之间体验到一种超越语言的联系。这时来访者就会觉得自己的情绪被感受到了。

除了理解来访者表达中的意义和感受，治疗师还需要镜映从来访者身体状态中表现出的心理体验。治疗师需要对来访者的面部表情、坐姿和保持身体姿态的方式、微小动作、呼吸和声调做出反应。治疗师可以通过同调贴近对方的躯体状态而实现与来访者的同步。在步调和互动的节奏上，治疗师应与来访者的状态相匹配；他们的呼吸、心跳节律甚至会变得同步。这些同步会表现在语言的使用、声调、皮肤传导、停顿和其他非言语行为的匹配上（Watson，2019），而且所有这些都是自发产生的。

情感同调是一种具身现象。神经科学研究表明，这种同调是一种全身性的体验（Gallese，2009）。镜像神经元的发现表明，人类和灵长类动物的大脑存在着一种躯体化的模拟运作模式，使人们能够无需语言就在感官运动层面体会到他人的感受、感觉、情绪和意图（Watson，2019）。这种模拟不是刻意或有意识的过程；相反，它是无意识的和未经思考的。正是通过在自己身体内部对他人意图（主要通过身体动作和面部表情来传达）的模拟，同时合并对语境的理解，人们能够感知和识别他人的情绪。换句话说，大脑运行的是一种模仿，即在上述情况下，按对方一样的行为举止来行动究竟是什么感觉。

在治疗中来访者描述得越生动，治疗师就越能想象其经历，他们的大脑就越能自动运行模拟，让治疗师感受到来访者的感觉。治疗师需要积极想象来访者的故事，积极想象他们的经历。当治疗师能够刻意想象和感知来访者的遭遇时，他们的同理心就会增强（Greenberg & Ruchanski-Rosenberg，2002；Watson & Greenberg，2017）。

重要的是，不管在共情同调还是共情理解中，治疗师都不是直接感受与来访者一样的感受。相反，我们是在身体层面经历一种元体验——在没有实际感受到这种感觉的同时，去体会如果感受到它仿佛是什么样的感觉。因此，如果我的来访者感到羞耻，我并不会也感受到羞耻的滋味及由此而产生的退缩的行动倾向。相反，我们是体会感受羞耻仿佛是什么感觉。我们要始终保持区分——这是对方的感觉，不是自己的。我自己的情绪反应可能是完全不同的。例如，当我的来访者感到羞耻时，我并不感到羞耻，我可能会感到慈悲，甚至为来访者的遭遇感到愤怒或悲伤。一项关于治疗师高度共情时状态的研究发现，只有11%的情况下治疗师报告他们在共情中感受到与来访者相同的情绪（Greenberg & Ruchanski-Rosenberg，2002；Watson & Greenberg，2017）。在大约40%的情况下，治疗师对来访者所说的内容有生动的画面感，他们能从这种画面情境中读出来访者所描绘的感觉。

共情同调是一个深刻的过程。问题是我们如何学习它，又如何在治疗中实践它，以及如何训练治疗师提高对情绪的共情同调能力？也许我们与生俱来的情绪识别能力加上自己被共情镜映的情感体验让我们随着时间的推移可以在自己的程序记忆中内化这种能力。

可以说，照料者对婴儿情感的同调使他们拥有了与他人联结、建立关系和对情绪进行调节的基础。照料者对儿童的同调在其获得神经系统调节和处理痛苦能力方面非常重要。如果照料者始终不能适应婴儿不断变化的情感状态，就会导致他们不仅自己情感调节能力差，且无法应对和处理他人的情绪。对治疗师而言，除了从自己个人生命经历中的被同调的经验中获得的情感同调能力外，作为专业助人者，训练自己的在场能力是加强同调技能的另一个途径。

疗愈性的在场感

具有疗愈性的在场感是要求在来访者的完整经历中与他们全然在一起的能力（Geller & Greenberg，2012），它不是一种技术，而是一种与来访者相处的方式。它涉及治疗师对他们自己和来访者每刻的变化、意识和经验保持开放和敏感，并从这种内在接受的状态中做出反应。治疗师做什么不重要，重要的是什么时候做；当下的在场增强了适应性的反应能力。疗愈性的在场需要完全沉浸在当下，目的是为来访者的治疗过程提供辅助，同时在自己的个人在场和与他人的联系中保持一种联结。当治疗师将注意力从自己的需要、希望、关注、信仰或假设上移开，全神贯注地关注来访者的治疗进程时，这种状态就会得到加强。

这种能处于当下的品质为情感同调奠定了基础。所有的情绪都发生在当下，所以治疗师需要在当下意识到来访者的情绪。主要来说，在场是一种与来访者相遇的方式——它没有治疗师自己的先入为主、判断和目的。我喜欢这样描述我对在场的体验：当我坐在来访者面前时，如果窗外有阳光照射，我就会看到阳光，如果我们之间有一粒灰尘掉落，我就会看到那粒灰尘。同样，如果来访者的眼睛蒙上一层泪光，我就会看到对方眼睛里反射光线的变化。治疗性的在场是一种在来访者内部情感、认知和精神世界的深度和复杂性方面对他们完全敞开的方式。

盖勒和格林伯格（Geller & Greenberg，2012）将疗愈性在场定义为在身体、情感、认知和精神世界等多个层面完全置身于当下，将自己的整个自我带入与来访者的相遇中。在场包括但不限于以下几点：（1）与自己完整而健康的自我保持接触；（2）对当下的重要事物保持开放和接纳的态度，并沉浸其中；（3）有更广大的空间感，意识和感知得到扩展；（4）打算与来访者待在一起并为其疗愈过程随时效劳。内在的接纳状态包括对来访者的多维内部世界完全开放，包括身体和语言表达，以及对治疗师自己的身体体验开放，以获得自身的知识、专业技能和智慧。如此一来，完全在场就是一种同调的回应：它基于对来访者的情感和经验、治疗师的自身直觉和技能及咨访关系的运动感知和情绪感应。

治疗师可以通过参与不同的以当下为中心的觉察练习来训练自己更有在场能力。在20世纪50年代，格式塔疗法借鉴禅宗的修习，引入了以此时此刻为中心的觉察练习。这些练习主要是通过说"此刻我觉察到……"来练习在场，并让觉察外部感觉（包括皮肤以外的感知）、内部感觉和皮肤边界内的感知，以及所谓的"中间区域意识"（思想、期望、记忆等）之间穿梭，这涉及对抽象概念的处理。这是一种元处理，或者超越了目前所感到的运动意识经验。正念冥想——自20世纪90年代以来得到普及——是对正在发生事情的另一种在场练习形式；它也训练注意力集中在当前的内部经验上。这些和其他形式的东方修行，如太极拳和瑜伽，有助于发展完全处于当下且无欲无忆的能力——这是比昂（Bion，1967）所建议的，治疗时心理治疗师的理想状态。

同调的经验

同调意味着发生在身体上天生具有方向感的两个人间的沟通。我使用我身体感觉到的方向感来引导我的每名来访者成为他们自己，这是来访者仅依靠自己可能永远无法做到的。在这个过程中，我并不是把对方的经验简化为我的经验，而是同时把我的经验和来访者的经验明确地接收进来。我试图通过我自己的经验来理解对方的经验（Merleau-Ponty，1945/1962）。这就像我们两个人——来访者和我——成了一个整体，就像我的身体和对方的身体是一体的，是一枚硬币的两面，我的身体仿佛同时居住在两个身体里。我的来访者的情绪（如愤怒、恐惧、羞耻、仇恨和爱）并不是隐藏在他们意识的底部。相反，它们作为可能性存在于具体情况下，存在于这个人的描述中，存在于这张脸的表情上或这些手势里，而不是隐藏在背后。来访者的感觉和意义是具身性的，而我对情感的共情同调是一种鲜活的身体体验，在这种体验中，我发展出对对方"内部世界"的"体会"（felt sense）。我通过与来访者的意图方向产生同调来感知到某些治疗中重要的东西。

这种感觉是通过对意义的体会自然而得的，并非我通过思考主动建构的。当我倾听来访者时，他们的世界就在我面前展开，在这一世界中的经历渗透进我自己的体验，以致我能在短短的一刻里体验到对方的感觉是什么样的。正如梅洛 - 庞蒂（Merleau-Ponty，1968）在他的《可见的与不可见的》（*The Visible and the Invisible*）一书中所描述的，"我的私人世界已经不再仅仅属于我自己了；它现在是由另一个人所奏响的乐器"。恰恰是我的身体感知到另一个人的身体，并在另一个人的身体中奇迹般地出现了我自己意图的延续及一种我熟悉的面对世界的方式。我探进我们共同的身体经验，感知它的感觉或体会。这样做时我会表达："你想必觉得很孤独，或者感到害怕，甚至感到被羞辱。"尽管当事人没有明确说过这些语句。

调整自我的体验并进入他人的经验并不意味着真的把自己置于他人的处

境，乃至以我的经验取代他人的经验。相反，它意味着坚持做我自己，并且只有这样才能实现这样一种可能：既与来访者同步一起向前，又尊重对方的独立性（Heidegger，1953/2000）。

当我与来访者谈话时，同调是仰仗着我在自己身体内找到的共鸣。我关注有什么事情是对方唤起我内心感觉想去做的。我试着说出能捕捉到的对方的所有感觉、愿望和意图。感觉和情绪永远都意味着某些东西，因此，为了深入来访者的情绪或心理状态，我也试图理解他们的心理表征或他们的叙述内容，以捕捉他们的思想所指向的东西。情感心理状态有一种"关于性"（aboutness）或"指向性"（directedness），而这正是我试图去理解的。对情感的同调不只是命名一种感觉，而是捕捉整体状态——其感觉意义及方向。不仅仅是"你很悲伤"，而是"你为错过或失去了这么多而悲伤，你需要这些"。通过这种方式，我试图捕捉整体感觉是关于什么的，它意味着什么，它指向哪里。这么做的最终目标是试图把蕴含在情感中的需求或愿望用语言表达出来。

同调的效果

对情感的同调在治疗中的作用和效果与其在人们成长过程中的效果类似，都是一种右脑对右脑的交流形式，通过言语和非言语的沟通来不断辅助情感调节。来访者的大脑不断地读取并做出生理反应，最重要的是，不断地实时对声音和面部特征模式的变化做出反应。声音是舒缓的，面部表情是安抚的，眼神是关切的。不仅仅是神情或面部表情或声音的语调，还有它们每时每刻变化的方式。大脑不仅接收静态特征，还会随着时间的推移读取动态变化。影响我们的不单是微笑，更是它出现和消弭的速度，正是这一点的读取提供了重要信息，让人分辨其是否为假笑。

波吉斯（Porges，2007）证明了情感调节是通过人际互动时直接的"表情 - 心理"联结来完成的。大脑不断地解读人际互动以确认自身安全，而对与自己正在互动的面孔和声音模式的解读则是绕开大脑皮层直接调节我们的交感神经系统和副交感神经系统。在对方恰当的非言语模式面前，人们就会自动放松。

波吉斯（Porges，2011）在他的《多重迷走神经理论》（*The Polyvagal Theory*）一书中展示了连接心脏和大脑的迷走神经是如何像开关一样可以被打开或关闭，以平息或激活人的自卫行为。当大脑神经对安全和危险有了感知时，身体就会做出反应。神经感知描述了神经回路如何根据意识之外的信息来辨别安全和危险。当对安全有神经感知时，人就会感到平静和舒缓，自我保护行为就被抑制。这种安全和平静的状态是通过姿势、目光、注意力、声音质量、关怀、温暖和对来访者体验的同调来传达的。在这种状态下，来访者的心率会减慢。为了补充波吉斯的发现，法国后马丁 - 布伯哲学家列维纳斯（Levinas，1969，2000）从哲学的角度强调，脸在人际关系中有着极端重要性。他强调，他人的脸要求我们给出一个反应，并在非言语和神经元层面自动启动反应。现在我们知道，凝视他人的眼睛就会自动激活大脑中的特定区域。

因此，治疗师需要时刻把握来访者的情绪脉搏，对他们情绪状态的瞬间转变做出反应，识别出什么时候能让人产生安全感的调谐失去了其共振。治疗师可以通过来访者的身体姿势、声音的音调升高、转开的目光或紧张的面部表情来体会他们感到不安。这种体会可以帮助治疗师明白他们可能说了一些导致对方感觉没有被倾听的话，从而做出相应的调整。因此，治疗师是在一刻不停地读取来访者和治疗师自己的身体感觉和行动倾向，据此进行干预，尝试纠正任何错误的"走调"。他们观察自己的下一个回应是否会使来访者面部表情变得柔和，让其呼吸更深，以及对方在关系中是否再次感到安全，咨访联盟中的裂痕是否已经得到修复。

为了与情感打交道，人们必须领会"少即是多"，对情绪的同调对转化经验有深远而核心的作用。这个功课对新手治疗师来说可能很难接受，特别是在目前这个立刻"解决问题"的时代，"解决问题"疗法貌似很适合。治疗师很容易感受到压力，即必须做点什么来帮助陷于困境中的来访者。而且，拥有可以改变和教育他人的技能是令人欣慰的，所有这些都是为了改变一个人的行为以减轻他们的痛苦而做出的刻意努力。然而，治疗师最需要学习的是向来访者传达这样的信息：来访者自己的经验是重要的力量。治疗师对来访者的情感体验很感兴趣并对其进行同调就有助于他们处理自己的情绪痛苦。由于童年曾经历的背叛和创伤，许多来访者发展出的核心信念包括他们自己和他们的体验并不重要，他人对他们的体验不感兴趣，感受是会妨碍生存的。对来访者而言，得以面对曾经的现实，能有一个在情感上与之同调、对其感兴趣和时刻接纳的人正是发展信任关系的开始，这本身就可能是一个深刻的根本变化。

共情和影响共情同调的技能

治疗师除了练习在场之外，还可以练习一系列技能，让自己变得更能共情来访者和更好地对情感进行同调。这些技能包括：建立情绪工作联盟、跟随内部体验、感知技能、掌握不同类型的共情回应的和慈悲心。

建立情绪工作联盟

情绪工作的前提是咨访双方已经建立了一个联盟。联盟的协作本质要求来访者和治疗师在目标和任务上都达成一致。目标是转化情绪，但此时的任务是接受共情和共情同调。鉴于与情绪工作会接近令人痛苦和／或恐惧的情绪，来访者往往会采取自我保护策略，避免感受它们。因此，建立工作联盟本身就是一项重要的任务。来访者可能认为，最好把他们的感觉放在一个盒子里，把盒盖紧紧地合上，还认为谈论感受只会让自己感觉更不好，是在浪费时间。对有这些信念的来访者来说，流露脆弱意味着软弱，而保持坚强是他们的一贯生存模式。这意味着治疗开始时，某些来访者不会对共情和关注情绪有很好的反应，因为他们认为这两者都与他们的应对方法完全不同。那么在这种情况下，治疗师要如何发展一个工作联盟以在情绪方面得以开展工作呢？

治疗师需要先理解并确认来访者对进入情绪的担忧。来访者需要感到既没有被逼迫，也不存在面质。相反，治疗师的存在及足够安全的氛围使来访者感到能够接触他们的情绪体验。营造安全的工作氛围可能意味着花时间给出为什么要接触情绪的详细理由。来访者经常提出的两个主要反对意见是："感觉不好怎么会导致感觉好呢？""这都是过去的事了。你不能改变过去，所以进入它有什么用？"治疗师首先需要给出一个理由，说明"感觉不好怎么会导致感觉好"，然后说明"进入过去"为什么会有帮助。这些理由有助于激励来访者克服他们对情绪的回避。

所有关于情绪如何运作的理论和关于记忆重组的文献资料都是这些理由的基础。治疗师可以说："情绪给你带来了一些信息，有助于你识别什么是好的，什么是不好的，什么需求被满足了，什么需求未被满足。"像下面这样的比喻往往更适于交流：情绪就像汽车仪表盘上的警示灯，警示灯亮起表示发动机或其他重要系统（如刹车）出了问题，你最好注意它在表示什么。

另一种是把情绪比作 GPS 如何帮助人们在旅途中导航。情绪就像一个情绪定位系统——EPS，给我们提供信息，让我们了解自身的需求是否得到满足。此外，还有一个源自夏威夷的解释，把情绪比作一个向你涌来的大浪。经验丰富的冲浪者都知道，面对大浪最好潜入浪的底部，而不是试图游泳来逃离它。如果你试图逃离，大浪就会把你掀翻，但如果你穿过它，你就能从另一头出来，到达平静的水面。这个比喻表明：唯一的出路就是穿过去。

关于过去的记忆，治疗师可以告诉来访者：过去会影响现在。情绪记忆在年幼时形成，当时它们还无法被充分处理。但是这些过去的记忆会突然浮现，影响当下的生活。治疗师还可以说，有证据表明，通过进入记忆并对其进行处理，人们可以改变对过去的体验（记忆重组）。往事本身不会改变，但我们对这些经历的思考和感受方式、我们看待自己与事件关系的方式及我们身体的反应方式都可以改变。

建立工作联盟这一过程是情绪治疗工作绝对不可或缺的条件。治疗师一定要帮助来访者看到谈论感受的重要性。实现这个目标一部分是通过建立安全、信任的关系，一部分是通过给出良好的理由，让自我关闭的或直接反对进入情绪的来访者先了解原理。帮助来访者感到安全的另一个方法是用一种双方都能认同的表述来说明来访者深层痛苦的核心。也就是说，治疗师和来访者共同构建一种描述当前问题的方式，且将情绪置于中心。

因社交焦虑而接受治疗的一名 30 岁来访者说自己"对情绪过敏"。他宣称，他的情绪是危险的、压倒性的，所以他不想谈论它们。他只想停止焦虑并告诉治疗师："所以，请不要和我谈论我的情绪。"尽管治疗师给出了各种解释，他仍然反对谈论他的感受。在这种情况下，治疗师就要专门做一些工作，帮助来访者看到关注情绪才能帮助自己，且是治愈的方法。最终，在大约八次治疗后，这名来访者看到了情绪的有用性。

整个过程有点奇特。他先是开始看到妻子的一些情绪——注意到了她的情绪如何导致她的行为，这让他看到自己的某些行为方式也是情绪带来的。几次咨询之后他报告，有一天当他坐在车里感到焦虑时，他突然想起了小时候父母吵架时给他的感觉。可以说这个情绪记忆是毫无预兆地突然出现在他的脑海中的。治疗师温和地解释，虽然这段记忆是突然出现的，但它实际上是这个人在 12 周的治疗过程中对情绪的关注逐渐增加的结果。治疗师和来访者现在能真正地合作了。他们就治疗的目标达成了一致：更大程度地处理情绪问题，关注他当下的感受，并唤起他童年时焦虑不安的情绪，这是他目前社交焦虑的根源。

跟随内部体验

学习情感同调的技能时，首要的是区分"内部"跟随和"外部"跟随。就心理治疗过程的编码系统——叙事编码系统（Angus et al., 1999）而言，我们可以将当事人的叙事归类为三个层面：（1）行动层面——"发生了什么"；（2）反思层面——"意味着什么"；（3）感觉层面——"感受是什么"，这一点是最重要的。一般来说，来访者最初是在行动层面谈论所发生的事情，而治疗师往往通过依据"外部"跟随来回应；传达他们对所发生事情的理解；或者在某些情况下，专注于反思层面，给出"这意味着什么"的回应。然而，情感同调的第一个重要技巧是，不要用对来访者所说事件的内容或意义的理解来回应。相反，要对来访者的体验做出回应，对感觉层面做内部（内在）跟随后做出回应。

假如一名来访者说："我丈夫不会陪我。他不在意我说的话。吃饭时，他不停地看手机，根本不抬眼看我。我怎么办呢？就再来一杯红酒吧。"治疗师在如何回应上可以有几种不同的选择。如果治疗师回应时把重点放在发生的事情上，就会说："你丈夫真的很不专心，吃饭一直看手机，几乎不看你，你就只好转而喝酒。"来访者就可能会继续描述事情："有时我让他把手机收起来，他会收起来但是一副不情愿的样子，继续闷闷的，结果我们还是不说话。"虽然让来访者详细描述来龙去脉本身并没有错，但整个治疗过程却因此变得拖沓冗长。

为了开展真正的情绪工作，治疗师需要跟随来访者的内部体验："这想必让你觉得自己很不被重视，很孤独，很受伤，也许还有点生气。"这种回应将注意力集中在来访者的内在，来访者比较有可能回应："是的，受伤和愤怒。我几乎已经绝望了。"现在，叙事在感受层面展开了。在对治疗师回应的研究中，格林伯格及其同事（Adams，2010；Adams & Greenberg，1996）发现，与治疗师跟随来访者的外部陈述给出回应相比，治疗师跟随来访者的内部感受给出回应时，来访者深化自己体验的可能性高出 8 倍。跟随内部感觉能帮助来访者抵达更深层次的体验，而跟随外部陈述会使来访者停留在浅表的体验。

跟随的关键技巧是采取一种温和而持续的关注态度跟随来访者的内部状态——其身体体验感。治疗师从这个角度来工作可能比较有帮助，即把来访者的叙述看作关于发生了什么事情的电影——对事件和行为的描述。而治疗师要同时编辑另一部电影——跟随来访者的内部体验，从所发生的事情中提取出"对来访者来说想必是什么样的"，以及"想必经历了什么"。治疗师在做这项工作的时候不是通过关注来访者的行为，而是通过倾听电影配乐——来访者伴随叙述的声音和非言语表达方式。正是声音和非言语的表达方式中隐藏了伴随着内容和行动的情绪。在一部电影中，我们看到人物在门外窥视，但传达情感基调的是音乐——缓慢而可怕的，或者轻松而欢快的。需要做出回应并用言语清晰表达的是音乐，而不是内容。这是跟随来访者的内在。

与关注来访者内部感受相结合的另一个重要原则是，来访者才是自己经验的专家。他们的内部经验流是有方向的。来访者知道什么会伤害自己，且会积极地在内部试图使自身经验有意义。出于这个原因，治疗师应该跟随来访者的内在方向，而不是从外部强加一种方向感，因为后者会扭曲这种由来访者自我引导的内心探索过程。那么，既然跟随如此关键，治疗师又如何进行过程指导？通过引导来访者的内部经验轨迹，治疗师帮助来访者更接近自己的经验。无论治疗师通过同调和引导做什么，都是基于这样的认识：来访者自有其内部经验轨迹，而那正是治疗师想要引他们走的路。

治疗师要实现对来访者内部感受的关注和跟随，就需要和来访者同时参与对感觉和情绪的细致铺展和探索，而这些感觉和情绪是在反复诉说事件的过程中慢慢浮现的。在来访者感觉层面开展工作并关注和跟随其内部感觉，与事件相关的来访者的主观感觉、反应和情绪就需要被充分地展开详述。这就是在处理"我有什么感受"这样的问题。在下面的案例中，来访者谈到了母亲，治疗师关注来访者的内部感受，引导来访者注意身体上的感觉。

治疗师：嗯，嗯。那么，当她（来访者的母亲）这样做的时候，你有什么感觉？

来访者：我觉得她是在打扰我。我的意思是，她是来做客的。我不知道，我只想尖叫，我感到非常沮丧。她对我就像对一个小孩。我告诉我丈夫也没有用，他站在母亲那边。我真的很难过——当她在我身边时，我觉得自己就像一个孩子。[外部的，体验程度中等偏低；给出有限的情绪反应]

治疗师： 我猜，让你感觉有点被批评，但又是如此无望和无力。[在更深的经验层面，关注内在]

来访者： 是的。就像她会打扫房间，或者说我给孩子穿的衣服不对，这让我很恼火。不管我怎么努力，我都无法取悦她。[半内在的，仍然只是情绪反应]

治疗师： 我就是没法取悦她。一种无助、无望的感觉。一种往下沉的感觉？

来访者： 更多的是一种紧张的、颤抖的感觉。就像我觉得当我知道她要来我家的时候，我就开始惊恐发作。我确实感到无助。

治疗师： 惶恐不安。感到恐慌，预料到无法取悦她。就感觉是那么无助。

来访者： 她来之前，我就头疼了一周。我的肚子里像有个拧成一团的结，几乎吃不下饭。我就是觉得好紧绷、紧张。我就知道她一定能抓住点什么事情来批评我，然后我就会觉得自己又一败涂地。对，就是这种感觉，我觉得自己再次失败了，但我又束手无策。

在这里，我们看到治疗师跟随来访者内部感受这部电影，并在感受层面做出回应。来访者正在努力理解自己的经验，而治疗师正在帮助她抵达这种内部感觉，即感到无助和再次失败。她现在已经抵达了她的感觉，这始终是解决问题的第一步。现在来访者体验并知道了自己的感受，就可以开始研究自己需要和想要做什么来继续前进并解决这个问题。

感知技能

面对来访者做到对情绪的实时同调，最重要的要依靠感知的技能。首先，当来访者向治疗师讲述他们的故事时，治疗师必须能既在外显层面，又在内隐层面听见那些最深刻和最痛苦的情绪感受。治疗师专注于那些带有情绪色彩的故事，让自己被触动或感动；这些故事被深化和进一步探索，以确定核心的痛苦情绪。当来访者说话时，治疗师从对方讲述的所有事情中抓到那些突出的地方，因为这些地方的表达更用力、更专注。有些东西吸引了治疗师的兴趣和注意力，让他们把注意力放在这一点上。可能是一声叹息、面部表情、声音、呼吸的变化或身体呈现更强烈的情绪表现——所有这些都是情绪痛点的迹象。治疗师可能会感到胸口绞痛或因为预期接下来要发生什么而屏住呼吸，这表明在来访者的描述中，有重要而有意义的事情。治疗师能够识别一种情绪是否具有适应性，因为人通常有一种自然倾向，且此时整个人看起来是协调一致的。治疗师还需要利用自己关于普遍情绪反应的知识及其对自己情绪反应的知识来理解来访者的情绪。

治疗师还需要关注来访者的情绪处理风格。这样做可以明了来访者的情绪能被触及的程度，以及他们目前对情绪聚焦疗法的适应性将会如何，从而判断是否开展更具体的工作来提高情绪接触度。在这个过程中，治疗师要考虑来访者情绪处理方式的各种特点和维度。首先，当来访者的某种情绪表达被触动时，治疗师和来访者要确定这种情绪表达是原发的、继发的还是工具性的（Greenberg，2011）。为了使情绪处理富有成效，原发情绪需要被触及。因此，治疗师必须知道如何区分原发适应性情绪、原发非适应性情绪、继发情绪和工具性情绪的表达差异（见第 1 章关于情绪类型的详细讨论）。

在观察来访者如何处理情绪时，其声音质量、情绪唤起程度、情绪体验水平和对情绪处理的有效程度都是重要线索。声音质量是来访者当前情绪类型的重要指南，它可以被分为四个互不交叉的类别，用来描述说话者声音特点体现出的注意力和能量的瞬间分配（Rice & Kerr，1986；Rice & Wagstaff，1967）。这四个类别中的每一个——聚焦的、外部的、受限的和情绪性的——都描述了一种特定类型的体验过程。聚焦的声音表明来访者正在跟随并捕捉他们的内部经验，他们的眼球似乎向内转，并试图用言语来象征他们的经验。外部的声音有一种预先排练好的、类似于演讲的质地，有一种"说教"的质地；这种声音缺乏自发性。它有一个均匀的、有节奏的音调和一个向外转的能量特质。它不可能是新鲜感受的内容。受限的声音是低能量的，而且经常出现高音调。焦虑导致喉咙紧缩，表明情感被压抑，来访者无法信任自己的感觉。此时的临床表现是一种戒备的样子。情绪性的声音是指来访者说话时声音中不自觉地带着情绪。研究发现，聚焦的声音和情绪性的声音可以预估体验式治疗的良好疗效（Rice & Kerr，1986；Watson & Greenberg，1996）。

赖斯（Rice & Kerr，1986；Rice et al.，1979）发现语音的模式可以用以下四个方面的特征来描述：（1）重音模式，（2）节奏规律，（3）轮廓，（4）语言模式被中断。重音模式指的是句子中的强调是以怎样的模式出现的。在英语中，单词的重音往往以特定的方式出现在句子中。这既可以给人一种有规律的节奏效果，也会比平时说话更加抑扬顿挫（如"今天我们济济一堂，是为了……"）。反之，重音模式也可以比平时更不规则。节奏规律是指在一个特定的话语中节奏的变化。例如，一个人可能一开始说得很快，然后以较慢的方式说完剩下的句子。音调轮廓指的是音调的均匀度：音调的上升或下降。高频的音调轮廓可以呈现在经常以强调作为表达的说话方式上，也可以给整个语音带来更多不流畅的、意外的发音。语音模式被中断是指正常说话方式被情绪溢出所破坏或扭曲的程度。

从发声特征出发，还有另一个重要方面能预示疗效，就是情绪唤起的表达。如来访者情绪唤起量表-III-R（Warwar & Greenberg，1999）所定义的，情绪唤起表现在声音和身体方面的强度及表达的受限程度。研究表明，可以预测体验式疗法良好疗效的是"适度的情绪唤起"与"深层体验下对情绪的理解"相结合，而不是纯粹的高度情绪唤起（Carryer & Greenberg，2010；Missirlian et al.，2005；Warwar & Greenberg，1999）。

来访者体验程度量表（Klein et al.，1969）已被广泛研究（Klein et al.，1986），并与治疗的积极结果有关。与来访者情绪唤起量表不同，来访者体验程度量表描述了当事人谈论其内心体验的方式——如何从中提炼意义，达到自我理解和解决问题。在这个七级量表中，在体验程度起始水平（1 级和 2 级）

上，来访者回避感情，且其表达的内容和方式不具个性，而且这会转变为外部事件描述或行为词汇，并有情绪反应。在第 4 级体验程度，对谈论的内容本身的关注状态明显地转移到内部经验的主观感觉的流动，而不再是事件或抽象事物。在更高层次（6 级），当事人综合新发现的感觉和意义，以解决与自我有关的情绪问题。

沃瓦尔和格林伯格（Warwar & Greenberg，1999）研究发现，在治疗中期，较高的情绪唤起可以预示疗效，但作为临床工作者，我们知道有些情绪唤起有效果，有些没有效果，唤起和结果之间的相关性大约是 0.33。这难免导致遗留问题，即很多差异性的结果得不到解释。我们知道，在研究中，治疗师对唤起的好坏进行了区分，由于他们努力促成有效的情绪处理，那些无效的情绪过程就被限制了。但他们是依据什么来区分的呢？基于此，我们设计了一个测量方法，以便将有效的情绪处理从无效的过程中区别出来，即情绪处理评估的七个维度。

如前所述，有效的情绪处理指来访者的情绪是否呈现在以下 7 个维度上：关注、符号化、一致性、接纳、主体性、调节及区分。关于这些要素的详细描述，请参见第 2 章中"有效的情绪处理"一节。

掌握不同类型的共情回应

这种处理情绪的方法是从罗杰斯（Rogers，1957）的非指导性方法和珀尔（Perl，1973）的更主动的格式塔疗法中发展出来的。我将这两种互动风格融合在一起，在其中，跟随和引导被结合成一种流动的感觉。格林伯格和艾略特（Greenberg & Elliott，1997）标记了不同类型的共情回应，治疗师可以利用这些类型帮助来访者专注于情感体验，将注意力放在情绪上。这些类型包括从纯粹的共情理解反馈，到肯定性和唤起性的回应，再到探索性回应，以及推测性和重新聚焦的共情回应（Greenberg & Elliott，1997）。这些类型将在本章中描述。请记住，"情感同调"是指除了语言之外，还有治疗师的身体感受到的共鸣，这种共鸣在回应的节奏、语气及内容中传达出来。

下面我列出并描述的共情回应，越往后，其中跟随的成分越少，引导的成分越多。与情绪打交道的基本技能之一是能够有效地将跟随和引导完美地结合起来。我建议治疗师采取"不知道"的立场，把来访者看作自己经验的专家。他们知道什么是痛苦，而我们要跟随他们的痛苦，因为这将为治疗过程指出正确的方向。然而，来访者也会保护自己不去体验可怕的情绪。他们可以从向导（治疗师）一般的建议中受益，向导（治疗师）将他们指向那个他们能感受到自己的地方，有助于唤起痛苦的情绪，在安全的治疗情形下，来访者会愿意接受改变。在治疗的后期，随着咨访关系纽带的发展，更多的过程指导性干预可以开启，如视觉想象式引导和心理剧的活现方法。

共情理解

这是一种带着反思来访者所说的主要内容而做的转换式理解（Elliott et al., 2004）。在这里，治疗师以紧紧跟随为主。共情反映旨在展示理解，以帮助建立和维护安全的治疗关系。这种关系是来访者承认其叙述具有重要意义的基础。共情理解的回应带有这样的味道："这就是你的意思吗？我理解了吗？我明白了吗？"治疗师正试图理解当事人所说的主要内容。

共情肯定

在这里，治疗师的反应从仅仅是理解提升到对来访者的体验进行确认、支持和证实。这在来访者讲述与自我有关的痛苦情绪时尤其有帮助。布伯和罗杰斯在这一点上有分歧（Merrill，2008）。罗杰斯（Rogers，1957）说他只是想传达理解，然后来访者就能够最终成长。这更多属于一个人的内部心理过程，而不是人际间的过程。而布伯则强调人际关系方面，治疗师对他人的肯定有助于他人成为自己，正如斯瓦希里问候语"我看到你了"所体现的那样，对方的回答是"我在这里"。我们存在于对方的眼中，这为理解增加了确认。这种类型的回应的例子是"难怪"的回应。一个通用的回应是"发生了这些事情，难怪你会有这种感觉"。在这里，治疗师确认来访者的经验是有意义的。这有助于来访者承受其痛苦经历，因为他们感受到治疗师的支持和确认。最终的结果是来访者感觉自己更强大。另一个例子可能是："是的，一直这么悲伤真的很困难，它把你的心都撕裂了，不然怎么会这样呢？这是多么令人毁灭而绝望的丧失。"

共情唤起

共情唤起的回应是通过隐喻、带有指向性、表达性的言语来传达治疗师对来访者的理解，以帮助来访者激活体验。它使来访者的体验在情绪层面活跃起来，帮助来访者重新进入过去的场景，重新体验所感受到的东西。给予共情唤起的回应时，治疗师捕捉来访者的经验，使其变得更加生动。在某种程度上，治疗师要超越跟随才能帮助来访者唤起体验。

治疗师使用唤起性的言语、隐喻和意象，通过访问来访者的片段式记忆促进来访者重新体验。治疗师可以使用标准比喻（如"感觉像一个没有母亲的孩子"）或即兴的比喻（如"感觉像陷在泥里"），以唤起来访者被困住的感觉。有内涵指向的表达和拟声词（如"压扁的""黏稠的""砂砾一般的""柔软的嗡嗡声"和"飞溅的"等）能传达感觉并捕捉到经验的声音，这很有帮助。

共情探索

共情探索是让隐含的东西明晰化，并了解来访者意识边缘的东西。这里，除了跟随，治疗师还需要引导来访者关注其内部的轨迹。这是基于这样一种观点，即心智是通过图形及其背景形成来工作的，或者说是经由一个有中心和边界的空间来运作，经验/意义在其中可能尚处于心智的边缘。处于意识边缘的东西需要被带到意识的中心。通过关注背景中的东西，头脑开始在前景中形成一个图形。这与心理动力理论的心灵深度观相反，在后者的观点中，精神世界的内容被埋藏在无意识里，即在一个屏障之下，在治疗中需要由治疗师进入和解释，因为它无法被意识到。而共情探索是治疗师帮助来访者将意识集中在尚未被觉察的感受上，并体验它们。

共情推测

这些是治疗师对来访者当下的、隐性经验的试探性推测。此时，引导的比例上升。这些反应来自治疗师的框架，比探索更具有推断性。在探索中，感受来自来访者的参考坐标，治疗师把来访者可能的感受或想法或尚未明确表达的东西变得更加明晰。而在推测中，治疗师是把来访者不曾明说或暗示的感觉都用推测表示出来。这种推测来自治疗师对来访者的理解，也来自叙述和个案概念化的建构。它帮助加深或强化来访者的体验。例如，"当你想到这些的时候，你会感到一种巨大的悲伤和真正的失落感。我的直觉是，你仍然有这种感觉，而且它仍然非常活跃。这样说合适吗？"

共情再聚焦

在这里，治疗师对来访者先前所说的一些深刻的或似乎很重要的事情给予回应，尽管来访者已经转换话题。治疗师要共情来访者在这些可能很困难的话题面前感到难以面对，同时邀请来访者继续探索似乎最重要的部分。在这种情况下，治疗师引导来访者探索那些突显的或重要的东西。当来访者的叙述焦点从似乎有意义或充满情绪的内容上移开时，治疗师可以把关注点重新带回先前的话题或体验上。例如，治疗师可能会说："所以，看来最重要的是你刚才提到的那种被忽视的感觉。"

就普通的临床背景下，以上不同类型的回应具有普遍性，共情探索被视为最基本的干预模式。然而，共情探索与共情理解总要保持一种平衡，以建立一个安全、接纳和肯定的工作框架。因此，治疗师宜将大约 50% 的理解性回应与至少 50% 的探索性回应混合在一起，后者更侧重于阐明来访者经验的边缘部分，去获取来访者尚未明确说出的内容。当治疗师的探索性回应落脚在来访者陈述中最具活性的内容时，来访者的注意力就随之集中在他们经验的这个方面。此时，治疗师就可以继续鼓励来访者关注和区分浮现在他们意识前沿的经验。

下面的对话片段展现了共情探索，在这个片段中，一位抑郁障碍患者探讨了她在一段浪漫关系结束后的经历。

来访者：我一直在想他会不会打电话来。

治疗师：我脑海里仿佛看见你坐在那里，等待着电话响起。就算只剩沉寂和空虚，但你还是很难站起来走开。[共情唤起]……不知怎么的，就觉得还有希望，希望他能打来电话。[探索性共情同调]

来访者：我一直希望他能回来（轻声哭泣）。

治疗师：所以某种程度上，这种希望让你一直为他敞开回头的大门？[共情探索]

来访者：是的。是的，我想我一直都不愿意忘记这段关系向前看……这让我感到很难过，但我开始意识到，没有必要在原地继续徘徊了。

当治疗师的回应聚焦于来访者的情绪时，能让来访者的注意力也集中在自己的感受上，于是也就更有可能详细分辨这种感受。这有助于来访者把以前的隐性经验言语化、符号化，带入意识层面。在下面摘录的一段对话中，治疗师始终关注来访者的情感体验，运用了探索性的回应和提问，以及共情推测。来访者最初关注的是外部内容，但治疗师对内部体验的持续关注将来访者逐步引导向内。

来访者：我的父母只是希望我在家里工作。我从来没有机会。

治疗师：我没有自由，这让人伤心。我伤心的是我被困住了。我感到悲哀的是，在我十几岁和二十岁出头的时候，我本可以拥有快乐……[共情推测]

来访者：他们根本没有给我任何支持。相反，只让我觉得被困住了。

治疗师：被困住是什么感觉？[探索性问题]

来访者：感觉非常压抑。你每天醒来的时候，就只是又一天来了。你感觉不到快乐，你感觉不到对未来的希望。你没有感觉，你只能感到自己像已经死

了。[外部叙述]

治疗师： 感到悲伤，只是挣钱付账单，没有什么可期待的了。我感到非常难过。我曾经有想要的东西，而现在我没有了。[内部聚焦]

来访者： 而未来，它不像——不觉得自己面前还有一个未来，只是觉得有一个巨大的问号在我面前，然后就像人慢慢长大了……有一个接一个的问号需要穿过去，就像下面会发生什么。我没有一个正常的计划，一个具体的我会做什么的计划。当我觉得我能做到什么时，结果就会是……[反思性表达]

治疗师： 你现在的感觉如何？我感到有些悲伤。[内部叙述，探索性]

来访者： 是的，只是悲伤。愤怒给悲伤让了道，我不觉得愤怒。愤怒熄火，变成了悲伤。[内部叙述]

治疗师： 你是如何在你的身体里体验到这种悲伤的，那种从内部透出来的悲伤？[探索性问题，内部叙述]

来访者： 我觉得它在我的肩膀上。这就像我唯一能做的事情是砸碎它。[内部叙述]

治疗师： 我感到肩上的担子很重。我觉得沉重，很累。但我不能把它弄出来。我只能破坏。[内部叙述]

来访者： 然后，有时候，你拿着凿子，拼命把所有的东西一个一个地凿掉，可是需要凿的太多了。[反思性的]

治疗师： 我只是觉得不堪重负，负担过重，感觉就像重量把我压垮了。没有选择，只能继续扛着重担往前。[内部推测性回应]

来访者： 是的，这是我唯一能做的事。这是我唯一能做的事情，也是为了我妈妈。[外部叙述]

重要的是记住，人们的内部情绪信号可能会非常微弱，甚至微弱到让人很难听到自己的声音。来访者可能需要治疗师帮助他们注意到微弱的内心声音，可能需要治疗师充当代理体验者的角色，代入体验治疗师的经验，尝试找到描述体验的词语。治疗师帮助来访者将更多注意力分配到倾听内部的声音。要做到这些，治疗师首先要帮助来访者感觉安全，其次要关注来访者意识边缘的经验。营造安全感能减少人际焦虑，这有助于提升来访者的注意力。

在前文，我阐述了共情探索对一般来访者群体的核心作用，但我也发现，对那些紊乱更严重、述情困难（即无法用言语表达感受）的来访者，以及对那些情绪卡住的、在情感表达上缺乏技能或情绪像"文盲"的来访者，共情推测往往是最有用的回应。在这里，治疗师更多的是推理，并抵达来访者的体验并说出他们未说出的东西，用言语去象征可能尚未形成、尚未被感受到的来访者的情绪。学习以情绪为基础的疗法的治疗师经常发现，给予这类回应是最具有挑战性的，因为他们已经被训练得十分中立，不去引导"证人"，也不故意把现成的词硬塞给来访者，而是去提问题。有些治疗师似乎担心，当他们说出一个人的经历时，会剥夺这个人表达它或说出它的机会。我发现并不会这样，通常情况下，它反而能将来访者更多带入当下，帮助他们与自己接触。

心理治疗师经常被教导要问来访者一些问题，例如，"你感觉到了什么？"虽然这是标准的治疗性访谈做法，但在来访者的情绪尚未被激活时问关于感觉的问题，往往对进一步的治疗性探索毫无助益；这样的问题会让来访者给出更多认知性的答案或分析正在发生的事情。对治疗师来说，注意当下在他们面前实际展开的东西，并反映他们所看到和听到的东西，要好得多。当治疗师以慈悲心、好奇心和坦诚来反映来访者的经验时，对方通常会感到更多的理解和联结感。

我的学生们常常担心，万一推测错了怎么办，会不会让来访者感到唐突或被强行推着走，甚至两者皆有。问题是对那些情绪受阻的来访者，如许多进食障碍患者或相当一部分男性来访者（经常回避情绪），有必要使用大量的情绪语言来帮助他们开始识别情绪。另外，共情推测并不是治疗师以专家的姿态告诉来访者这就是他们的感受，而是以合作的、试探性和探索的方式一起辨识。

记忆的研究结果也支持共情推测可以帮助人们用言语表达感受。研究表明，让人回忆一段记忆比让人识别一段记忆的难度更高。回忆某件事需要更深入的处理，需要更多时间。如果我问你今天早上吃了什么，这涉及唤起回忆。而如果我说："你早餐吃了鸡蛋吗？"这就是识别——也就是说，你听到了这个词，并将其与记忆进行核对。与识别相比，回忆需要更深入的处理。核对是否吃了鸡蛋是一种处理速度更快的过程。当我向来访者提出一个感受的词汇——"我想你可能感到有点羞辱或羞耻"——对方就可以将我提出的词汇与他们的感觉进行核对，并迅速回应"是的，没错"或"不，不是羞耻，只是很害怕"。在这两种情况下，来访者用言语符号说出自己的感受，要比回答"你有什么感受"这个问题容易得多。

对需求进行共情确认与面质的关系

在共情工作中，治疗师采用非专家的、验证性的立场。面质来访者的言行不一致，或者暗示他们的问题行为是自己的责任（此时来访者自己还没办法意识到自己的这些问题），是文献中讨论的一种干预措施（Adler & Myerson，1973；Kernberg，1984；Sachse，2019），它立刻将治疗师置于一个更充满挑战味道的、无所不知的专家立场。为了以共情的方式处理这些情况，治疗师要做到以下四点。首先，治疗师需要说出他们自己想与来访者分享的体验，而不是用言语定义对方的客观现实。其次，治疗师需要肯定来访者明显的非适应性行为和情绪（"我理解这让你感到多么愤怒"），并承认它是过去的一种重要的自我保护策略（"难怪啊，因为你父亲总是批评你"）。再次，治疗师需要试着走到比来访者更深的一个位置，以同理心探测来访者深层的脆弱情绪（"但我猜你觉得自己付出的努力都没有得到认可"）。最后，治疗师需要将来访者的这些感受与其未被满足的需求联系起来（"你一直以来都很想得到这个机会"）。

在治疗中出现的大多数人际关系困难时刻，我们可以轻易绕过，而不需要用那种有反效果的面质去反驳或挑战来访者。想象一下，你有一个容易偏离主题的来访者，经常进入冗长的独白或讲故事，而不是专注于当下的工作。有同理心的治疗师不会说："你有时会说很多话，我认为你这样做是为了避免处理自己的感受。"而是会给出类似下面的回应：

"我明白你需要我理解你，而当我没有满足你的需求时，就会让你感到这种不重要和没被看到的可怕感觉，所以你有时会通过讲故事或转移到一个你感兴趣的话题来回应。而且我理解你在小时候非常想得到父母的肯定，这让你对不被理解的感觉很敏感。但是，不知何故，现在，当你开始讲故事或评论时事时，它没法帮助我明白你的内心世界。然后，当我不理解你的时候，也不能帮助你从我这里得到你真正需要的东西。所以，我想我们需要关注的是，用怎样的方式来处理这种'我不重要'的感受才能使你获得你真正需要的认可。"

假如你的来访者在出现冷场时退缩、沉默，而不会东扯西拉，你可以调整你的共情反应："当你沉默时，我没有办法明白你的需求，于是，你也就无法从我这里得到你所需要的东西。"

总而言之，在处理这些困难时刻时，不必当面挑战来访者，而应该用以下步骤。

1. 谈一谈治疗师自己的体验。

2. 确认来访者的需求（他们真正渴望的东西）。

3. 将未被满足的需求与非适应性情绪联系起来（"当被肯定的需求未被满足时，它使你感到自己不重要"）。

4. 将非适应性情绪与继发情绪或反应性行为联系起来（"然后，当你感到自己不重要时，你就退缩/说很多话"）。

5. 强调并确认继发情绪/行为并不能真正有助于需求的满足（"然而，某种程度上，退缩/大谈特谈并不能帮我更好地看到你，让你感到被理解"）。

6. 引导来访者注意需要处理的痛苦的深层非适应性情绪（"因此，我们必须用另一种方式帮助你处理那种觉得自己不重要的感觉"）。

7. 把注意力再次聚焦于来访者未被满足的需求上，以此来结束这个回应。（"你真正需要的是被肯定"）。

慈悲心

对情感同调过程的另一个重要方面是慈悲心的体验和表达。罗杰斯（Rogers，1957）的无条件关注是最接近于慈悲心的描述。治疗师需要全身心地在场并有同理心来发展慈悲心。我们（Geller & Greenberg，2002）提出，治疗师的在场感是发展慈悲心的必备基础。在共情的基础上增加了一种深切的关怀和尊重，以及减少来访者痛苦的愿望。慈悲心、同理心和在场感对于发展一种强大、有效的治疗关系和促成心理治疗中的情绪转化都是必不可少的。

慈悲心使治疗师放下自己的需求和问题，转而关注来访者的苦与痛。慈悲心没有明显的面部表情，但它确实意味着对对方的强烈兴趣（Davidson & Harrington，2002）。佛教将慈悲心定义为"希望众生都能摆脱痛苦"。这样说来，慈悲心意味着对减轻他人痛苦的关注，也意味着参与行动，切实使他人的痛苦得到缓解。

慈悲，不仅仅是同情或关心一个人的痛苦，也不是简单地给予温暖或对他人的需求和痛苦表示理解。虽然慈悲包括这些，但它更是一种持续的决心——做任何可能和必要的事情来帮助对方减轻痛苦。一个人有想要关爱另一个人及其痛苦的感觉和 / 或减少对方痛苦的愿望是不够的，还要采取一些实在的行动来帮助对方减少痛苦。除非涉及行动，否则这种慈悲就不是真正的慈悲。治疗师需要参与他们所能参与的任何行动，以减轻来访者的痛苦，如打电话、写信、与其他帮助者协调，并进行转诊。

个案概念化

个案概念化也有助于共情同调作用的发挥。情绪工作的重点是接触和转化核心的痛苦情绪，尽管同调是随着来访者的情绪状态自然浮现的过程，但对个案有清晰的概念仍然会有极大的帮助。戈德曼与格林伯格（Goldman & Greenberg，2015）阐述了如何构建情绪聚焦疗法的个案概念化。这些概念化有一个独特的双轨并进模式——在将情绪过程放在首位的同时，总是在叙事创造的意义背景下理解它。这能帮助治疗师以核心情绪模式为中心描画出个案的全景图。识别核心痛苦的情绪模式是情绪聚焦疗法个案概念化的关键。

个案概念化可以帮助治疗焦点的形成和发展。来访者当前的感受和体验在表明其困难是什么，同时显示问题的决定因素在当下是否能够被触及，是否可以被干预。咨访合作建立的治疗焦点和连贯的主题都是从对来访者当前体验的关注、对其特定经验的探索中发展起来的；在以任务为中心的工作背景下，去探索来访者体验的边缘地带。治疗焦点的建立正是要通过深入到特定经验情境中，而不是通过寻找跨情境的一般性模式。标记是会话中的状态，揭示来访者目前的状态属于哪种特定问题类型，这是进行相应的特定干预的机会（Greenberg，Rice & Elliott，1993）。概念化需要从咨访双方共同的理解中产生，由咨访双方共同构建，而不是由治疗师自创。此外，所有的个案概念化都是暂时性的，要与来访者反复核对以确定它们是否适合，是否与来访者的目标相关。同时，在治疗过程中每个当下的灵活处理，是治疗师此刻要做什么工作的最终指南。

● 小 结

在这一章中，我强调了对情感进行共情同调，强调它超出一般的共情概念——不只是给出一种认知上的理解。共情理解和共情同调都很重要，但共情同调更关注情绪本身而非其意义，它是对来访者情绪轮廓的一种更有共鸣的、身体上的反映。建立工作联盟来处理情绪，是同调的开端，而内部跟随则是保持适应性联系的关键。

以在场的能力为基础，第一步是放下个人的杂念和对来访者的任何预设想法，治疗师需要投入以下步骤来进行共情同调（Barrett-Lennard，1993，1997；Elliott et al.，2004）。治疗师需要进入来访者的世界，尝试成为来访者并以他们的眼光和角度看问题，而不是从外部角度。在督导中，我会暂停被督导者的录像，问他们："成为你的来访者，作为这个人，你的感受是什么？"然后，治疗师要与来访者的体验共鸣，关注自己身体对这种体验的反应（即回声、反响）。他们需要在自己身上确定这种感觉是什么。这时，镜像神经元的激活和大脑对感受他们所想象的东西的模拟就会发挥作用。接下来，治疗师需要寻找、掌握和捕捉来访者的核心痛苦感受，觉察来访者可能会有什么感觉，并用这种觉察帮助对方。最后，治疗师需要把来访者的感受用言语表达出来。用文字象征感受可以帮助对方将感受外化，观察、谈论和区别这些感觉，从而产生新的意义。

运用这些步骤的治疗师对情感的关注总是优先于对意义的关注，给出的回应也都聚焦于来访者的核心痛苦感受上。如此聚焦于来访者认为很困难的核心痛苦情绪上时，治疗师不断提醒来访者，他们是这个过程的主人，不需要做超出忍受范围的事情。治疗师还会提醒，来访者才是他们自己经验的专家。他们最清楚什么是伤害，治疗师与他们一起寻找，帮助他们发现和体验他们的核心痛苦感受。在这方面，治疗师的好奇心和探究的态度是很重要的。治疗师需要采取一种"不知道"的立场，即使在对来访者的感受做推测时也是如此。治疗师不认为自己知道，而更多的是好奇，努力去了解对方，对方在某种程度上仍然是一个微妙的谜团。此外，治疗师向来访者传达的信息是，最终改变的道路在于他们自己——这意味着重新拿回自己回避或抛弃的感觉，或者体验新情绪来转化旧情绪，或者两者都有。

当我从南非来到加拿大，将职业从工程师转为治疗师时，对我最有帮助的一件事是一切都很新鲜：一个新的国家，一种新的职业，治疗中做的新事情。我觉得自己就像一个文化人类学家，试图了解这种新文化。

我之前的刻板印象、假设和偏见并不适合。我把我在北美和南非两地治疗工作内外接触到的加拿大人和美国人都看作独特的人类，我必须学习了解他们。这极大地帮助我能够不评判、多接纳和保持共情，以及能够认真倾听和尝试理解他们。

在下一章中，我将更多地阐述共情同调的身体体验。在共情同调所带来的安全环境中，治疗师可以邀请来访者关注、欢迎和探索他们更深层的痛苦感受，或者给予象征性表达。

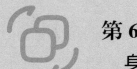

第6章
身体聚焦：当言语力不能及时

在一段持续的心理治疗工作中，为了使治疗谈话生动，来访者与治疗师需要开展许多言语交流。在所有的言语沟通中，最常被忽略的就是来访者是否能在某种深度上体验到自己正在说的内容，以及咨访双方是不是在这个过程中保持情绪投注。心理治疗太容易被降格为"聊天"——用言语沟通，但是经常无视强烈的生命体验——这些体验只要人们去触碰当下的情绪和以身体为基础的感觉就能够浮现出来。与对想法的觉察相比，觉知到身体层面感受到的情绪更为重要。

在这一章中，我将介绍如何引导来访者对身体感受体验的觉察，有哪些不同的引导形式。我会将重点放在言语与躯体体验相结合。我会说明情绪唤起和情绪体验之间的区别，以及两者在治疗变化中的重要性。我还会向读者列出三种聚焦情绪的基本方法：觉察和象征身体内部感受、情绪的表达，以及观察非言语行为。最后，我会给出临床实例来示范如何聚焦身体感觉，让情绪表达更生动，以及如何处理身体表达的非言语信息。

情绪聚焦工作的一个重要特点就是其体验性。情绪取向的治疗师会想方设法地帮助来访者增加对自己内部身体感觉的体验。这是一种新体验，不是洞察领悟——后者被认为是对大脑层面的东西做改变。这项工作的目的是让来访者重新认领自己的体验和行动倾向，重新宣示拥有自己情绪的主权。不同于以洞察为基础的治疗，体验性治疗教来访者的不只是如何去理解，更多的是如何与自己的身体感受工作。以下的例子呈现了两种不同的回应方式，一种是体验式的，一种是理解式的，或者说以洞察为基础的。

来访者：这周我真被领导气死了。我帮他做了一个很大的项目，天天晚上在家加班。这本来都不是我职责范围内的事情，而他连句谢谢都不说。然后我昨天听说他在一个会上说起这项目，居然就好像活儿都是他自己干的一样。

理解式的回应示范：听起来你被领导占了便宜。你慷慨出手帮他却没有得到任何感激。（这里还可以包括更多以洞察为基础的内容）这让你联想到与什么人的相处吗？

体验式的回应示范：我们试试放慢一点，与此刻你身体的感觉待一会儿——当你告诉我这些时，此刻你身体里正在感觉到的感受，留在那里。（这里也可能包括对过程进行引导的内容）也许你可以到身体里面那个有感觉的地方，看看你现在感受到的是什么。

后一种回应与理解 / 洞察为主的回应不同；给予后一种回应时，治疗师采取跟随性的回应，而非引导——引导会更关注事件内容，还可能提供一个解释来帮助创造意义。在治疗中保持体验式工作的最好的方法，就是关注自己是否处于当下，关注身体上的感受体验。在第 5 章中，我讨论了对情绪共情同调的重要性，那是做到当下在场的基本技能。另一个重要的方法是引导来访者关注自己的身体感受。

将注意力引导到此时此刻的体验上

威廉·詹姆斯（William James，1890）曾指出，"我的经验就是我选择关注的东西"，并补充说，如果没有选择性关注，经验就是一片混乱。20 世纪 50 年代，受禅宗实践的影响，格式塔疗法引入了以此时此刻为中心的觉察练习，帮助人们把注意力集中在他们当前的身体感受和感觉（关于这些练习的更详细讨论见第 5 章）。这种将感官觉察和思维联系在一起的觉察练习强调了经验的建构性本质。一个在内外感官意识之间穿梭的人可能会说："现在我意识到胸口发闷，有个图像是，自己正在犯心脏病。"这种用言语表达当下觉察的方法有助于将身体的经验带到意识层面，因为身体经验总是在当下发生的事情。因此，我们可以建议来访者——特别是当他们不确定自己的情绪，或者当他们似乎被故事的逻辑细节所困扰时——进入当下，在接下来的几分钟里，描述他们在每个时刻意识到的东西。治疗师可以建议来访者以"现在……"或"此刻……"开头，然后用他们的直接经验来说完每句话。

正念

根据我的临床经验，正念是以平和、安宁的心态关注当下的体验。这意味着以开放和好奇的态度，在每个不同的时刻保持对思想、情绪和身体感觉的觉察。正念可以被描述为对当下保持关注，且是有意识地、不带评判地关注。正念冥想练习是指通过觉察思想、情绪和身体状态来调节注意力的有意行为。典型的正念练习包括在一次坐禅的过程中或整天保持非评判性的态度来觉察呼吸、身体、感觉、情绪、思想和这一切的总和。

正念可以被认为是一种"状态"、一种"特质"或一种"练习"。一个人可以有片刻的正念，这是当下的一种心理状态。一个人也可以有持续的体验，这更像一种习惯或强烈的倾向或一种特质。一个人也可以通过不同的形式、姿势和活动（如坐姿正念冥想、正念行走和正念饮食）来有意进行正念练习。

聚焦取向

简德林（Gendlin，1981）在他的聚焦疗法中提出了一个将注意力带向不同目标的过程：身体上的感觉，即体会，带来了关于当下的情形、想法和感觉的信息。感受到的体会不同于那种具体的当下意识（如"我现在很高兴"）。在聚焦中，治疗师邀请来访者去到里面那个有体会的地方，学习"停留"在这种感觉上，并在意识中用言语跟踪它接下来的去向（Gendlin，1969，1991）。

聚焦的目的是加深身体的感觉体验，这也许仅仅需要柔和地询问："身体中是什么？"然后等待答案。来访者可以让言语从身体的感觉中产生，也许会对问题形成整体的感觉，然后让它的重要之处从身体的体会中产生。这就是聚焦过程，代表一种内部经验的基本参与方式。我鼓励大家用这种方式与情绪工作。

聚焦疗法引入了一种超越治疗关系的引导和指示的方式。治疗师在与来访者对话时不仅给予共情回应，而且引导来访者与其自身建立一种新关系，关注身体感觉。因此，聚焦是治疗师工具箱中的一个十分有用的补充方法。可以说，与情绪开展工作时，治疗师需两条腿走路：对情感共情同调和对身体感觉的聚焦。治疗师聚焦于来访者的体验边缘，对来访者的情感进行共情同调并给予共情探索性回应，引导来访者关注内隐部分，这在某种程度上具有聚焦的效果。而聚焦作为一种干预手段，可以更直接地起到这种作用。它辅助来访者在说到某种感受时去更深处直接定位这种"感觉"——引导他们暂停并待在那种感受中，注意他们身体的知觉，并询问他们"所有这些"在身体里感觉起来是怎样的。只有来访者才能知道自己的感受，而他们只有通过关注自己的体验，找到表述和深入体验的方法，才能完全地知晓它们。聚焦就是关于让来访者把注意力放在自己身体的感知觉上。

怎么知道何时要使用聚焦来干预？治疗师通常会在持续的互动中无缝地引导来访者专注于感受到的感觉——当治疗师敏锐地感知此刻需要什么时，他们会在来访者表达某种感觉时放慢速度，或者简单地请来访者注意内心的感受。然而，在其他时候，如果有特定的指示（我称之为"标记"）出现，那就是使用聚焦的时候。适用于聚焦的典型标记是，当来访者提到一种模糊或不清楚的感觉时，或者似乎在某个重要事物的表面，但无法深入其中时。这些都是以聚焦作为主要干预方法的机会。

体会

要明白何为聚焦，就必须先弄清楚"体会"（felt sense）[①] 这个概念。聚焦

[①] felt sense 的原始含义指对某种问题或事物对象整体的身体性感受，既不是认知的，也不是局部的，是一种身体性的知觉体验。——译者注

既不是与情绪建立联结，也不是对状况做一番理性分析。恰恰相反，它是对整体情况的感觉的关注。例如，我们有时对一个整体情形的感觉可能是它有一些"不公平"的地方。我们把"不公平"这个词拿出来尝试核对，然后感觉到与其说是"不公平"不如说是"被忽略"。我们的注意力在我们正在尝试的词和其他东西之间来回移动。这个"其他东西"并不全是思想或情绪，而是一种身体的体会——对整体情况的感觉。这被称为身体上的"体会"，就好像有时候感觉到一句话自动从你嘴里冒出来一样，只是这次是身体某处的感觉浮现。当它最终能够被用言语表达时，往往不是像愤怒或悲伤这样的基本情绪，而是对整体情况的一种复杂的意义感受，充满了寓意。例如，感觉"过气了""冲刷一净""被满足了"，或者受伤、失望、渺小或不被支持。

聚焦是一个与对某种事物的感觉互动的过程。假设你看了某件艺术品，你可能认为它出自印象派大师，或者它可能唤起你内心的某种悲伤感。另外一种可能，你也许会专注于整幅画的感觉并说："它充满了能量，不受约束。"或者你甚至可能找不到任何词语，但那种体会仍然在那里。被感知到的感觉——对整个画面的聚焦感受——不是一种思想或情绪，它也不同于最初对画面的非聚焦体验。

聚焦还需要聚焦者在身体的感觉和象征的言语之间往返。聚焦能帮助当事人使隐性的东西变得更显性，向自身说明"与……（某种感觉）待在一起"或"修通"的过程究竟需要什么。聚焦需要花一点时间让一种感觉慢慢形成，然后把注意力放在其上。有些人没有学过聚焦却能无师自通，有些来访者在治疗中自然而然地这样做，那些这样做的人往往比不这样做的人更容易获得治疗的成功。研究提供的证据表明，与做其他事情或以其他方式交谈的来访者相比，专注于对自己情况的感觉的来访者往往能取得更好的进展（Hendricks，2002）。

聚焦表明，一个人的体验可以有很多表现形式，却唯独不会是任何重复的东西（Purton，2004）。一个人做聚焦，可能首先将体验表达为"感到尴尬"。然后马上感觉到这不完全正确。他回到正在处理的情况的感觉上，现在他感到那似乎不是尴尬，而是羞辱。然后，随着进一步的关注，悲伤的一面就会突显出来。在被感知到的感觉里面，所有这些表述都是内在的、隐性的（即那种没有立刻呈现的显性情绪）。这些感受中也不会有某一个比其他感觉更真实。它们都有真实之处——至少在它们被感觉到的刹那。有多种表述并不意味着聚焦者可以为经验套上任何他们想选择的表达。显然，他们并没有感觉到快乐或嫉妒（所以就算强行选择两个词表达也不行）！假如治疗师试图提出来访者可能感到遗憾，来访者的内心也会有某些东西会明确地说"不"。体会很准确地决定了可以说的东西，而说出来的可能也不是唯一可以说的（Purton，2004）。

重要的是要认识到，人们的感受部分取决于它如何被描述。而为一种情绪命名，并不是简单地找出一个适合这种感觉的正确词语——就像找到一把锁匹配的唯一的那把钥匙，而描述感受并非只有一个正确的词。情绪也不是躺在人身体里，自己冒出细节，发展完全，然后坐等被命名。人们是在描述感受的方式中主动创造了自己的感觉。帮助一个人表达感受，更像看云时"看到"云兔子的过程，而非用眼睛找到躲在树后的真兔子的过程。情绪的命名所需的创造性和探索性一样多。这与第 1 章中讨论的辩证建构主义观点一脉相承。

聚焦技术的运用

关于如何提高聚焦干预的有效性，日本及北美和欧洲的一些国家已经有了一大批研究。例如，莫里卡瓦（Morikawa，1997）对聚焦体验的反馈问卷进行了分析，发现"清理空间""寻找合适距离"和有一位倾听者做回应，都有助于来访者的聚焦练习。伊贝格（Iberg，1991）发现，来访者报告说，治疗师的提问以聚焦的方式进行时，治疗对他们更有影响力。蕾杰森（Leijssen，1998）研究了聚焦是否对以来访者为中心的治疗起到了加强效果。在最初的研究中，她选取了由来访者或治疗师明确作出正面或负面评价的疗程。她发现：有正面评价的治疗中，75% 包含聚焦步骤，而负面评价的治疗中仅 33% 包含聚焦。在第二项研究中，蕾杰森（Leijssen，1996-1997）观察了 8 名用不到 20 次治疗就成功解决了问题并结案的来访者的治疗录像。在所有 8 个案例中都有聚焦的突出使用。几乎每次治疗都具有强烈的体验性导向特征——当来访者发现了问题的某些方面，这些东西以前是没有被觉察或接触到的。所有这些来访者都实现了在不感到淹没失控的同时与自己的身体感受经验保持接触。

蕾杰森（Leijssen，1998）还研究了长程治疗中那些被认为停滞不前的来访者，看他们是否可以通过学习聚焦来加深体验水平。有 4 名学习了聚焦的来访者在学习结束后回归到之前的常规治疗。她发现，其中两人回到了以前的不太深入的体验水平，并表示对他们的常规治疗师不满意；他们表示希望继续跟聚焦培训师练习聚焦。对于最初体验水平较低的来访者来说，学会聚焦的技能似乎是不容易的；因此，如果期望在治疗中能呈现聚焦或保持聚焦状态，就需要持续的过程指导（Leijssen et al.，2000）。

在引导聚焦时，治疗师可能会建议来访者，聚焦在刚刚谈论过的感觉上可能会有帮助，然后给予一些聚焦口语指示（Gendlin，1981，1996）。治疗师可以简单地说："闭上你的眼睛，进入你内心深处的那个地方，你在那里有这种感觉。感受这种感觉。留在那里，看看你的身体现在有什么感觉。就让它来吧。"然后来访者需要用非常温和的态度与这种感觉一起待一会儿，治疗师要鼓励他们欢迎这种感觉，而不是试图回避它。可能有帮助的是对来访者做适度的提醒——关注任何出现的图像——甚至这个图像是先于言语出现在感受中的。

聚焦干预可能首先引导来访者在脑海中清理出一个空间，向内关注自己的身体，看看当他们问自己"现在对我来说最主要的是什么"时会发生什么。然后，治疗师请来访者将顾虑放在一边，就像将占据房间中心的家具推到边上，在中心腾出空间。然后请来访者选择一个要关注的个人议题，并注意身体中他们通常有感觉的地方。在那里，他们可以感受到所有问题的感觉。治疗师引导来访者首先了解这种模糊感觉的体会——如"紧"或"重"或"暗"——然后使用词、短语或图像来描述这种体会。接下来，让聚焦者有足够时间核对言语是否合适，并在体会和言语之间来回切换，以便在身体中觉得言语的确合适。

然后辅导者会引导聚焦者叩问，关于整件事，是什么让他们有这种感觉，并看看身体是否体会到什么变化。最后一步是接纳和欢迎任何到来的事物。治疗师可以帮助来访者看到，无论什么感觉来了，都只是一"步"，更多"步"会接踵而至，没有一种不好的感觉会永驻此处（好的感觉亦然，每种感觉后面都会有一种新感觉出现。——译者注）。一段时间后，治疗师可能继续开始工作，但会在这里停留片刻。

聚焦体验情绪转化的一个临床案例

让我们来看一个具体的例子。59岁的乔纳森是一位在大学任职的学者，他因为申请的研究经费没有获批而感到沮丧。今天早上他收到这个消息后就一直很忙。一整天他都感到紧绷和不安，但这是他第一次说起这件事。由于生活中的焦虑问题，他最近几个月在这位治疗师这里接受治疗。今天他告诉治疗师自己感到很震惊，因为他本来很确信自己的申请能通过。在谈了一会儿并表达他有多难过之后，他说他真的不知道自己是什么感觉。

治疗师建议乔纳森聚焦。他抵达自己的感受的过程是这样的：在将注意力聚焦于胸口正中的不快感觉之后，乔纳森首先说这是一个紧紧的结，还有一种下沉的感觉。然后他说："我感到非常失望。"当他继续关注内在的感受时，他仿佛看到审查委员会坐在一张桌子旁批评他的提案。出现在他口中的话是："我觉得自己很失败。同时也有点羞耻感。"他的身体感觉发生了变化。新的言语又随着体会出现："我不知道这对我人生的下一步意味着什么。也许我选错了路。"随着时间的推移，他的感觉随着身体的感受而逐渐发展。接下来他说："我有点尴尬，但最主要的是我感到疲倦和沮丧。我不想继续尝试，不停地努力却一直没有回报。我感到无能为力。"

说到这里，乔纳森停了下来，深吸一口气，说道："就是这样！我感到很无力。困扰我的就是这个。"他身上的紧绷感现在松了一些。他感觉到有什么发生了变化。治疗师鼓励他与来自这种感觉的任何新事物保持同在。然后，从他身体另一个地方出现的是："我对这种不公平感到愤怒。这里面有很多是政治因素和维持面子。"他的愤怒比无能为力感觉起来似乎更好。接下来他说："也许我的目标太高了。我并不是真的要做这些，这不是我最在乎的。也许我要把自己的优先事项重新排序。"请注意这是多么非线性，接触他的愤怒可以让他放手，或者围绕受挫的目标重新安排自己的生活。在这一点上，这种新出现的体会是否正确对他来说并不那么重要。如果他此时仔细聆听他的身体感受，那么感受就会告诉他这个意义是否符合。如果是这样，他将再次感觉到身体发生了变化。不好的感觉会继续敞开并减轻。它将不再是一个紧结。它将开始流动并变得更加顺畅，以螺旋的方式形成不同的模式，让更多的空气和光线进入，某些东西会产生转化。

这种转化与在意义层面编造解释或借口时发生的情况截然不同，后者是一种挽回面子或自我欺骗。在这个例子中，乔纳森说的"我不是真的想要这个"可能是一个借口——假如他在内心深处仍然想坚持从事这类工作，只是想说服自己他不再关心了。然后，他的内部身体感觉也可能会发生变化，却是以完全不同的方式：会变得更紧。他的肩膀可能会绷紧，他的声音可能会变得撕扯，即使这只是他脑海中的声音。他会绷紧身体某些地方，努力使自己远离失望，维持自欺，并保护自己免于感受一些他觉得根本无法忍受的感觉。

治疗师鼓励他投入的整个过程并不是对这个问题进行任何努力思考。乔纳森没有用理性解释分析，而是在关注自己的身体，言语和图像都来自感受。这与推理过程完全不同。在这里，与其说是"做"，不如说是"看"。在此过程中，他更像一个印象的接受者，而不是一个积极的问题解决者。这个过程与自由联想或许更相似，完全不同于推理，而是高度关注身体。

无论他以何种方式解决它，都是促成改变的一种新感觉。他可能会开始澄清："真的，我不想一直那么拼命工作。我已经达到了极限。也许我会退休。我一直想去旅行，多读书。也许这是一个机会。"或者他可能会说："我会改变我的工作重心。我没有在那个提案中发挥我的优势。我需要重新定位自己。"

无论出现哪种解决方案，它都是通过基于身体感觉的过程产生的，这种感觉过程会带来新意义的创造。

对体验程度的测量

要想通过类似聚焦的技术来加深身体体验，用体验程度量表（Klein et al.，1969）来分析会谈录像可能会有所帮助。临床工作者也可以通过体验程度量表来检验自己的共情或其他任何干预来访者体验深度的实时影响，看看来访者是否加深了体验。克莱因等人（Klein et al.，1969）开发了测量体验程度量表。体验程度量表将来访者对内部经验的投入程度定义为从"以不带个人因素的方式谈论事物"（第 1 级）；到描述一个人的表层体验（第 2 级，如"人们对关系密切的人生气是比较困难的"）；到表达外化的或有限的感受和反应（第 3 级，如"我对他说的话感到恼火"）；到明确向内转变并直接关注内部体验和感受（第 4 级，如"我觉得自己越来越难过，就像心里缩起来了——里头就像要爆炸的感觉，呃，既被侮辱又很生气"）。第 4 级所触及的程度就是聚焦感受的阶段。现在，来访者的聚焦过程转到了对自我的内部感受和个人经历提出叩问或建议（第 5 级）；再到整合已经呈现的和刚刚意识到的感受、经验，以解决对自身有重要性的议题（第 6 级，如"是的，我意识到这种愤怒、侮辱和委屈的感觉，终于说出了我长久以来一直背负的东西，现在，我没有回头路了"）；最后达到一种完整地、轻松地呈现体验的程度。所有的元素都以一种舒展而开阔的、有启发性的、自信的、轻快的方式整合在一起（第 7 级）。

当来访者的体验程度处于低水平时，治疗师有时会对来访者目前正在经历的事情进行共情探索或共情推测，用言语来象征感受，从而促进来访者更深层次的体验。或者治疗师可以引导来访者将注意力直接聚焦于身体感受上。提高对身体感受的觉察就是要让来访者投身到真实的内部体验中，由此寻找他们的感受。在这里，核心的感觉通常是不清楚的，或者最初甚至仿佛不存在于意识中。那里好像有什么——也许只有这种体会到的意义能被感知。核心感觉就蕴藏在来访者的身体里，但他们还不知道它是什么。

现在我们了解了聚焦的工作原理，接下来让我们看看如何处理情绪的表达。

针对情绪唤醒和情绪表达的工作

情绪唤醒和情绪表达的过程也涉及身体。不过，此刻这一过程不再是关于聚焦身体了，而是让身体参与表达的行动中。它表明了另一种与情感工作的方式。它是关于激活感受并强化它们，使情绪自发地冲破言语中的理性之网，用眼泪、颤抖或愤怒来表达自己。它们被身体以发自内心的方式体验到。与专注于身体感觉来创造出新的感觉意义相反，在唤醒过程中，情绪被调动，来访者转向不受限制的表达。来访者在这里并不是要获得一种新的理解方式，而是获取一种新的行动方式。在聚焦过程中，言语会催生出尚未被感觉到的感觉；在表达中，感觉会带来富有意义的言语。聚焦时，这种感觉不像在表达时那样容易上升到头脑层面。相反，在聚焦体会中包裹着感觉，它尚待被塑造成意义，感觉隐藏在人的身体里。

可能有人会问，情绪唤醒或情绪聚焦哪个更好、哪个更有治疗作用？我认为，单单关注其中任何一种都会限制治疗的可能性。为了在治疗上有效地用情绪转化情绪，治疗师需要重视两者各自不同的价值，认识到直接基于表达的情绪工作方式与聚焦专注于体会的方式不同。每个过程——关注身体体会和表达唤起的情绪——都是情绪工作的中心，两者都是治疗改变所需的重要过程。同时要强调的是：在讲到情绪表达时，我们是指让来访者在治疗中表达以前无法被表达的情绪。我们并不鼓励来访者在现实世界中肆无忌惮地发泄情绪，那与治疗的初衷完全背道而驰。

情绪唤起涉及情绪在脏腑的体验和高涨的生理活动状态。它表现在生理运行上或显性或隐性的高涨，为接下来的行动做好准备。因此，唤起是身心活动加剧的状态，它使我们更加警觉，并沿着从低到高的渐进程度行动。一个人的情绪可以被轻度唤起，也可以被高度唤起。快速的唤起状态是所有重要情绪的特征，这些状态的主观体验是所有强烈情绪的重要组成部分。因此，情绪唤起是悲伤和幸福、爱与恨、绝望和喜悦、悲伤和快乐、愤怒和平静、快乐和不快等经历的重要组成部分。

刺激

唤起是刺激的结果。当受到适当的刺激时人们就会被唤起。随着刺激增强，被唤起的程度更高。在情绪聚焦的观点中，唤起发生时身体向大脑释放化学物质，这些化学物质可以刺激情绪，降低皮质功能，从而减少意识的控制，并促使身体激活，做好行动准备。唤起从脑干（被认为属于比较原始的大脑）开始，穿过大脑的不同部分，并参与内分泌系统。它增加氧气和葡萄糖的流量；扩张瞳孔（这样人们可以看得更清楚）；抑制非应急系统，如消化和免疫系统。通过交感神经系统的传播，唤起遍布全身，如心率和呼吸加快，使身体进入活动预备状态和增加排汗来冷却身体。显然，唤起是关于体验状态的变化。也许正因如此，个体要表达自己是如何感受的很多时候并不是那么容易。

当治疗中出现情绪唤起和情绪表达时，来访者身体里会有强烈的感觉升起，感觉来袭并接管他们的言语。这个人此时无需去寻找这种情绪，情绪很清晰直接地自动呈现。那些擅用言语表达情绪的人会很容易地脱口而出："我感到愤怒、悲伤或害怕。"表达一种感觉会促进对它的体验。一个人可能会说"我好想他"，然后泪流满面地对着空椅子上想象中的人说"我恨你"，继而感到愤怒。当表达时，情绪很容易被接触且体验强烈。当人们表达这些很清晰的情绪时，他们能从感受的内部出发来表达，并体会到更多意义。接下来，人们会从这一强烈的情绪中表达，如"没有他，我感到很空虚，就像我失去了方向一样""我永远无法原谅他的所作所为"。这就是用言语表达唤起情绪的过程。

情绪可以依不同的唤起程度用不同的方式表达：通过诸如对话、写作（如写日记）等言语表达，或者以身体活动表达。有时用更多的非言语方式对表达情绪很有帮助。请人们画出自己的感受，雕塑它，或者用音乐表达它——这些有创造力的方式都可以帮助释放情绪，不过，在治疗中我们通常是帮助来访者将非言语的内容转化为言语，语言的处理一般来说是更具优势的方法。

一旦人们拥有言语，就更容易处理他们的情绪。例如，有一名来访者对小时候被父亲抛弃感到痛苦。治疗师帮助她关注和探索她的糟糕感受。来访者有许多情绪：悲伤、对父亲的愤怒、对被独自撇下的痛苦和恐惧、对母亲没有陪伴她的悲伤和愤怒，以及担心表达愤怒会失去父母的爱。在会谈的某个时候，治疗师感到来访者内心的恐惧打断了她表达对父亲的愤怒。为了帮助她接触愤怒、消除打断，治疗师帮助她对空椅上的父亲表达真正的愤怒感觉。在想象中，来访者变回了 4 岁的孩子，并向童年时的父亲表达了她内心渴望安慰和保护却不可得的深深悲伤。在表达了未被满足的需求后，她重新体验到愤怒——愤怒于父亲对她的痛苦视而不见。

随着这个过程的进展，在表达了悲伤、需求和愤怒后，来访者关于父亲抛弃自己的感觉开始改变，出现一种新的体会——即父亲实际上无法支持她，如果他知道如何支持她，他会回应她。通过接触和表达情绪，她能够修通并转化她对父亲的悲伤和愤怒，并为自己所失去的一切表达全然的哀悼。这是一个不同于聚焦的过程。它比一路寻找词语表达时刻所感受的过程时间更长。这种经由刺激唤起和表达情绪的过程还包括时刻运用对情感的共情同调和聚焦。然而，整个过程的目标超越传达共情理解，也超越聚焦于身体感觉，从而把体会变成语言。

激活情绪的探索

除了表达性的激活外，治疗师还可以鼓励来访者通过探索来接触情绪，诸如这样的探索性问题："这种情绪让你感觉如何？""你身上哪里感觉到它？""它来自哪里，是什么触发了它？""之后你感觉如何？"这类问题是让来访者在表达和聚焦激活情绪之间交叉。探索性提问不是为了获取信息，而是通过帮助人们关注和表达自己的感受来激活这些情绪。

不过，前文所述的激发情绪的过程有个前提，就是聚焦已经是鲜活和充分的。首先，来访者正在处理她与父亲关系的全部感觉——一种不能分为不同情绪的整体感觉。有时她会聚焦，或者治疗师引导她进行聚焦，以了解她与父亲关系的整体经验特质——一种特定的"味儿"，诸如她因父亲对她的痛苦视而不见所产生的愤怒。这里是一小段聚焦现场工作，来捕捉这种体会的意义。她不仅仅是在表达愤怒，还聚焦于这种愤怒，以便做出更细致的分辨，找到理解它的言语。然而，她情绪唤起和表达的刺激来自对空椅子上父亲的想象——唤起了情绪模式中的记忆。她对自己作为一个需要被保护的小孩的内在形象感受与当时的记忆仍然连在一起，与她渴望受到保护的情绪也连在一起。在这里，治疗师在激发唤起和表达时，不仅要处理来访者的情绪唤醒，还要处理来访者对自身情况的全面反应。总而言之，情绪唤起的表达和感觉的聚焦要无缝对接。

评估来访者情绪唤起

与测量来访者的体验程度一样，量化情绪唤起在临床上也很有用。分析会谈录像可以帮助临床工作者了解哪些干预措施有助于情绪唤起，哪些会对其有阻碍。为了捕捉体验深度和情绪唤起这两个重叠但不同的过程之间的差异，沃瓦尔和格林伯格（Warwar & Greenberg，1999）设计了来访者情绪唤起量表 -III-R（见表 6.1）——用它来对表达中的唤醒程度（而非体验深度）做评级。该量表具体评估的是来访者在声音和身体上的强度、情绪溢出的程度，以及体验和表达的受限程度。在第 1 级，来访者没有情绪表达，其声音和举动也没有情绪唤起的表现。到第 2 级，来访者的声音或身体呈现出轻微唤起，日常的言语模式没有被打乱的现象。第 3 级，来访者允许情绪流露，但其声音和身体的表达温和，几乎没有情绪溢出，唤起仍然非常有限。第 4 级，来访者出现明显的唤起状态，其声音和身体都处于中度的唤起状态，有一些自由的表达不受控制和约束，但整体仍然受到一定程度的限制。第 5 级，来访者的情绪唤起比较强烈，充分体现在声音和身体上，唤起似乎只是略微受限。第 6 级，此时来访者可以自由地表达情感，所以唤起非常强烈且极其充分，几乎没有束缚感。第 7 级，来访者的唤起出现一个大转折，标志是来访者出现了情绪失调。

这不是一个线性的阶梯式层级。第 1 级到第 6 级被视为逐步增加的步骤，所以越多越好。而第 7 级代表"好过头"了，因为它会导致来访者的不良状态，在这个层级，情绪唤起异常强烈和饱满，表情完全失调和不受限，来访者的唤起显得无法被控制和持续下去。第 6 级和第 7 级之间的区别在于：在第 6 级时，虽然一个人的表达可能相当自由、不受限，但来访者仍然能够对自己的情绪做出认知理解，情绪仍然被充分地调控和在认知框架中。而到了第 7 级，表达已经完全不受限制了。治疗师能感到来访者的情绪唤起已经超出个人的调控范围，且无法被带到认知领域获得理解。

表 6.1　来访者情绪唤起量表

第 1 级	来访者没有情绪表达，声音或举动没有情绪唤起的表现
第 2 级	来访者可能允许一些情绪，但是在声音或身体层面仅有非常轻微的唤起 • 日常言语模式没有被打乱的现象 • 即使出现任何唤起，也几乎是被完全限制的
第 3 级	从这个唤起程度开始，来访者人允许情绪表露，声音和身体上呈现温和的唤起 • 有很少的情绪流露 • 唤起仍然非常受限 • 日常语言模式仅被轻微打乱
第 4 级	声音和身体都处于中度唤起状态 • 情绪性的声音出现：一般的言语模式被情绪打乱的程度为中等，呈现为重音模式的变化、节奏的不均匀和声调的变化。 • 尽管控制和限制略有松动，唤起可能仍然在某种程度上被限制。
第 5 级	情绪唤起比较强烈，充分体现在声音和身体上 • 情绪在很大程度上渗透进言语模式中：来访者说话的方式明显偏离了日常的言语声音模式，呈现出零散或破碎的状态 • 音高和音量都提高了 • 唤起似乎仅仅受到轻微的限制

（续表）

第 6 级	唤起非常强烈且极充分，来访者用声音和身体自由表达情感
	• 日常言语模式被高度打乱，表现为重音模式的变化、节奏的不均匀、音高的变化及音量或力度的变化
	• 有自发的情绪表达，几乎没有限制感
第 7 级	唤起在声音和身体上呈现为极度强烈和充分的状态
	• 随着情绪流露，日常言语模式被完全打乱
	• 表情完全失调，不受限制
	• 唤起似乎是无法控制且不可持续的
	• 有一种崩溃感：尽管唤起可以是一种完全不受限制的治疗体验，它也有可能带来破坏性的负面体验——来访者在这个阶段感觉自己仿佛分崩离析
注	① 控制在这里是指容纳，而非限制
	② 第 6 级和第 7 级的区别在于，在第 6 级时，来访者的表达可能是相当不受限制的，但是来访者此时能够控制自身的唤起程度，而在第 7 级时，来访者的表达完全脱缰，呈现出情绪唤起已经不在来访者控制范围之内的失控感

摘自来访者情绪唤起量表 -III-R（未发表的手稿），由沃瓦尔与格林伯格撰写（1999, York Psychotherapy Research Clinic, York University. Copyright 1999 by Serine Warwar and Leslie S. Greenberg. Adapted with permission.）

依据这个量表，当一个人陈述经验过某种情绪（如"我感到害怕"）或表现出情绪的行为倾向（如羞愧地捂住脸或因恐惧而退缩）时，就是在表明有情绪反应出现。沃瓦尔和格林伯格（Warwar & Greenberg，1999）发现了 15 种与心理治疗最相关的情绪类别。在治疗中进行情绪唤起评级之前，我们首先根据以下情绪列表对其进行分类。如果当前内容不属于任何类别，则把它列入不可分类，且不能使用来访者情绪唤起量表 -III-R（Warwar & Greenberg，1999）进行评级。

- 痛苦 / 受伤
- 悲伤
- 绝望 / 无助
- 孤单
- 愤怒 / 怨恨

- 厌恶 / 恶心

- 害怕 / 焦虑

- 爱

- 愉快 / 兴奋

- 满足 / 平静 / 舒缓

- 羞耻 / 内疚

- 骄傲 / 自信

- 愤怒和悲伤（同步呈现）

- 骄傲（自我确认的）和愤怒的同步呈现

- 惊讶 / 震惊

练习在身体层面工作：观察非言语行为

有许多不同的方法可以更直接地与身体工作——身体是感觉和意义的载体。在情绪聚焦疗法的临床实践中，身体工作是一个相对较新、尚未被深入研究的领域（Totton，2003）。在治疗中与身体一起工作的第一步通常是治疗师关注并引导来访者关注内部经验的外显迹象。这种与身体合作的形式包括采取一种观察的姿态，给来访者反馈或引导他们注意可观察到的表达。身体工作最常见的重点是关注来访者的手势或身体姿势。

例如，治疗师可能会请来访者注意某个姿势，询问当做出这些姿势时是什么感觉，然后鼓励来访者对这些感觉开展进一步的讨论。这种形式的干预基于以下原理：内心状态和内在世界的模型是通过非言语的表达来显现的，如手势、姿势、步伐、身体绷紧或放松肌肉及其他微妙的躯体表达形式。治疗中与身体层面的表达工作，使治疗从关注言语意识和叙事性描述转向深入身体。例如，如果一名来访者谈到工作时看起来下巴紧缩，联系到其感觉状态，治疗师可能会说："似乎你在咬紧牙关。"这是为了帮助人们沉浸在这种体验中。然后治疗师可能会说："请保持这种状态，并邀请这种感觉进来。"

治疗师帮助自己发展或加强这种技能的一个好方法是不断地问自己："来访者此刻正在做什么？"例如，这个人可能低着头，看向远方，在椅子上动来动去，或者一副僵住的样子。每种情况都表明来访者有一种内在的体验，这是来访者行为的基础。治疗师还倾听来访者的声音：这个人声音中包含着多少情感，音量是小还是大，语气是平静还是有力，言语的节奏和音调的品质如何，说话的速度是快还是慢及是否有变化，声调是刺耳的、均匀的、有旋律、单调，还是柔和的。

治疗师观察来访者的身体：身体的位置是什么？身体与重力的关系如何？身体唤起了什么样的形象？身体是安稳的吗？它是收缩的、松弛的还是紧绷的？肢体动作是什么？这个人的动作是放松的还是活跃的？是别扭的还是平顺的，是控制的还是自然的？手势是什么？这个人是在移动还是在做手势？手势是重复的吗？手势的性质如何？是温和的、激进的还是突然的？有哪些姿势？姿势是僵硬的、崩溃的、威胁的、过度下沉的、随时准备采取行动的，还是富有表现力的？眼睛看起来有光泽吗？眼睛缺乏光泽或活力吗？眼神看起来害怕、挑衅或威胁吗？肌肉紧张和放松程度是怎样的？注意绷紧的模式及来访者何时发生变化。来访者是否保持着与呼吸的联结？来访者是否感觉到脚下的地面，或者他们的大部分意识都在脖子以上？来访者的潜意识大多会在这些表象上呈现出来。

人们走路、说话、握手或做动作的方式，都是他们在更大的生活领域心理组织方式的全息呈现。通过觉察的过程，治疗师帮助人们停止自动的习惯模式并开始觉察自己。这样可以更深入地了解他们的身体是如何组织的，以及在一般的意识下发生了什么。干预可能涉及实验性的活动。例如，让来访者改变位置或姿势，并体验那种感觉，或者使用手势并请来访者重复甚至夸大它们。2009 年发表的一项研究（Levy Berg et al.，2009）表明，接受以情绪为基础并结合身体的心理治疗的被试比接受标准治疗的被试得到了更大的改善。

聚焦身体的工作还包括接触、呼吸和舞动。用舞动工作并提高感觉运动意识有助于人们学会调整他们的创伤经历并提高自我调节能力。欧登（Ogden，2015）开发了一种感觉运动方法，帮助治疗中的个体在安全环境中重新体验创伤事件，并执行任何以前未完成的动作，以获得完成和结束的感觉。在这里，来访者完成了在原始情况下被中断的动作，从而得到了一种胜利的体验，他们可以细细品味这种体验并融入他们的神经系统。莱文（Levine，2010）开发了一种称为躯体体验的身体工作方法，该方法部分基于动物和人类在处理创伤事件时的调节系统之间的相似性。它教会人们如何缓慢而安全地完成创伤发生时被中断的求生行为，从而学会重新协商而不是重温创伤。这些方法都优先考虑身体运动而不是谈话，因为这对改变心理治疗至关重要。

在与身体打交道时，一旦治疗师关注到来访者体验的身体方面并引起他们的注意，聚焦身体体验过程的下一步就是让来访者体验靠近其核心痛苦情绪，逐渐展开——正是核心痛苦情绪组织了这些身体体验和表现。当来访者沉浸在他们的实际体验中时，他们就有机会绕过通常的反应和保护性防御。他们现在可以以一种更发自内心的方式探索自身的看法、行为和感受背后的原因。

● 小　结

在本章中，我介绍了如何超越言语，从身体中收集信息，然后再用言语表达出来。这是通过关注情绪唤起时的表达，观察非言语行为中的体会来完成的。前文谈到过新体验在关键变化过程中很重要，而身体正是体验的所在——治疗师需要关注身体中的信息。如前所述，大脑以两种言语交谈：（1）前额叶皮层的概念性语言；（2）大脑通过感觉运动的"舌头"，以身体来说话的情绪言语。因此，要访问大脑的智能情绪系统，治疗师就需要倾听来访者身体方面的声音。

第 7 章
自我打断

有时，来访者会打断自己——不知不觉中自动发生，或者有意识地阻止自己感受某些情绪。他们可能还会说："我能感觉到眼泪涌上来，但我会绷住然后把它们逼回去。我绝不会哭。"这些来访者难以接触情绪，在自己的身体里感受不到情绪，或者干脆不让自己感受或表达情绪。这是怎么回事？在本章中，我会详述如何理解缺乏情绪意识的来访者内在发生的事情。具体而言，他们的状况应被描述为在情绪的识别和表达上存在困难，或者难以体验与情绪相关的身体感觉，或者二者兼而有之。

针对缺乏情绪表达意识，这关乎两种可能性：第一个是欠缺学习；第二个是防御或抑制。欠缺学习是指这些来访者可能从没有学过如何关注情绪，如何给它们命名。他们根本没有言语词汇来表达情绪。他们有可能在蔑视情绪的环境中长大，关注或谈论情绪是他们未曾学过的事情。防御则是假设情绪体验可能具有威胁性，所以来访者通过故意（如压抑）或无意（如抑制）的机制将情绪体验封锁在意识以外。

在临床工作中，无法表达情绪的来访者与抑制和打断情绪的来访者不一样。一些来访者难以识别、命名或表达（或所有这三种）适应某些社会情境的情绪，如在聚会场合的快乐。对他们来说，治疗就涉及技能训练，首先是了解生理反应和记录情绪，然后集中精力为情绪命名和理解各种感受打下基础。这个过程可能包括考虑他人的经历和自我反省。尽管这看起来很基础，但对某些人来说很难，如患有述情障碍（这个术语描述的是难以找到言语来表达情绪的人）。

有些来访者有能力说出自己的情绪，但会抑制情绪，不允许自己体验或表达它们。他们知道自己有这些情绪，却否认这些情绪，称那"不是我"，并否认情绪中的行动倾向。在本章的讨论中，我将这种抑制描述为人们打断或阻止情绪的过程，我认为这个过程是人对自我采取的行动，以阻止体验情绪。用这个视角看待来访者情绪体验的中断所强调的是，来访者尽管没有意识到情绪的过程，却仍是这个过程的积极主体。他们不是被动的接受者，正如"我当时脑中一片空白"或"我的悲伤突然消失了"这样的陈述所暗示的那样。在治疗中，我们要帮助来访者将自己视为积极的主体——会做一些事情来打断自身体验并阻止情绪表达；同时帮助他们看到，将自己和情绪隔离的结果，就是无法收到情绪本身所包含的适应性信息。

我想强调的重要一点是，在治疗上我们应将打断和阻断视为自我保护机制，是一种应对痛苦而非回避痛苦的方式。通过这种方式，情绪阻断（文献中通常被称为"回避"或"防御"）在我看来是试图防止崩溃的应对策略。因此，阻止情绪被看作为生存努力，是一种增强自身应对的尝试。所以，作为临床工作者，我们先要肯定来访者的担心（允许体验情绪会导致崩溃），才能继而帮助他们处理对他们来说可怕的情绪。

接下来我会先介绍对有情绪学习缺陷的来访者如何做针对性的心理教育。然后，为了更深入地在治疗会谈过程中了解来访者及其情绪打断的内部体验，我会结合定性分析研究的结果和对打断过程做任务分析的结果进行更深入的探讨。治疗师要明白如何最好地辅助这些令来访者感到恐惧的情绪得到梳理，理解这些过程就是关键所在。

情绪失语

当来访者刚开始接受治疗时，他们通常很难回答"你感觉如何"这个问题，对有述情障碍的来访者来说可能就更加具有挑战性。述情障碍作为一种临床特征，经常出现在孤独症谱系障碍、抑郁障碍、进食障碍、创伤后应激障碍或有其他诊断的来访者身上。这些来访者在行为上或认知上呈现出外部化和理智化的倾向，或者躯体化倾向连带心身症状，或者厌食症，很少或根本没有感觉，似乎没有能力关注内部。他们在性格层面已经组织为不会表现出任何情绪的状态。他们不同于那些知道自己有情绪但压抑或积极阻止的人。有述情障碍的人很难找到语言来描述情绪，他们通常在想象上受到限制，并在认知风格上倾向于注意外部（Bagby et al.，1994）。这些来访者似乎很少接触情绪，而治疗师常常觉得与他们无法开展以情绪为导向的治疗工作。但人都是有情绪的，所以问题不在于他们没有情绪，而在于缺乏描述情绪的能力。

受督导者常这样对我说："我的来访者很难接触自己的情绪。我试过让他聚焦在感受上，但他似乎就是没有感受，我是不是该试点别的方法？"我的回答通常是："你们的关系如何？"作为治疗师，我们面对的是来访者与我们谈论他们的情绪。他们是在和我们的关系中进行谈话的，所以这不仅仅是关于来访者性格那么简单的问题。这也关系到治疗师是什么样的人、咨访关系的性质及咨访之间是否建立了情绪工作联盟的问题。

建立处理情绪的联盟意味着治疗师必须明白，大多数人在表达情绪时都感到脆弱。可能因为社会对情绪的轻视和贬低——将情绪等同于软弱的、需要被控制的、非理性甚至功能不正常的，以至于人们在谈论情绪时觉得不安全。此外，如果一个人是在对情绪不友善的环境中长大（如家庭成长经历或学校经历），那么这个人虽然学习到语言表达却缺少谈论感受的这部分。如果你的家里没有人说关乎情绪的语言，你又怎么能因为进入治疗就突然会谈论情绪呢？这就像一个人从未接触过汉语却被期待能突然精通一样。要帮助那些缺乏表达情绪语言的人说出情绪语言，首先需要的是一个对情绪友好且许可表达的环境。治疗师需要明确地允许人们情绪化，治疗师可以说诸如这样的话："这是一个欢迎你表达感受的地方，不仅欢迎，是希望它们多多益善。"

当我的受督导者或学员询问如何与"没有情绪"的人一起工作时，我通常会先询问治疗关系的性质，以强调这不仅仅是一个个体心理问题，更是人际关系问题。来访者在关注自己的情绪之前需要感到安全并能信任治疗师。然后，我建议他们关注来访者的感官和运动体验——不是感觉而是感官体验，因为这些更容易获得，尤其对男性——同时注意非言语交流。我经常说："不要思考对方嘴里说的是什么，而是想想他们内在是什么情况。换句话说，他们五脏六腑的体验是什么？"

如何与有述情障碍的来访者一起工作？第 5 章和第 6 章所述的对情绪的共情同调、关注当下的觉察及带指导的聚焦，这些都是很有助益的基本技能。然而，鉴于困难恰恰在于缺乏情绪能力，且问题在某种程度上是学习上的缺陷，因此仅仅引导来访者走向感受是不够的。此时，我建议首先采取的干预形式是以体验为导向的心理教育。

教给来访者情绪语言

在最基本的层面，来访者必须意识到他们可能有的任何情绪并给予关注。来访者通常意识不到他们的情绪体验和反应。例如，他们可能会在无意识的情况下以非言语形式表达情绪。例如，来访者在谈论母亲对他的虐待时，可能会咬紧下颌或用愤怒的语气说话，但当他的治疗师问他有什么感觉时，他回答没有任何感觉。尽管来访者可能明显感到痛苦或愤怒，但他并不知道自己的感受。在这种情况下，治疗师可以通过将注意力聚焦于来访者的非言语行为上来帮助他们提高对自己情绪的觉察。例如，"我知道你咬紧了下颌。那是什么感觉？""我听到你的声音有些愤怒，你发觉自己感到生气吗？"这样可以把注意力引到非言语的、身体体验和身体内部感觉上。

治疗师需要关注来访者的感官知觉和身体体会，探究身体内部的体验并请他们描述这些情况。非言语表达，尤其面部表情、颤抖的嘴唇、下垂的双颊及整体的姿态，都需要注意，并请来访者更充分地体验。特别值得一提的是叹气——它们是核心体验的重要表达，通常表示一种深层且未被承认的悲伤或触及它时的感觉。让来访者再次叹气并深呼吸，因为这样会让感觉更加强烈。请他们在叹气中加入一些词语，以帮助象征叹气背后的感受。唤起性的言语和比喻（如"这就像我想大声喊叫，但又害怕没有人会听到我的声音"）可以帮助激活这种感觉。用图像也能使感觉尽可能翔实和生动，从而唤起曾经感受到它的情景记忆。

一旦体验被意识捕捉到，它就需要被象征化（通常是言语文字，但也可以是绘画、动作等），以便能够被作为信息充分使用。为情绪反应命名并加以描述，可以帮助来访者使用情绪中固有的信息价值。来访者需要尽量参与，多尝试用言语来象征自己正在体验的东西，哪怕这些命名并不准确——实际上，绝对的准确并不是目标。促进情绪的描述有很多方式，与治疗师的对话或家庭作业都可以，如在日记中描写情绪。使用更多的非言语方法——画下自己的感受，雕塑一种感觉，或者将它用音乐演奏出来也会有所帮助。之后，来访者可以将这些表达转化为文字。标记和描述情绪的能力有助于来访者利用情绪来解决问题。用言语描述感受的目的是帮助人们说出它，而非简单地将感受付诸行动。就像父母教孩子来命名情绪，首先要做的就是把孩子的体验言语化。例如，当强尼大喊大叫并从另一个孩子那里抢走玩具时，父母说"强尼很生气"。

充当来访者个人体验的代理人

通过对情感的共情同调，治疗师试图帮助来访者进入尚未成型且高度主观的个人体验领域。例如，在下面的对话中，治疗师提供了一些词语帮助来访者象征他可能的感受。

来访者：我不知道我的感觉是什么。反正不是好的。

治疗师：好像一种"就像失去了什么"，也许你觉得伤心，有点失望。

来访者：是的，我觉得是这样，这件事完全出乎我的预料。

治疗师以代理人的方式充当情绪处理的任务角色，并不断帮助来访者表达他们的感受。在我对情绪工作提出的辩证建构主义观点中，意义是在符号化情绪的过程中产生的。换句话说，情绪并非像果子熟了一样在那里等待被摘取。而是有情绪体验在那儿，这种情绪体验有一个大致的框定，但并非完全确定好了它应该如何被象征。因此，情绪如何被符号化，会左右它们最终变成什么样子。

使用结构化的家庭作业来识别情绪

通常情况下，接下来最好的方法是使用结构化的家庭作业练习：坚持写情绪日志或日记。家庭作业练习可以帮助来访者在一天中跟踪他们的情绪（Greenberg，2015）。第一种方式是记录情绪日志。治疗师可能建议来访者在一天中的三个指定时间写下他们之前刚体验到的情绪，并描述它带来的想法或任何行为。对一些人来说，写情绪日志可能比写日记更容易一些，因为日志更有结构；除了每天三次记录情绪，治疗师还可以鼓励来访者在一天结束时或睡觉前做记录——治疗师可以给来访者一张情绪词汇清单，来访者只需要圈出自己的感受，与自己核对在一天里何时有这种感觉。这样就开始了命名情绪的训练，这些练习本身已被证明可以带来有益的情绪处理方式（Kircanski et al.，2012）。

治疗师可以请来访者写下情绪的名称，并建议不要写日常习惯用词，如"沮丧"或"开心"，而是可以尝试更多不同的、更有区分度的词，如"恼火""生气"或"怒不可遏"。也可以请来访者描述他们那时可能有的任何伴随这种情绪的身体感觉。然后。接下来的一周，治疗师可以让来访者补充这是一种突如其来的情绪，还是一种更持久的情绪状态，它持续了多长时间。

在治疗会谈中，治疗师可以请来访者描述他们最近一次感受到以下某种情绪的情况：愤怒、悲伤、恐惧或羞愧。治疗师可以向来访者描述那种感觉，以帮助他们了解当时的情况：来访者的反应，他们的身体发生了什么，他们的感觉如何，以及他们做了什么。治疗师还可以请来访者回顾这种感觉持续的时间；它的强烈程度，从 1（完全没有）到 10（非常强烈）；他们经历这种情绪的频繁程度；以及对他们来说这种情绪总体上是有帮助的还是会制造问题。

慢下来

要进入感受的状态与要进入思考或行动的状态是截然不同的，人们需要慢下来才能去感受，就像细细闻咖啡的香气，慢下来才能体会，因为感受是一个缓慢的过程。当来访者快速说话，专注于内容，甚至试图与治疗师交流时，他们几乎感觉不到自己。因此在会谈中，治疗师有一个重要的任务，要通过以下四个步骤，引导和帮助来访者在刚刚开始有感觉的时候，继续保持与感受的联结。为感受创造空间是处理情绪的最基本过程之一。这很简单但很关键。为情绪创造空间，治疗师可以用下面的引导语：

- 请非常温和地对待你的感受；
- 在你的身体里为它留出空间，感受它，帮它说几句话；
- 接收和欢迎这种感觉；
- 充分感受它。

如果来访者进入他们的情绪状态但随后中断了体验，治疗师需要引导他们意识到他们是如何进行这种打断的。也许他们想到了别的什么，也许是感到害怕，或者感觉"我受不了"，帮助他们意识到他们正在打断情绪，然后引导他们有意识地选择关注自己的体验。

主动的自我打断

对于那些可以用言语表达，但发现允许情绪体验很困难，以致立刻压抑了各种原发情绪及其相关表现倾向的来访者，适合的干预并非心理教育（它适合于述情障碍的来访者）。这种打断情绪并阻止其发展为完整体验和表达的抑制形式，本身就是治疗中的一个焦点，需要以更适合的方式处理。

自我情绪打断（self-interruption of emotion，SIE）指来访者的行动是在主动对抗自我（Greenberg，2002；Greenberg，Rice & Elliott，1993）。对抗自我的行为包括对脏腑进行生理控制、肌肉紧缩以压抑情绪表达、使用有助于平息情绪的消极信念和想法，以及采用回避行为来逃避痛苦（如大笑或开玩笑）（Perls et al.，1951）。此外，继发情绪会阻止原发情绪被体验和表达，如对悲伤的恐惧会掩盖和阻断悲伤。

情绪打断的根源可能是由于早年的关系体验，如果幼年时试图表达感受和需求的尝试总是遭到否定、羞辱或虐待，那么这个人就只好以"分裂的自我"来应付：自我的一部分主动控制另一个部分——不让体验的那部分有表达的行为。最终的结果是，这个人发展出一个自我控制的自动过程，来防止感觉到脆弱或痛苦。在这个过程里，抑制本身可能会被意识到，如强忍着吞下泪水的感觉，也可能是意识到自己缺乏感觉，或者甚至是仅仅意识到肌肉的绷紧及躯体性症状，却觉察不到自我打断的过程。从跨诊断的角度来看，受限的情绪觉察是许多心理障碍的主要潜在决定因素，包括创伤后应激障碍、焦虑障碍、抑郁障碍、进食障碍、成瘾和人格障碍。因此，对于许多来访者而言，把自我打断这个问题放在个案概念化和治疗计划的首位和中心是至关重要的。

帮助来访者看见自己如何自我打断

治疗师可以用各种方式将自我打断明显呈现出来，从而帮助来访者打开情绪阻塞。首先，治疗师要帮来访者意识到他们正在打断自己。接下来，也是最重要的是，治疗师展示给来访者看其如何（而非为什么）进行自我打断。来访者只有理解了这一点才会真正开始体验到他们正在打断的过程。帮助来访者体会到"我是自己对自己这样做的"这一感觉，才可能引导他们选择停止这种做法。认知到打断过程中的主体能动性——即是我对自己做这件事的体验——是主要的目标。

在意识到自己如何打断自己之后，来访者就能渐渐培养出中止自我打断的能力，或者至少对脆弱的情绪产生一定的耐受，而不是完全压抑它。不再自我打断的结果就是来访者终于能体验到之前受阻的情绪。例如，可以帮助来访者意识到任何时候只要他们谈到某些人（如妈妈）或事，他们就开始打断情绪，让他们觉察到肌肉的紧缩或呼吸急促这些打断体验的方式。一旦他们意识到是如何阻碍自己，并体验自己正在对自己所做的事情，他们就可以停止继续这么做，还可以选择允许感觉浮现出来。

自我打断和情绪阻塞的过程

在本节中，我将分享在来访者可被观察到的过程及其情绪阻塞的主观体验里，我们学到了什么。这些发现和研究成果可以指导临床工作者何时及如何进行干预。关于情绪阻断和允许情绪浮现，20 年来我在约克大学与我的研究生们参与了许多扎根理论和任务分析研究（Bolger，1999；Vrana，2020；Weston，2018）。扎根理论（Glaser & Strauss，1967）是一种发现数据中模式的定性研究方法。我们对被试进行访谈，请他们谈自己的经历，然后对这些经历的自我报告进行严格的数据分析，从而建立一组描述性的分类，并最终形成对现象或我们感兴趣的过程的扎根理论。任务分析（Greenberg，2007）用来研究来访者在会谈中的实际表现，并通过类似建立描述性分类的方法构建一个模型。该模型的组成部分就包含所研究现象的解决方案。对这些组成部分我们要进行测量评估，然后对模型进行测试和验证。

研究的第一步是通过观察治疗录像和访谈来访者对自我打断的体验来给这个标记做出定义（Greenberg，Rice & Elliott，1993）。治疗中的自我打断标记是来访者或治疗师所做的表述，来访者在阻碍自己充分体验或表达情绪。这种阻碍可能是无意的，也可能是有意的。阻碍和打断情绪可能体现在两个层面：

（1）情绪的内部体验及其主观的唤起感，（2）语言或行为中对情绪的外在表达。

　　情绪自我打断关乎自我的两个部分，其中一部分限制了感受的体验或表达，导致不适的感觉（Greenberg，2011；Greenberg，Rice & Elliott，1993）。人们会以不同的方式打断自己的情绪体验：限制、停止或远离体验情绪或表达情绪。当原发情绪体验（如愤怒、悲伤、脆弱）出现时，来访者可能会有继发情绪来抑制自己的体验（如用愤怒来掩盖恐惧或羞耻）。情绪也可以通过认知来打断——包括下禁令（如"愤怒是一种罪过""哭泣就是自怨自艾"）；灾难性预期（如"如果开始哭泣，我会永远停不下来"）。一些来访者也可能认为他们没有资格感到生气或悲伤。此外还有挤压、屏住呼吸和转移注意力等自动的身体和生理过程。这些都是没有意识到就打断情绪的方式。

　　当来访者在会谈中表示反对、对抗或想阻止自发出现的感觉或情绪表达时，或者表达出限制或抑制情绪的生理、躯体变化（如吞咽或把情绪挤压进去）时，来访者就是在打断情绪。他们的表述还包括伴随言语的非言语交流（如叹气或沉默，表明努力阻止情绪）及最初的情绪体验已经消失的迹象。例如，情绪自我打断标记可能包括首先承认一种情绪体验，然后很快就会采取"咽下它"的动作，或者不允许它，然后意识到没有感觉。以下是一个情绪自我打断标记的例子。

来访者： 唉，好难过！

治疗师： 非常伤心，嗯。（来访者叹气）你能让自己感受悲伤吗？

来访者：（沉默约 6 秒）。

治疗师： 需要的话，就让眼泪流下来吧？

来访者：（沉默约 6 秒）唉，一部分的我在挣扎，不要这样。[再一次打断，愤怒]

治疗师： 现在你的内部发生了什么？

来访者： 呃……我只是（叹气）——我，哦！我好想对着他尖叫。

治疗师：你想冲他吼什么？

来访者：哦！他只是——哦，我简直无法表达，我简直是！对他，暴怒！（长叹一声）。我不能告诉他。我能感觉到——我把它全部咽下了。

这里还有一个阻断自己流泪的例子。

治疗师：所以，当你这样说的时候，你的内部感觉发生了什么？

来访者：嗯（停顿），我感觉好像泪流满面。

治疗师：你能陪这个感觉一起，看看会有什么词语冒出来吗？泪流满面？悲伤？

来访者：我不想要泪流满面。

防止危险情绪

在一项研究中，我的一位博士生（Weston，2018）观察了一些来访者自我打断的录像，并用人际过程回顾的方法访谈了其中一些来访者。这个方法要求来访者观看一段包含他们情绪自我打断的会谈录像，并在打断发生时谈论他们的内部体验。这名学生的论文题目为"防止危险情绪：心理治疗中情绪体验的打断"（Protection from Dangerous Emotions: Interruption of Emotional Experience in Psychotherapy）。她的研究支持了这个结论：情绪自我打断是一种自我保护的过程，治疗过程中，当某些时刻来访者从自己的情绪体验或表达中感受到威胁或危险，这种保护就可能启动。调查结果表明，打断过程的一个核心特征是来访者意识到自己是脆弱的。这种对脆弱的意识后面紧跟的就是自我保护的继发情绪反应，如恐惧、控制或回避行为，或者两者兼而有之。

韦斯顿（Weston，2018）还发现来访者的情绪自我打断包含六个步骤。自我打断始于情绪体验的激活，随后是对情绪上脆弱感的自我意识的觉察/表达。这种对脆弱感的认识会引起对情绪体验的阻断，这是情绪自我打断存在的标志。在阻断情绪的过程中，来访者经历继发的反应性情绪、控制或回避抑制行为，或者两者兼有。也就是说，一种情绪体验被打断的方式有两种：要么出现另一种情绪反应打断第一种情绪，要么是某种积极的阻断过程直接封锁情绪。情绪自我打断的过程最终导致来访者仅意识到有限的情绪体验。

如此看来，自我打断涉及对自我情绪脆弱感的一些初步认识/表达，随后启动打断过程，最终仅识别到有限的情绪或甚至没有情绪。对新出现的情绪感到脆弱会引发各种继发情绪反应，其中以恐惧最常见。来访者害怕生理上的刺激和崩溃，而往往是这些感受的强度较高导致来访者害怕它们。他们担心如果完全确认这些可怕的负面情绪，它们就会变得像无底洞一样吞噬自己，于是自己会失去控制并被这些情绪淹没。

情绪体验的激活

我们可以把自我打断看作开始觉察到情绪体验被激活。来访者也许会模糊地感到有情绪，也可能表达出对此刻尚未详细区分的，似乎没有意义的身体感觉的模糊、有限的觉察，或者一种总体上被刺激的感觉。例如，一名来访者先是哭泣，然后问："我为什么要这样？"这句话是针对哭泣和对她所说的"那种感觉"的有限觉察。一名来访者这样描述她意识到自己泪眼凝噎的状态，然后说"我不知道我为什么会这样"，然后她开始分辨这种刚出现雏形的体验，首先是感到"生气、不悦"，然后感到"非常伤心"。

有些来访者也许会有意识地觉察到他们的情绪体验。例如，一位治疗师问来访者，当她描述自己的父母对待自己既苛刻又冷漠的时候，她是什么感觉。来访者很清晰地回答："我感到伤心。"此时或许还会有不断增加的情绪唤起，出现和情绪相关的身体反应。例如，与恐惧相关的呼吸节律的变化，与愤怒相关的肠胃里搅动翻滚的感觉，受伤的感觉会让身体体验为一种痛，悲伤会让躯体感到好像少了什么。

来访者的情绪体验在治疗中大体上会被自己的想法、看法或回忆所"触发"。与丧失或创伤经历相关的记忆是主要诱因。特定类型的治疗干预也会唤起情绪。例如，共情反应，"我的感觉是你仍然感到一种悲伤"；密切关注并询问感受，"你的身体感觉如何"；将来访者的注意力向内引导至情绪体验或向外引导至情绪表达，"那里有一种悲伤。我觉得，我们需要找合适的词来表达这一点。我很难过，因为……"或者给出一个图像来捕捉情绪体验，"就好像他拿着一把刀，砍断了你们曾经一起拥有的一切"。以上这些都能唤起情绪。情绪也可能与来访者对治疗师的主观感觉有关，"他靠近我不过是嘴上说说，这让我很难过"。来访者经常说，情绪就像在他们的身体里突然被"触发"和"启动"了一样。例如，"当我的治疗师说我何罪之有要受此折磨，我突然变得非常难过。"

情绪被体验为危险的，这正是产生脆弱感的原因。来访者将情绪比喻为"怪物""外星人"或身体里的潮汐般的"大浪"。自我打断是一种自我保护行为，它可以防止危险的情绪。当出现恐惧、其他继发情绪或两者兼有时，抑制的行为有助于抵御这些感觉。自我保护之下，与其说来访者是在逃避情绪痛苦，不如说是害怕崩溃和担心自己无法应对。

以下是来访者体验危险情绪的报告（Weston，2018）。一些参与者描述了生命早期的情绪体验是多么可怕，因为它会让自己在脆弱无助中面临严重的后果："他们不许我哭，所以，显然情绪是不好的事情。但我也把情绪激动等同于挨打。"一名来访将他的青春期情绪经历描述为被困在"绝望的黑洞"中："很可怕，那就像最糟糕的噩梦和巨大的恐惧。你无法控制局势，只想离开那里。这是一个非常可怕的地方，因为你感到身体不适，胃部打结。我只觉得恶心。"

另一名来访者报告："我妈打我的时候不准我哭，如果我真的屏住呼吸，我永远也哭不出来。"一位女士描述了她小时候如何通过唱歌来分散自己的注意力，避免悲伤或难过。她解释道，作为一个成年人，她只喜欢用"理智"的方式研究自己的感觉。另一名参与者描述了她如何通过习惯性地不注意悲伤情绪来避免在公共场合感到难过。她解释道："即使我一个人的时候，我也很少去注意这个（悲伤）……我不想让它（表现出悲伤）成为一种模式。我不想那样……我不希望我一感到悲伤接下来要做的事情就是表现出来。"

脆弱感

这种对情绪的危险意识会让自我产生一种脆弱感，这通常与对本能情绪体验的意识有关（Weston，2018）。来访者可能会明着说出与情绪体验相关的脆弱感。一名来访者在回溯访谈中描述她的悲伤是"脆弱、失落，我觉得是那些骨子里的东西"。她回忆说："这种情绪有多深，我就感到多么脆弱。"另一名来访者回忆说，当她悲伤时会感到"非常脆弱"。其他来访者描述了他们意识到自己暴露在外、没有保护或受到强大力量的摆布，感到可能无法生存。总的来说，在体验到新出现的情绪——这种情绪体验的背景下所出现的脆弱感，大多是一种或清晰或模糊的感知，一种对自体完整性、心理的自我连续性、存在性这三者中的部分或全部受到威胁的感觉。

一些访谈参与者回忆起他们是如何感到极度受伤的。一位男士回忆起他童年被霸凌的事件时，想起自己当时有"非常非常强烈的受伤感"。看着录像，他解释说："这是我真正开始进入身体的地方。我正在感受着身体内部发生的事情……我在脑海中听到了周围所有的笑声……我伤得很重。"愤怒也被描述为对强烈感受的意识，一位男士这样说："我知道有那些愤怒的感觉……很强烈。"还有些人回忆起极度恐惧的感觉。一位女士描述了一种"略低于恐慌发作的恐惧和威胁感"。她解释说："感觉非常吓人。"另一位女士回忆说："我当时感到一种彻头彻尾的恐惧。"这些例子都表明，正是对情绪强度的感觉意识才更具有威胁性，并让人产生了脆弱感。

脆弱感之所以具有威胁性，部分原因是我们体验它时觉得好像那种感觉是发生在自己身上的。那些脆弱感好像从身体里面升起来的。例如，一名来访者报告说："我就坐在那里，感觉它直接从我的胸口涌进大脑。"愤怒被描述为一种强大而积极、带有行动性质的力量。一名参与者这样描述了那种"未知的感觉"是如何"出现在我的脸上"的：一种情绪升起的感觉。一位女士回忆自己意识到受了伤害，以及她是如何"感觉到伤害"从她的"脏腑"蔓延到她的喉咙的，她"准备好了痛哭一场"。另一位女士解释，当她在情绪上"心烦意乱"时，她"有点感觉到那种情绪正在袭来，奔涌而仓促"。还有位女士回忆说，她意识到孤独带来的情绪痛苦越来越强烈——"它是如此具有爆炸性。我记得它来临时的那种感觉……那种感觉好像长在了心里"。

情绪自我那种全面波及的脆弱感似乎是情绪自我打断过程中的关键，因为它为下一阶段阻断情绪奠定了基础。因此，当来访者允许自己体验或表达情绪时，一种易受伤害的脆弱感就会或明或暗地出现。这种面对情绪时不安全的自我感觉促使人们要么不允许自己体验这种感觉，要么不允许表达这种感觉，或者既不允许感受也不允许表达。阻断的表现包括继发的反应性情绪和行为，这些情绪和行为会中断原发情绪体验。

总之，在广泛的情绪体验中感受的强度是一种发自肺腑的体验，正是这种体验与脆弱的自我感相关。对这类体验，还有些人描述为身体中向上冲的、一种浮出水面或快速移动的感觉。正是这种面对危险情绪时的情绪脆弱的自我体验让人们做出保护自己的行为。在情绪脆弱的自我体验的背景下，参与者描述了一种或明确或隐含的自我保护需求，接下来会有三个过程来满足这个需求：解决反应性情绪、控制情绪脆弱感和避免情绪脆弱性（Weston，2018）。接下来我们来讨论这三个过程。

反应性情绪

继发的反应性情绪（如恐惧）有助于防止原发情绪体验持续下去而带来的威胁感。在某些情况下，来访者知道这种机制。正如一名来访者解释的，她在治疗中意识到，自己的反应性愤怒可以保护她免于悲伤，她心想，"这就是保护者"。然而，反应性情绪的发作通常更具有自动的性质。以下摘录所显示的就是反应性情绪如何干扰原发情绪体验。

在韦斯顿（Weston，2018）的这段摘录中，一名 28 岁的非裔美籍女性来访者表现出焦虑、抑郁及未解决的创伤。

来访者：它太痛了。我害怕如果我去到那里，我就会开始自伤。

治疗师：好害怕，也许你会卡在那个痛里面……

来访者：如果我留在那里，我就会开始在身体上伤害自己。

在韦斯顿（Weston，2018）描述的下一个例子里，另一名来访者，来自欧洲的 47 岁男士，在工作中遇到了人际关系问题。这名来访者对自己的愤怒感到害怕和尴尬。

治疗师：你不想去探索内部的那种愤怒。

来访者：不想，我觉得我真的挺怕它的。

治疗师：如果你把它表达出来，会怎么样？

来访者：我不知道唉……噢，其实，我知道，我会觉得尴尬，或者我会失控……哪怕只是一点点的生气……愤怒的感觉升起来的时候，我就觉得不安全。

在韦斯顿（Weston，2018）摘录的以下对话片段中，一名患有社交焦虑障碍的 32 岁白人女性来访者描述了自己对哭泣的害怕，因为她觉得治疗师可能会评判她。

治疗师：你现在感觉如何？

来访者：（吸鼻涕）就是，看着你的脸，你很同情的样子，你在鼓励我放手，但我觉得我要失去控制了（哭）。

治疗师：好的……那么，你会害怕吗？

来访者：（擤鼻涕）是的，害怕，我想你会看不起我……我几乎不敢看你，因为那就会再把它（哭泣）带出来。

上述例子主要涉及来访者的四种恐惧：害怕失去控制、害怕表达情绪、害怕未知和害怕会死（Weston，2018）。在韦斯顿的研究中，参与者先是回忆起对极度强烈、深刻或痛苦（或所有三种）的感觉在脏腑深层的体验，然后出现的是一种恐惧的感觉或知觉，在某些案例中来访者还会出现灾难性信念。参与者描述了具体的恐惧，如失去理智、对爆发的情绪或强烈冲动失去控制，或者最终被困在"黑洞"中。在某些情况下，参与者会描述对直面深刻、强烈的情绪时失去理智的恐惧。一些参与者描述了这种恐惧怎样具备某种身体内脏感觉或"深层感觉"，而对其他人来说，反应性恐惧就是一种对灾难性后果的想法和信念——允许情绪肆虐就会导致毁灭。

在表达自己对情绪的恐惧时，一位女士描述自己意识到"肚子里"有深深的、强烈的愤怒，随之而来的是害怕它会如脱缰的野马一般不受控制，牺牲掉她的理性，让她精神不再正常。另一位女士描述了她对自己"非常悲伤"的感觉在身体上的紧张反应。她回忆说，她的胃"非常焦虑"，喉咙里有一个"大肿块"。一位男士回忆说，当他感到愤怒"来袭"时，他的"太阳神经丛"会感觉"受到威胁、非常担心和非常焦虑"。还有一名参与者描述了当她专注于初具雏形的情绪体验时自己觉察到的反应性恐惧。她报告说："感觉很可怕……我能感到那种感觉像受到恐惧或威胁。"

以下是对情绪感到恐惧的更多描述，它们都捕捉到了恐惧的强度。

它是在那么深的地方，那么像一个怪物。太可怕了……我有好几次都感觉到了。继续这样做有什么用，然后那个害怕说："哦，上帝啊，它会在这个房间里原地爆炸，然后我会被装在裹尸袋里扛走。"

另一名受访者说：

我害怕让它来……我真的不敢那样做……就在那个当口，我觉得恐惧……最大的恐惧是如果释放所有情绪，我会僵住。我将无法面对里面的一切。我会被完全淹没。

对有些参与者来说，恐惧是对未知的反应——对他们来说，这些强烈且具有压倒性的情绪性质未知，意义不明，走向也不清楚。这三点的任何一点或全部对来访者都是不明确的，所以他们体验到的恐惧本质上是对未知的恐惧。一位男士报告说：

这是我很难处理的未知事物。它是什么？我无法定义它……对我来说，这是一件可怕的事情，因为我想知道它是什么。这种恐惧让我，是的，让我害怕。我不知道"它"是什么，我该如何应对。"它"是未知的……如果我不知道它是什么，可它又一直出现在我面前，我该怎么办。

对有些参与者，存在恐惧是其恐惧的核心。有一种对死亡的恐惧。参与者回忆起一种无言的、发自肺腑的感觉，即如果万一允许情绪被感受或表达出来，他们可能会死。这种恐惧根植于一种深刻的孤独感或被遗弃感，在他们努力应对貌似危及生命的情绪体验时会被唤醒。一位女士观看了一段自己的治疗录像，在治疗录像中她告诉治疗师"我很害怕"。她回忆起那时自己正在经历一种"恐惧"的感觉，以回应对一种无法形容的"海浪"般的"非常深……非常难过的感觉"。她解释，她感觉自己可能会死。她将自己的经历比作痉挛要发作时感到的恐惧，是可能危及她生命的癫痫的一种症状，没有人会帮助她控制它。另一名参与者将她的反应性恐惧描述为一种强烈的感觉，是在允许那种不安全的、痛苦的、压倒性的孤独感出来。她流着眼泪说这种感觉是"危险的"，就像一种古老而熟悉的"垂死的感觉"。

控制和回避行为

在这个节点上，来访者自我感觉脆弱并可能以继发感觉做出反应时，自我打断就会更加活跃。来访者的自我保护需求现在会引发控制或回避行为（Weston，2018）。自我的两个对立部分（允许/表达情绪与不允许/不表达情绪）之间之前存在的斗争感，阻断体验的力量占据主导地位，并且采取主动回避/试图控制行为来抑制情绪。回避的特征是逃离或躲开行为，这些行为有助于远离和脱离情绪，而自我控制行为虽然也会接近情绪经验却是为了控制它。

回避既可以是明确表达那种想要避免内部体验的总体倾向，也可以是更具体而特定的隐藏或逃跑的愿望。回避行为有多种形式，包括有冲动想要逃离治疗谈话或躲藏起来，开玩笑，大笑，担心，分心或解离，与情绪感知脱节，推开情绪体验，以及表达绝望或完全无助。

身体层面的控制行为会表现为收缩肌肉、摆出特定的姿势（如弯腰、双臂交叉）、吞咽、控制呼吸（如屏住呼吸、叹气）或沉默，以遏制或抑制本能内脏体验或情绪表达。认知的控制行为包括宣布情绪无效和自我批评（如攻击、提问），以及对情绪的消极信念或禁忌（如绝望，对自我、人际关系或二者的负面后果警告）。所有这些都有压抑情绪体验的作用。

以上就是来访者有意识地主动抑制原发情绪体验或阻挡情绪感受的表达行为。韦斯顿的研究（Weston，2018）中有一名45岁的中东女性来访者在治疗中如何"把情绪咽下"的一个例子，并且伴随着非言语行为，这些行为用于阻断原发情绪的延续，避免自己表达情绪（如身体收缩、叹气、身体姿势、摇头），或者兼具避免感受和避免表达的作用。

来访者：他抛弃了我（叹气），但是我没办法跟他说我很愤怒。我能感觉到我——我把它咽下去了……（向后瘫坐状）

治疗师：把它咽下去，感觉起来是怎样的？

来访者：很平常。我一直这么做的……（下巴紧缩，摇头）

治疗师：还有什么呢？

来访者：噢……我会感觉到……它仿佛在每块肌肉的边缘跳动，好像要跑出来。

在采访（Weston，2018）中，一位男士报告，尽管他渴望感受和表达情绪，但是"我完全封闭了，漫长的时间里，我一直用各种障碍、栅栏、铁门阻挡自己的感觉"。来访者通过复杂且有保护性的意义来控制情绪，就像下面这名来访者所陈述的。

我用这种方式停止自己的感觉，就是我跟自己说，假如我为这些事情哭泣，即使他们不在这里，这也好像变相地继续允许它们从我的痛苦中得到某种满足。只要不让痛苦流露出来，我就可以不让它们影响我，或者对我的生活仍然有某种控制。

一名来访者表示意识到自己"正在强压怒火"。另一名来访者让一个动作拥有了话语权——那个掐住自己喉咙以控制愤怒的姿态说："就是我掐住你喉咙的，我屏住呼吸，我不让你说话。"

以下来自韦斯顿（Weston，2018）研究的一个例子，这是一名患抑郁障碍的 43 岁来访者，女性工程师，12 岁时失去了父亲。在这次治疗中，她要研究自己如何打断自己的悲伤情绪。治疗师建议使用双椅活现（稍后将简要解释，并在第 8 章中进行更深入的解释）。在这个治疗片段里，治疗师引导来访者重现抑制的过程。通过这个活现，来访者开始意识到她是如何"压抑"悲伤的，这与向他人表达自己的感受时害怕感到尴尬有关。

来访者：我很悲伤。

治疗师：在自我打断之前，你感到的是悲伤？

来访者：对，就在那之前，我毫无察觉，直到它好像跑掉了……无论被压下去的是什么，然后我只是感觉特别、特别糟糕，直到我能让这种感觉被压下去。

在这个节点，治疗师引导她活现压抑悲伤的过程，借由一个纸巾盒，让她将纸巾压进盒子里，用一个实际的"活动"的行为呈现她的自我打断过程。

治疗师：让我们来试试看能不能把它们都压进去。你能试试吗？……就按你的方式压紧它们。你就是那个压制者，只是把情绪都收拾进去。

来访者：（叠，压纸巾，能听见她"压"纸巾的声音）。

治疗师：现在你感到里面发生了什么？

来访者：我想，我需要把东西都归置得整整齐齐，让它们各在其位。我不想一团乱。

治疗师：嗯，嗯，所以，你现在对纸巾做的是把它们塞进去？

来访者：（笑）我猜，我还试着把纸巾叠成方方正正的，然后全部整理好。

治疗师：你有感到自己正在做的，就是那个施压者，那个"打包"的人……把感受都"叠起来"并塞进去？

来访者：就像要把所有东西都归置在一起，以防什么洒出来。

治疗师：我明白。但如果你不这么做的话，会发生什么？

来访者：也许会让自己丢脸。也许让其他人知道我不开心，或者他们做的事情让我不舒服。

随着自我的脆弱感得到调节，来访者为避免或控制深层情绪而采取的行为成了治疗的重点。这个过程转向关注这个人如何打断情绪，并且在可能的情况下，帮助培养一种在打断过程中作为主导者的感觉，以及不打断的可能性。这时候，对原先那种情绪的处理就可以开始了。如果来访者在内脏感觉层面有过"幸存"的情绪体验，这种新的安全体验将有助于规避保护性继发反应性情绪的激活及相关的回避和控制行为，并会促使来访者更愿意冒一些风险，尝试完全允许情绪且处理情绪体验。

处理自我打断：治疗上的注意事项

如果来访者难以忍受突然意识到的强烈、深刻或痛苦（或所有这三种）的感觉，治疗师可以让来访者聚焦在基于身体的、具体的感觉上，而不是情绪上。此时，治疗师引导来访者在工作距离内描述身体感觉，而不是进入感觉本身。然而，如果唤起的感觉强烈得让来访者觉得难以忍受和具有威胁性，那治疗师可以指导来访者使用自我安抚的应对方法，如调节呼吸、平静的意象、自我同理心或自我肯定，以促进其对令人痛苦的情绪的耐受和接纳（Greenberg，2015）。在这些时刻，自我安抚的指导作用是帮助人们应对高度压倒性的情绪，帮助他们冷静下来并更好地应对。这通常需要调节继发反应性感受。这些应对方法还从根本上包含心理教育，教导来访者通过刻意行动和练习来降低情绪强度，方法是对自己讲自我安抚的话语，或者想象一个安全岛以获得积极或平静的感觉。然而在这里，评估自我安抚是否已成为另一种打断也很重要，因为最终目标是让来访者能够允许体验情绪，并确信他们有能力在情绪面前进退自如而不被淹没。

识别脆弱感的前兆

治疗师最好能在治疗早期就识别来访者呈现情绪脆弱感的时刻，因为这些都是日后面临恐惧体验时自我打断的前兆。而要在自我打断刚刚出现苗头的时候就及时处理，就意味着很重要的第一步是治疗师能识别来访者正在体验情绪上的脆弱感。治疗师需要密切关注来访者是如何处理身体里的感受的，因为在他们的内部发生的事情可能远比他们说出来的要多得多。一名来访者报告说，在明显的自我打断出现之前，她就意识到治疗师正在试图带她进入她的感受，而她则积极地试图转移他的努力。

此外，来访者通常有一些相关的过往体验，才导致其在允许体验情绪和表达情绪方面出现困难。这些体验可能包括允许体验情绪或表达情绪的危险后果。例如，被照顾者施加身体虐待，遭受言语攻击，失控（如情绪性的呕吐，曾用暴怒让自己或他人的身体、关系方面受到伤害）或感到抑郁而沮丧。鉴于此，要处理自我打断就可能要在这些渊源上下功夫。继发情绪具有保护作用，因为它们不仅能打断情绪，且在某些情况下覆盖最初的感觉和情绪表达。例如，继发的反应性恐惧能够阻止情绪脆弱的来访者体验和表达悲伤、羞愧、愤怒或相关的需求。在某些情况下，反应性悲伤的感觉可以平息和安抚脆弱的自我所体验到的强烈的愤怒感，或者反之，继发愤怒可能会保护自己不被悲伤的感觉压倒。

处理继发的反应性情绪

治疗师应如何处理为了保护脆弱的自己而产生的继发反应性情绪？加深继发情绪体验显然是不可取的，因为它会干扰与健康更相关的适应性原发情绪（Greenberg & Pavio，1997；Greenberg & Pascual-Leone，2006）。所以治疗师需要识别并肯定当下的继发情绪，然后聚焦于潜在的深层感受和需求上，从而绕过继发情绪。

对原发情绪最常见的反应是继发反应性恐惧。其他继发反应性情绪包括羞耻感、内疚感或悲伤。羞耻感源于允许体验情绪或表达情绪会带来负面的社会性后果，或者侵犯个人的价值观。内疚感会阻碍情绪得到表达和相关需求得到满足。悲伤是经历或表达强烈愤怒时的反应，而继发反应性愤怒则可能紧随对悲伤的体验和对自我脆弱感的意识之后。

要肯定继发反应性恐惧或羞耻，治疗师需要这样表达：

所以，要承认这种情绪的存在会让人感到如此可怕（或尴尬），甚至觉得它可以摧毁你，或者自己永远无法克服它，但同时就好像其实你在说"我真的很害怕，不想去感受，可它就在那里，我确实感到悲伤（愤怒），且因为我所感受到的东西，我确实需要安抚"。[肯定情绪]

对治疗师来说，肯定来访者对情绪的恐惧非常重要，要承认这种恐惧的保护功能及其强度，同时又不纵容这种恐惧阻碍来访者聚焦于情绪觉察的过程，并最终聚焦到自我打断过程本身。治疗师可以说："进到这种痛苦的悲伤中是如此可怕。我理解你害怕被它压倒。所以为了保护自己，你会想办法远离它，可是，它仍然在那里等待着被你听到。"然后再次邀请来访者探索自己是如何远离悲伤的。

面对来访者的继发恐惧，治疗师需要采取一种聚焦的态度，即对恐惧感受秉持接纳和肯定。面对来访者对情绪的恐惧，治疗师的反应可能是：

没事的。我们慢慢来。不强迫你去自己不愿意去的地方。如果你害怕这种感觉，就与它保持距离。我们就待在这里，看看这种恐惧是什么。从这里看，这种"恐惧"是什么感觉？如果你不想进入它，就不要进入。但也不要退缩。就待在这里，看看这种不想过去的感觉是什么。

或者治疗师可能更简单地说："害怕。让我们就陪这种'害怕'待在这里，'害怕'是什么？它是什么样的'害怕'？它给你的整体感觉是什么？"

在一次人际过程回忆访谈中（Weston，2018），一位女士在观看她自己的治疗录像中的自我打断时，访谈者问她："你现在感觉如何？"她回答："有一种淹没感，不知所措。"然后她又补充说：

有一种深深的痛苦和悲伤的感觉。我记得当时我停住，哭了起来。她（治疗师）告诉我继续……她一直说："放手，让它来吧，哭出来吧。没事的，放开吧。"……但是我不记得我在哭什么，只记得我停了下来，因为我当时就是有一种感觉，假如我让那种感觉继续往前，并真的哭出来的话，我会破碎、崩溃，我会整个人都碎成一片一片，因为我可能会哭死，因为我无法承受它——那种痛苦……如果我让一切都一次性爆发出来，我就有一种往下沉，要被淹死的感觉，就好像要溺死了，一直往下沉，而我却无法制止它……那种极度危险的感觉。

她对哭泣的恐惧起到了打断最初的痛苦情绪的作用。然而在录像时，这种对剧烈痛苦感觉的继发反应性恐惧对治疗师来说并没有那么显而易见，来访者也没有在治疗谈话中明确表达出来。这一次谈话的结果就是来访者无法"放手"，因为她在面对强烈、深层的感受时觉得不知所措且不安全。因此，她最终完全停止了感受。对治疗师来说，重要的是不仅要鼓励来访者面对情绪，而且要肯定他们对情绪的恐惧。

将自我视为打断过程的主体

这种干预既包括探索打断的过程（内化了的信息、信念、恐惧、身体感觉及其影响），也包括接触被打断时的体验、感受。自我打断是一种冲突：一边是有情绪感受的那部分自我，一边是阻止、拦住情绪表达的那部分自我。解决自我体验被打断的一个策略是使用双椅演练，我会在下一章里详细阐述这种干预技术，这里只是简要描述一下，因为本章给出了关于它的例子。在双椅演练中我们经常会让自我打断的部分被表演出来，表明它是主动的过程，以及它是如何实现的。来访者会意识到他们具体如何自我打断，并由治疗师引导着具体地演出他们自我打断的方式：口头上告诉自己闭嘴或别去感受；吓唬自己说这太危险了；身体上用肌肉挤压、缩紧；或者比喻式的——对自己说，把自己绑住或关起来。这些都有助于他们体验到自己是打断和阻塞情绪过程中的主体。这时来访者就有机会对自我内部执行打断的那部分做出反应和发起挑战。情绪打断得到真正化解的结果是，来访者终于能够让自己表达之前被封锁的经验。

了解打断的影响：有限的情绪体验

韦斯顿（Weston，2018）的研究发现，打断的主要作用是限制情绪体验和觉察。而最常见的影响是一种瘫软泄气或枯竭耗尽的感觉。许多受访者描述，他们对情绪的限制性行为最终产生了负面影响，因为情绪中断给他们留下了一种整体的枯竭感或能量被耗尽的感觉。一些人回想起，当强烈的压倒性的危险即将被感觉到或表达出来的时候，身体上控制不去感受、不去表达，或者同时既不感受也不表达，使他们感到一种内在的空虚。一位女士描述了如何"压制"她身体里的愤怒"怪物"，使她感到"有点空虚……像一个空洞……不是一种好感觉"。另一些受访者描述了压制或回避愤怒或受伤痛苦的感觉是如何让他们最终只能感到抑郁或悲伤的。一位男士回忆说，将强烈的痛苦伤害感觉分离出去以后，产生的效果是他感到麻木和"更加抑郁。我想放弃"。

一位受访女士这样解释说：

就身体感觉来说，要忍住眼泪和这样的痛苦，本身并不会让我觉得痛……忍过之后好像我也不觉得很累，但是……要忍住确实需要很用力，要很多力量才能阻挡我的痛苦……而我在这之后并不感到疲倦。

另一名来访者报告说，在打断之后，她感觉：

什么都没有。说实话，我走出那里，在我离开那里两秒后，我已经不记得里面发生的一半事情了。我就是机械地回到车上，开车离开，只能感觉到抑郁。那种彻彻底底压抑、抑郁的感觉……空无一物，什么也没有的感觉。

一些受访者描述了如何分离情绪感知或身体体验来回避体验情绪，而这样的回避又如何使他们处于一种体感丧失或对自我感到陌生和疏离的状态。正如一位女士回忆道，当她觉察到悲伤时，立刻会以羞愧和愤怒作为反应，之后，"一种迷茫的感觉（袭来），就好像我不存在一样。我对自己好像浑然不知"。另一位女士描述了如何退缩，躲开与治疗师的联结，从而避免让她感到崩溃的朦朦胧胧的"苦恼"感觉："主要就是，感觉与她断开。"一名男子解释说："如你所看到的，我能说出来我看到的（内部感觉），但我对那些没有感觉……然后随着时间的推移，我就越来越麻木，特别是在最后。"

除了回避情感体验时产生的不适感，一些受访者还描述了强行控制情绪所带来的生理上的难受感觉。他们回忆说，对悲伤或愤怒情绪进行身体"缩紧"或"抵抗"，使他们感到自己的身体被挤在老虎钳里，而且常常导致疼痛。一位女士描述压抑悲伤使她感到喉咙疼痛，而另一位女士则说为了控制那令她感到害怕的愤怒，她感觉：

我的整个身体非常紧张，那种绷紧的感觉……我能注意到我的四肢，就是手、手臂，通常从肘部开始及以下，肢端有一种麻麻刺刺的感觉。腿上也有这种感觉，通常从膝盖到脚。我认为唯一没有这感觉的就是头，也不知为什么。

与负面效果相比，回避或控制情绪体验的好处是感觉自己不那么脆弱。一位女士说，在回避了强烈、痛苦而有压倒性的悲伤之后，她感到安全和被保护感，这也的确阻止了她的眼泪：

它已经消失了。什么都没有了。这就像，突然间，完全的寂静。好像被包裹在棉花里，完全被保护起来。什么都不能穿透进来……这是一种解脱。我现在没事了，整个身体现在都不同了。

其他受访者回忆说，控制情绪使他们的自我感得到加强，更加有"尽在掌握"的感觉。一位女性解释说，当她能用认知的方法来控制自己深刻的哀伤时，她对自己的感受也随之改变了，从一个脆弱的"受害者"变为一个积极的、"在一定程度上能控制自己情绪"的主体。另一位受访者描述了他是如何通过叹气在不同的情况下控制强烈、有泛滥感的情绪的。他也回忆说："紧绷感于是消失了。脸上的潮红消失了。所有身体上的感觉都消散了。（我）很不舒服，但没有情绪上的过度紧张和崩溃。情绪真是不受控制。"他还解释说，尽管对脆弱感的保护带来了解脱，但他开始意识到，一直处于抑郁状态使他付出了高昂的代价——丧失幸福感。有时，通过控制情绪而获得的保护感是很短暂的。一位女士描述了对悲伤的反应性愤怒是如何让她感到自己"完全有控制"的；然而，这种控制的感觉是短暂的，她被留在一种"无望"的状态中，她描述这种状态为"认命——这些不重要。什么都不重要"。

总体而言，自我保护的效果是限制对威胁性情绪的觉察。韦斯顿（Weston，2018）研究的参与者描述了情绪体验如何被削弱、控制、回避或彻底停止。此外，许多参与者描述了在采取各种保护手段限制情绪觉察之后，他们只剩一种总体上消极的自我感觉，其特点是麻木、疏离、孤立、悲伤、困惑、躯体性的紧张或疼痛、空虚、抑郁、不确定或总体上的糟糕感觉。与此相反，有少数参与者回忆起一种更积极的影响，即他们感到受到保护和不那么脆弱。这种向不太脆弱的状态转变的特点是有一种解脱感——感觉他们现在可以"掌控"情绪了，而不是像以前那样体会情绪里脆弱的自我。其中有些人报告说，这种积极的保护感是短暂的。

● 小　结

　　从对情绪工作的临床研究中，我了解到来访者在治疗过程中对威胁性情绪的保护体验是嵌套在过去的困难经验背景中的，这些经验往往是关于允许情绪体验或允许情绪表达后带来了糟糕的感觉。现象学的研究结果表明，保护的过程始于对由特定情绪触发而在身体中激活感觉的觉察，而主观的脆弱感很快就随之而来。对脆弱自我的深刻感觉是相关隐性或显性保护需求的催化剂。

　　在本章中，我概述了用自我打断实现自我保护的一般步骤。在大多数情况下，一种情绪的激活会导致对情绪脆弱的自我感的觉察，这种觉察被继发的反应性情绪和回避或控制（或两者同时）的行为所打断，这些行为有助于阻止或关闭最初的情绪体验。这些反应性情绪和行为的作用是保护自己免于体验情绪脆弱的自我感。反应性情绪包括恐惧、羞耻、愤怒、内疚或悲伤。四类具体的恐惧是对失去控制的恐惧、对表达情绪的恐惧、对未知的恐惧和对死亡的恐惧。

　　觉察到脆弱感后，人们也会出现回避或控制行为，以保护自己免受情绪体验或情绪表达（或两者同时）的影响。自我保护的效果对于那些留下"糟糕"或"枯竭"的自我感觉的人来说是负面的，或者在较轻的程度上，对于那些感觉不那么脆弱和更容易控制的人来说是正面的。总体而言，保护自己远离情绪的过程会导致来访者慢慢地只剩下有限的情绪觉察。

在下一章中，我将探讨逆转情绪抑制的过程，以及这如何有助于获得积极的治疗结果。正如到目前为止的讨论和分享的例子中所提到的，它始于帮助来访者意识到自己对当下正在体验的情绪的反感和厌恶。

第 8 章
疏通自我打断

近期的一项研究表明，对不佳的疗效进行预测的一个最强有力的因素就是治疗前的情绪压抑（Scherer et al.，2017），这一发现验证了修通情绪自我打断的重要性。这一章我们会延续第 7 章中探讨的关于情绪自我打断体验的研究思路。我将向读者介绍我和我的博士生开展的一项任务分析研究，该研究关注情绪自我阻断（Vrana，2020）。我们对 9 名在治疗前就已经存在情绪自我打断问题的来访者进行了观察，这些来访者在治疗过程中解决了他们的情绪自我打断问题。接着，我们将他们与另外 9 名也有情绪自我打断问题但未能解决的来访者进行了比较，以分析这两组样本在治疗谈话表现方面的差异。在所有案例中，治疗师都尝试引导来访者处理令人不安的情绪。

任务分析是一种对治疗记录进行深入分析的两阶段方法，用于确定心理治疗的变化过程（Greenberg，2007）。第一阶段是以发现为导向，旨在针对缺乏黄金标准案例（通常要有三个）的变化过程，发展出初步的任务解决模式。该过程需要进行密集定性分析。我们会逐步增加案例来帮助完善模型，直到不再出现新的信息，现象的收集达到饱和。任务分析的第二阶包括对大量参与者进行定量验证性研究，以统计学方法验证模型（Greenberg，2007）。在这一章中，我会介绍在发现阶段建构的模型。据我所知，这是有文献记载以来第一个关于心理治疗中情绪疏通的研究，代表了研究项目的第一步。

该方法包括若干步骤。

第 1 步：明确标记。

第 2 步：阐释研究者的思考脉络图。阐明理论和临床假设，以确定一个框架——避免无理论假设的随意观察。

第 3 步：明确任务环境。定义治疗师的干预框架。

第 4 步：构建一个理论模型。研究者通过临床经验、案例观察和对所研究过程的文献回顾，明确描述出最终问题解决的表现所应呈现的样子。这可以将该模型作为一种假设框架，根据所发现的情况进行修改。

第 5 步：进行实证分析。对观察到的化解了的和未能化解的来访者的情感 / 认知 / 行为过程进行分析，并构建一个确定的解决步骤模型。

第 6 步：组成一个理论 – 经验模型。在建立了第一个经验模型后，对理论模型和经验模型进行比较。根据构建经验模型过程中的观察，对理论模型进行修改或阐述。

第 7 步：对模型进行初步验证。对具有相同标记的新来访者组进行研究，进一步验证理论 – 经验模型，直到没有新的发现出现，资料达到饱和。

第 8 步：解释该模型：理论分析。在最后一步中，研究者要深入思考心理逻辑的过程，以理解来访者是如何从治疗的一个组成部分顺利过渡到另一个组成部分的。从中总结规律，进而从描述层面进入因果关系研究层面。

进一步的步骤。在验证阶段，我们构建方法以评估解决模型的组成部分在多大程度上可以预测该次治疗中的问题得到解决，并最终预测治疗结束时的治疗效果。

克服情绪自我打断：构成因子

在维拉娜（Vrana，2020）的研究中，她发现在疏通情绪自我打断方面，有两个因素至关重要：（1）来访者的体验，即对由自我保护性的自我打断行为所产生的负面影响的体验；（2）治疗师的支持和鼓励，允许来访者的情绪流动。两个要素融为一体能促使来访者跨越障碍，勇敢地面对他们对自身解体的恐惧，从而允许自己体验情绪。当来访者认识到情绪自我打断的危害大于好处时，他们就能准备好面对困难的情绪。

　　维拉娜（Vrana，2020）指出以下因素对克服情绪自我打断很重要。首先，来访者必须觉察到他们此时此刻对自己情绪的厌恶——他们经历的是阻止情绪和允许情绪之间的冲突。然后，他们需要觉察到自己是如何自我打断情绪的，以及打断的目的是什么。当来访者体验到自己正是打断情绪的主体，他们是在对自己进行阻挡时，这有助于他们觉察因自我打断所造成的痛苦感受，从而认识到自我打断的负面影响。这种认识加上对情绪的恐惧减少，帮助他们发展出一种愿望及许可情绪的动力。治疗师对来访者允许情绪的愿望给予的支持和鼓励，可以减少来访者感受到的情绪威胁。随后，来访者能允许情绪并把原本对立的两面整合起来。他们能够表达并保持这种行动状态。不论是在治疗谈话中还是在治疗之外的情境下，他们都能以富有成效的方式处理它。许多来访者在这一过程中重新审视了记忆——是什么记忆引发的情绪促使自己做出自我打断？要么是来自近期人际关系的互动记忆，要么是过去与重要他人的记忆。

　　在治疗的后期阶段，治疗师的支持和鼓励有助于来访者取得进展。在这些阶段，治疗师会采取各种方法来减轻来访者对其情绪的恐惧。这些方法可以是肯定来访者的情绪体验和相关需求，也可以是以慈悲心与来访者建立联结，并鼓励他们以自我慈悲的态度面对其所害怕的情绪体验。此外，治疗师向来访者传达一种确认——他们身处安全之地，绝不孤单，治疗师一直在这里不断提供持续的支持、引导和协助——以帮助他们完成允许情绪表达的旅程。最后，研究者还观察到治疗师会明确地鼓励来访者允许情绪、表达情绪。治疗师把来访者的注意力引向他们的内部体验，强调其重要性，鼓励来访者保持这种体验并将其用言语象征化。治疗师还使用共情唤起来增强来访者对所惧怕的情绪的体验。

　　图 8.1 显示了一个解决的过程模型。流程图中间的一系列方框代表了理论−经验模型中被发现能促进解决过程的组成部分。带虚线的方框所代表的成分是继发情绪和不被允许情绪——标志着未能解决自我打断的来访者倾向于陷入的

状态。右上方较深的灰色方框所代表的组成部分强调了治疗师支持和鼓励来访者的重要性，因为他们在模型的后期阶段取得了进展。本章后面的内容会更详细地描述自我打断得到解决的组成因素。

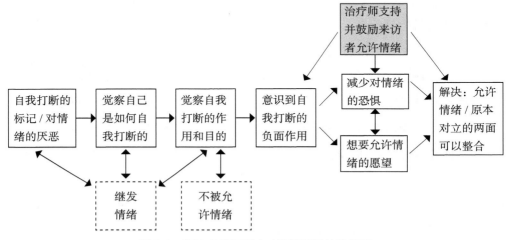

图 8.1　解决自我打断 / 对情绪厌恶的流程图

　　来访者认识到自我打断的负面影响（来自他们对自我打断的情绪代价的体验）对培养克服阻碍的动机非常重要。此外，一旦来访者看到自我打断的情绪代价和痛苦，那些克服了阻碍的人就会对受约束的情绪自我产生慈悲和保持接纳。所有这些因素结合在一起，使来访者发展出想要允许以前被封锁的情绪的动机。

　　一旦来访者达到想要允许自己情绪的状态，他们就会被引导关注他们的身体感受到的被封锁的情绪体验，并用言语象征曾受到伤害、创伤或忽视产生的情绪影响。在这一点上，直接关注内部或身体的体验很重要，因为来访者可能会重新进入过去的记忆 / 情感创伤的场景中。来访者表达了以前被封锁的情绪，解决方法包括持续地对情绪表达允许，减少对情绪的对抗，并持续体验以前被封锁的情绪（如痛苦、伤害、悲伤、愤怒）而不是偏离它，以获得有效的情绪处理方式。有时，可能需要用渐进的、微小的、逐步推进的方法来体验和表达以前被封锁的情绪，以使它保持在来访者可容忍的范围内。

治疗师让来访者关注并说出他们对体验或表达受阻情绪的恐惧，减少其对该情绪的脆弱感，从而减少其接触情绪的阻碍。在此过程中，治疗师主要通过共情和肯定为来访者提供安全感，鼓励来访者相信自己有能力应对这些情绪，而不会被情绪所压倒或觉得无法从情绪中幸存。支持性的咨访关系是减少来访者恐惧和脆弱感的一个重要因素。治疗师提供支持的方法是帮助来访者拥有一种控制感（如"你可以在任何时候停下这个过程"），使来访者对自己处理情绪的能力产生信心（如"你能活下去的"）。正如一项研究（Vrana，2020）所显示的，治疗师的支持和鼓励是帮助来访者面对对情绪的恐惧和克服他们对情绪自我打断的重要组成部分。

意识到自己如何打断情绪

治疗师需要帮助来访者意识到或演出打断者是如何拖着他们无法前进的，并促进来访者体验到他们自己才是自我打断过程的主体。来访者用自我打断、分散注意力、转移注意力的方式逃避情绪，变得麻木或与情绪失去联系。此外，他们在身体上（肌肉上或生理上）用控制、限制或约束情绪等各种方式关闭情绪、抑制情绪，挤压它，把它咽下去，或者逼它变小。

治疗师需要把这些过程带入来访者的觉察，也需要让来访者意识到认知对情绪控制的各种方式，包括对体验或表达情绪的自我约束。需要唤醒来访者看到与情绪相联系的对自我的内疚／羞愧、焦虑或无望，以及对允许情绪产生的负面评价、期望或信念。此外还有其他类型的禁令和限制，就是那些诱发焦虑或无望的禁令和限制：要么吓唬自己，让自己觉得允许这种情绪会有潜在的危险，要么警告自己即便允许情绪也只是徒劳无功。

此外，治疗师需要认识到，来访者可能会通过体验和表达那些比原发情绪威胁感相对较小的继发情绪来进行自我打断。例如，来访者可能会对另一个人表达继发愤怒，以此来避免在表达自己原发悲伤或受伤情绪中的脆弱感。

这种自我打断过程的例子还有很多。在一个双椅活现的情绪打断过程中，来访者演出了她如何在身体上（身体控制）阻止自己体验到愤怒。这个演出使人意识到她是如何进行这种自我打断的。

治疗师：你是怎么对待她的？把她压下去还是怎样？

来访者（作为打断者）：没错，就是这样，我把她压进（**治疗师**：嗯，嗯。）木头人里。

治疗师：是用你的手这样（做出压的手势）吗？

来访者（作为打断者）：不，是用脚。

治疗师：用脚！你能做一下这个动作吗？

来访者（作为打断者）：（脚踩踏的声音）踩进去，下去，下去！

另一名来访者描述了她如何分散自己的注意力，用深呼吸（身体控制）的方法来阻止自己关注悲伤。她对自己有个禁令（认知控制），坚决反对让悲伤的情绪使自己感觉无望。

治疗师：是的，然而它就在那里，而且，好像总是——它不肯消失——我的意思是，这种情绪好像老缠着你，你会怎么做呢？我想请你就在这里做出来你是怎么对待的：把它推走。

来访者（作为打断者）：就是，我就告诉自己，想点别的事情，然后深呼吸，然后，（**治疗师**：嗯。）然后它就没有了。

治疗师：告诉她——告诉她应该怎么做。

来访者（作为打断者）：嗯，我——我觉得你不要去想——不要去想这些，（**治疗师**：嗯。）这只会让你感觉难受，你就会什么也干不了。还不如，嗯，因为你其实不能……你其实也不能做什么，什么也改变不了，所以……

治疗师：嗯，嗯，所以，不要去感受——根本不要进入这种体验。

来访者（作为打断者）：是的。

意识到打断的目的：保护自己免遭所害怕的后果

对这个部分，治疗师需要帮助来访者觉察并阐明他们打断情绪的动机——帮助他们认识到，自我打断的作用是保护他们免受完全体验或表达情绪所可能导致的恐怖后果。来访者所担心的后果通常有两点：（1）损害身份、依恋安全或两者同时受损——他们担心因为表达情绪或相关的需要而陷入尴尬，被他人羞辱、批评、评判或拒绝；（2）担心被情绪所淹没——他们担心情绪会过于强烈或无休无止。

自我打断是因为来访者认为情绪会带来可怕的后果，对来访者来说，探索并了解这些想法的根源很重要。这些想法的根源通常涉及来访者以前的情绪经历，包括他们生活中的重要他人是如何表达情绪的（如从不争吵的父母、会暴怒的照顾者），他们周围的人如何回应他们表达的情绪（如惩罚、拒绝、不认可），或者他们当时拥有怎样的内部和外部资源来应对这些情绪（如一个孩子在没有照顾者充分支持的情况下独自应对压倒性情绪）。历史渊源常常也反映了社会或文化对情绪表达的规范和期望（如"孩子永远应该尊重和服从父母"）。

下面的对话摘录中的来访者在与丈夫相处时，会打断自己的愤怒，因为她害怕如果自己表达愤怒就会被丈夫抛弃（如依恋关系上的损伤）。

治疗师：什么——你害怕的是什么？你觉得会发生什么？（来访者抽泣）你能告诉我吗？

来访者：（叹气）我害怕，如果我给他下最后通牒，最后可能我们真的会分开，而且，到了这一步，我觉得我已经投入了太多，你知道的，过去的二十年，（**治疗师**：嗯，嗯。）（来访者抽泣）也许我不满意的事情太小了，不值得一提。（**治疗师**：嗯，嗯。）

另一名访者报告说，自己害怕的是如果表达对父亲的愤怒，就可能会失去自我控制，导致父亲受到伤害。

治疗师：你是说，如果你表达了愤怒，就会发生什么？你感觉是什么？（无法听清楚来访者的声音）

来访者：就是，我这样做是错的，这样做不对……你不能，不能贬低自己的父亲——你就是不能，因为我不想伤害他……因为如果我任由情绪发泄出来，我讲的话就会是最揪心的。

意识到自我打断的负面影响

治疗师需要帮助来访者认识到，他们的自我打断会产生负面影响。负面影响分为两类：（1）来访者在治疗过程中经历的身体不适和痛苦情绪；（2）继续自我打断的长期后果。来访者需要意识到自我打断是如何让他们感到疲惫、不甘、枯竭、被困、紧张、被挤压；或者经历身体上的不适、疼痛，如头痛。持续自我打断的长期负面后果包括长期陷入沮丧和困顿的现状、无法从过去的未完成事件中继续前进、无法形成亲密的关系或让他人满足个体的需求。虽然有些来访者可以自己觉察这些长期的负面后果，但许多来访者是在治疗师的解释下才明白。

在接下来的对话中，治疗师解释了来访者对自己悲伤的打断是如何让她感到不甘心和不快乐的。来访者的反应表明，她已经内化了这种理解。

治疗师：但是，善待自己是多么重要啊，就像不是仅仅用惩罚把那种悲伤赶走，因为我觉得那样只会让你觉得沮丧并放弃，而不能让你拥有真正的快乐。

来访者：是的，你说的没错。

治疗师：有一种办法，就是把它（悲伤）放在一边，然后说——就是你会说的，我不想注意它，但是它还是会一直回来敲你的门。

来访者：是的，它会来敲门。

在下面一段双椅干预工作的节选里，另一名来访者描述了当她被自我打断掌控和限制时，她的身体感受到的不舒服。

治疗师：告诉她，她对你有何影响。

来访者（作为自己，对打断者说话）：当你塞住我，就像觉得根本不可能……我觉得好痛——我的头，还有心。就好像我能感觉到那些地方在痛。想象中就像平地而起的高墙在禁锢着我。

减少对情绪的恐惧

当来访者认识到他们的感觉和需求的有效性，并体验到与允许情绪有关的安全感时，他们就会减轻对允许情绪的恐惧。他们开始明白自己的情绪是合理的，也能够被理解，与此同时，他们也开始接受治疗师传达的与情绪相关的信息。治疗师的任务是协助来访者确信他们有权满足自己的情绪和相关的需求，同时信任自己可以处理那些情绪被体验和表达后所带来的挑战。

下面这段对话说明了来访者对自己悲伤的肯定。

来访者：嗯，我不知道，现在我只是告诉自己，感到难过和悲伤也是可以的。

治疗师：是的，嗯，悲伤也是可以的，你值得，我的意思是，发生了让你不开心的事情以后，你有权感受自己的感觉。（**来访者**：对。）

下面的这名来访者能够将治疗师对自己的支持内化，这增强了她的安全感。

治疗师：你会不会想要和这种愤怒待一会儿，看看会有什么从那里出来……（**来访者**：好的。）假如有什么别的东西冒出来，我会带着你一起穿过这个感受，你不舒服的话只要告诉我就行。

来访者：好的，我想没问题，我可以试试。

允许情绪的愿望

在这个步骤中，来访者表示他们想要允许情绪，或者他们试图接近感受或和感受待在一起。在下面的对话里，来访者对最终能够慢慢地体验到一直被深藏的情绪感到兴奋不已。他用春天来比喻自己体会到的对积极改变与成长抱有希望的感觉。

来访者：你知道吗，我不知道是不是可以说，我脑子里像有一团迷雾一样。就是，这一周我都觉得，就好像，里面有团什么东西，一种感觉，等着要出来，有时候我觉得我就是好激动啊，都无法呼吸了（喘气）。

治疗师：所以，就好像什么东西在那里等待着萌发。

来访者：嗯，对，也许是的，就像有一个我很期待要见面的人，我想。有时候，我也不明白为什么，所有这一切——很神奇，所有这些正在发生的事情。它就像春天来了，简直就像花园里的花要开了一样，所有的东西好像都想要生长，生机勃勃地占领花园。

理解未解决的情绪自我打断的组成部分

在维拉娜（Vrana，2020）的研究中，情绪自我打断未解决组的来访者未能体验和认识到自我情绪打断所带来的负面影响，也没有表达出允许情绪自然流动或减少对情绪恐惧的愿望。我们注意到，那些情绪自我打断未解决的来访者特别容易依靠认知机制来打断自己的情绪，这可能会诱发焦虑或增加对情绪的恐惧，或者以批评和宣布无效的方式来阻挡情绪。结果，他们经常发现自己陷入对自身情绪的羞愧或内疚等不健康的继发情绪中。其中尤为显著的是借助一些绝望的信念及对情绪释放做负面预期来试图控制这些情绪。

尽管治疗师努力让他们看到自我打断的负面影响，但情绪自我打断未解决组的来访者仍然倾向于认为情绪自我打断的好处远远大于其负面影响。与情绪自我打断解决组的来访者相比，他们更有可能最小化、合理化或否定情绪自我打断的负面影响的程度。这种倾向加上前面提到的缺乏自我主导，进一步阻止了他们对情绪给予许可的愿望。

因此，情绪自我打断未解决的来访者坚持认为：与打断情绪相比，允许情绪体验和表达的坏处更大，此外，情绪体验本身也是好处很少但坏处很多。在这些情况下，需要更多的治疗工作，治疗师不仅要肯定来访者的恐惧是自我保护的一种方式，还要进一步研究他们如何打断自己的情绪，帮助他们认识到这种自我保护策略的负面影响和代价。

使用双椅活现进行干预

一种处理情绪自我打断特别有帮助的干预方法是，治疗师请来访者人格中打断的自我和被打断的自我双方进行对话，从而活现自我打断的过程（Elliott et al.，2004；Greenberg，Rice，& Elliott，1993）。在这个双椅活现中，治疗师鼓励来访者演出他们如何阻止自己的感觉，把具体的禁令用言语表达出来，并夸大自我打断时涉及的肌肉收缩（Greenberg，Rice，& Elliott，1993；Greenberg & Watson，2006）。最终，这种干预会激起被压抑的一方的反应——通常是对压抑的反抗——被打断的自我会开始挑战认知压制和肌肉的阻塞。最后，被压抑的情绪会冲破束缚，化解阻滞。

这种干预的目的是把被动的、自动的打断过程变成主动的过程，提高来访者对他们如何进行自我打断的认识。其目的是帮助化解这些打断过程，使来访者能够接触和处理情绪。

标记

自我打断经常在来访者描述过去脆弱经历或表达其对某些情绪的恐惧时出现。自我打断本质上是来访者给自己下达这样的指令："不要有感觉，不要有需求。"典型的自我打断通常涉及非言语的、身体方面的——有时纯粹是非言语的，如头痛或胸闷，且可能是完全自动的。自我打断的非言语标记是突然变化的，甚至有时眼看着呼之欲出的情绪却突然消失了。这些标记还包括呼吸节奏、面部表情和身体紧张的变化，伴随情绪处理的转变。所有这些都是自我打断的标记，并可能与其他非言语标记一起出现，如表示放弃的身体姿势、害羞和微弱的声音及在极端情况下的解离。

自我打断是抑制体验与表达的复杂的生理、肌肉、情感和认知过程。一些来访者在面对自己没有得到满足的核心情感需求时所体验的放弃和无望，是打断的一个重要标志。放弃和死气沉沉往往是镇压和抑制愤怒或悲伤的结果。这种感觉最常见的表现"有什么用""我才不在乎"则是一种带着犬儒味道的放弃表现。人们通过身体来表达不甘心，如叹气或耸肩，然后说："这有什么用？何必呢？"

干预

双椅活现是一项独特的任务，它会让来访者对一张空椅子上的自己说话；因此，治疗师需要建立很多的设定和架构。为了启动这项干预，治疗师鼓励来访者演出一部分自我是如何停止、阻塞、打断或限制情绪表达的。治疗师会邀请来访者让一张椅子上的自己开始与另一张椅子上的自己对话。

治疗师：那么，让我们来做一个实验，探索这种自我打断是如何发生的。在你面前的这把椅子上，你将成为那个成功阻止你表达情绪的一方。你现在所坐的这边则是你被阻止的感觉。可以请你坐到这边，成为那个阻止你生气的那部分自己吗？成为阻止你表达情绪的那部分自己。这个部分是如何不让你感到愤怒的？你对自己做了什么？

在开始双椅干预之前，治疗师为来访者提供一些心理教育至关重要，最好是在来访者的情绪打断时，从而促进体验式学习。在打断发生时开展这种心理教育，治疗师可以促进来访者对自我打断如何影响自己形成经验性理解，而不仅停留在概念认知上。此外，治疗师指出来访者的非言语行为也可以使其经验变得生动。例如，当悲伤受阻时，治疗师可能会请来访者注意他们的呼吸如何变化。当愤怒被阻挡时，治疗师可能会指出来访者是如何收紧他们的脖子肌肉和攥紧双手的。然后治疗师可能会说，在失去亲人后感到悲伤是很重要的，就像未表达的愤怒一样，如果不加以处理，这些情绪可能会导致抑郁障碍。然后，治疗师向来访者确认这一切是否有意义并说："这就像你在自言自语……我不能生气。我的余生都必须咽下我的情绪？这样做对你有意义吗？"

双椅活现任务需要治疗师按三个基本步骤进行。

1. 让来访者注意到自己正在打断或压制情绪这一事实（例如，注意到来访者每当提到某些事情时就把目光移开，或者改变话题，或者微笑）。

2. 通过询问和描述来访者在打断过程中的个人主导权，变被动为主动，变无意识自动行为为有意识行为（如"你如何阻止自己或打断自己"）。这是一项觉察任务，治疗师可以用它来详细说明有意识的经验，并说明具体的自我打断是什么（如"你对自己说了什么""你的肌肉有什么动作""如果是对我，你会怎么做"）。

3. 去接触被压制的情绪，或者整合冲突的两方面，抑或两者兼有。

治疗师需要帮助来访者首先发现自我打断的存在，然后才是去看他们如何自我打断。他们还需要承认自我打断的保护功能，帮助来访者体验驱动自我启动保护性打断的恐惧，并最终允许被打断的情绪出现。一方面，对治疗师来说，认可来访者对被打断的情绪的恐惧，并承认其保护功能确实很重要。另一方面，来访者需要发展一种觉知，即他们自己是自我打断的主体而非受害者。

治疗师需要关注自我打断过程的两个重要方面。首先是言语认知方面，这基本上是人们对自己说的话——出现在来访者叙述的话语中。然后治疗师请来访者口头表达与限制感受情绪有关的内容。其次是非言语方面，这方面涉及自我情绪打断的躯体部分。例如，来访者可能通过让肌肉紧张和控制呼吸频率来自我打断。治疗师协助来访者找到肌肉紧张之处和自我打断的方式，发现它们是如何产生的。治疗师要求体验自我情绪引出，突出显示来访者是如何通过他们的躯体动作进行自我情绪打断的。一旦来访者意识到他们自己就是自我打断的主体，就会倾向于选择停止这样做。

下面是一个临床案例，29 岁的德什是一名患有广泛性焦虑障碍的计算机分析员。这段对话可以显示出他是如何在用言语和非言语的方式进行情绪自我打断的。

治疗师：（来访者已经坐在代表打断自我的椅子上）我想让你阻止打断目前感受情绪的你。你说什么才能让他停止感觉？你对你的这部分说什么？

来访者：你不能对你父亲生气。你必须尊重他。你怎么能对自己的父亲有这种感觉呢？

治疗师：（然后建议这名来访者回到体验自我）我想再一次强调的是，对话的重点不在于对表达情绪的重要性进行逻辑或理性思考。重点是活现来访者如何受到情绪自我打断的影响。治疗师要努力让来访者感知到这种影响，将其用言语充分且精确地表达出来。

治疗师：（指向代表体验自我的椅子）请你坐在这边。当你听到这些时，你的内心会发生什么？告诉他（指着代表打断自我的椅子）。

来访者：我不知道……我想这是对的……我应该不要去管这些感觉。

治疗师：我明白。但是，这种感觉和无法表达的经历是什么样的呢？你不能对自己的感觉做出反应？这在你的日常生活中是如何影响你的？

来访者：我不知道……

一旦来访者体验到情绪自我打断的过程，治疗师就会帮助他们克服阻碍，与被打断的情绪重新建立联系，从而恢复情绪传递信息和疗愈自我的能力。为了做到这些，治疗师要引导来访者进行更强的自我打断，从而推动自我保护的反应自然地浮现在体验自我这一侧。这时，治疗师继续支持并跟随体验性的自我这边的痛苦感觉，直到来访者对自我打断做出反应，完成自我赋能。

以下是一名 31 岁男性来访者针对自我打断开展双椅工作的一段对话。这名来访者是法裔加拿大人，患有抑郁障碍和焦虑障碍。

来访者：我对他感到非常生气（针对空椅上想象的父亲）。

治疗师：告诉他。

来访者：我做不到。我只能把这些放在心里。

治疗师：坐到这边，阻止他生气。

来访者：（坐在对面的椅子上，到目前为止，这个椅子还是想象中父亲的位置）我现在是谁？

治疗师：你是一个部分的自己，不允许你愤怒的那个部分。

来访者：就是，我爸爸太高高在上了，他太强大，我只好缩回去。

治疗师：是的，但是作为你自己，不是你爸爸。让你自己缩回去。你是怎么做到的？你内在那个声音是怎么说的？

来访者：它说，"你吧，你站不住脚。别生气。我会害怕。这样是不行的，这样太危险了"。

治疗师：让他恐惧、害怕，你会怎么说？

来访者："就是，你这个笨蛋，你没有那个本事。而且，你会情绪太激动，然后你就会哭，或者你会破坏这段关系。所以还是让步吧。"

治疗师：是的，把这些再告诉他。

来访者："撤了吧，缩起来，消失吧。"

治疗师：换到这边来坐。你会怎么回应？

来访者：（坐在代表打断自我的椅子上）我觉得有点绝望，放弃——就好像，一直以来，我总是觉得，软弱，永远没人支持。但是，我又觉得我的确是有道理的。我有权做我自己。但我从来没有被支持过。可是我值得，我没有做错什么。

  治疗师：现在你的身体有什么感觉？

  来访者：我只是觉得很愤怒，就是，我感觉好像我的背直了，好像比之前高了一点儿。

  治疗师：（重新引导指向父亲）很好。再想象爸爸坐在这把椅子上，告诉他，"我对你感到愤怒"。

帮助来访者获得耐受被打断情绪的能力

  为解决自我打断，在情绪重新被唤起和体验之前，关键的一步是治疗师一定要确保来访者在与情绪接触时有足够的内部支持力量。有些来访者在感受出现时变得很紧张。在这些时候，治疗师必须以共情来回应这种恐惧，理解自我打断是一种自我保护机制，并提供更多的支持。一方面，这表示来访者需要更多关系支持，即治疗师肯定来访者和建立信任关系。另一方面，通过对情绪采取较慢的方式——一小步一小步地——建立内部支持，可以帮助来访者处理此时的焦虑。类似分级暴露或脱敏的过程对帮助来访者接触和耐受情绪是最有效的。治疗师还要协助来访者调动内部支持。例如，建议来访者保持呼吸，不要屏气，把脚平放在地面上，描述他们正在经历的东西，这样可以让他们增加与感官现实的联系。

  下面的案例呈现了一名来访者情绪表达的符号化进展：从对情绪没有言语象征的表达，逐渐转变为能够区分不同的情绪体验并进行表达。这是一名52岁已婚的斯洛伐克裔妇女，一位非常成功的公司主管，她已经在第二段婚姻中度过了12年。她有三个孩子，其中两个来自她的第一次婚姻。初次治疗中，她首先向治疗师解释了她来治疗的原因。她一直患有抑郁障碍和慢性皮肤病（荨麻疹），有人告诉她这与她的压力有关。当她承认需要"处理真正困扰我的问题"时，掉下了眼泪。她进一步解释说，她经常哭，而且感觉"无法控制"。

下面的谈话片段展示的就是她如何与治疗师一起工作，来分辨她被阻塞的、无法用言语清晰描述的感觉。

来访者：一部分的我好像想要宣泄什么……但是我又不知道应该丢出来的是什么（哭泣）。

治疗师：嗯，嗯，所以，有很多东西在里面，但你又不太知道怎么让它们出来。

来访者：嗯，嗯。

治疗师：好的，嗯，你此刻感觉到的是什么？因为，我能看到你的眼泪，而且我能看到你很努力地试图把它们压回去，但是……

来访者：对，就像你现在看到的，我不知道我为什么哭……我不能分辨那是什么。就好像，这究竟是为了什么啊？我是说，这又不是什么特别难的事情，为什么我要哭呢？（抽泣）

治疗师：好的，也许，我们不用去猜想为什么……也许我们可以尝试看看你现在正在体会和感觉到的是什么。（**来访者**：嗯。）因为，既然它此刻是比较鲜活的，那里面正在发生什么？

来访者：（叹气，停顿）我觉得里面一直有一种疼痛感，就像，我一点都不快乐。（**治疗师**：嗯。）（停顿）嗯，我跟儿子们很亲，我很想他们，因为他们现在不住在这里。（**治疗师**：嗯，嗯。）然后，我希望多点时间陪陪他们，但是，这个不现实。

治疗师：嗯，嗯，这个疼痛的感觉，多说说这种感觉。

来访者：不知道，它几乎就是身体上的，（**治疗师**：嗯。）就是身体上的疼。（**治疗师**：嗯。）而且它几乎是随时随地跟着我。

治疗师：一直在，那一定让你很累啊。

来访者：也许这是我总是觉得很累、很疲惫的原因。

在克服自我打断的最后阶段，来访者重新获得了情绪的适应性和信息传递的作用，感到自己更有力量。她从而更能接触痛苦的情绪和议题，认识到未被满足的情绪需求，并恢复情绪。解决自我打断使治疗中的其他任务得以完成，且为来访者创造了新的意义。

有时自我打断是由保护性焦虑引起的，而解决自我打断意味着敢于站起来直面它，对灾难性自我警告的部分进行安抚。在下面的对话中，治疗师就是这样帮助了来访者苏珊，一位来自欧洲的 33 岁职业经理人。治疗师帮助她站起来直面内心担忧会犯错而让自己保持沉默的那部分。苏珊告诉会担心的那部分自己：担心使自己紧张，而她需要放松。然而，内心担心的自我却回应说她很害怕，因为万一停止忧虑，她就不能保护苏珊。

来访者：（对忧虑的自我说）不要再跟我说小心、小心，我一直谨小慎微，不敢犯一点错，实在太累了！

治疗师：在这里，你需要她那边给予点什么？告诉她。

来访者：我需要你停止担忧。不要再跟我讲"会出问题的"。我需要你冷静下来。

治疗师：坐到这边（指着代表打断自我的椅子，现在来访者坐过来了），那么你怎么回应她？她（指着代表体验自我的椅子）说，"我需要你冷静，我实在是精疲力竭"。

来访者：（从打断自我的位置说话）我不能停下。我害怕，假如没有我，你就会陷入麻烦——做错事，然后你就会被拒绝。

在处理了一些关于来访者总是被母亲纠正和指出错误的回忆之后，来访者从代表体验自我的椅子上对代表打断的自我说话。

来访者：我是有能力的。我不需要你总站在我身后。而且，就算有时候我犯错了，我也能自己处理，我能搞定。我想要你往后退，给我点空间……

治疗师：所以，你在安抚她，向她保证就算没有她一直盯着，你也能自己搞定，因为你有能力管好这些事情。

来访者：（含着眼泪叹气）嗯，是的，就是这样……这就是我想要的。这让我感觉好多了。

从这里开始，苏珊的焦虑消失了，她觉得更开心了，也不那么恐惧了。接下来，我们来看一个更完整的解决自我打断的双椅活现工作。穿插在对话稿中的是一些解说性的评论，方便读者看懂在这个改变模型中包含哪些不同的组成部分。

咽下悲伤：不再打断愤怒和悲伤

这个案例中的来访者基妮是一名 38 岁的白人女性，她来接受治疗时患有抑郁障碍和焦虑障碍，并对自己的进食障碍和成瘾感到担忧。如下面的对话所示，她要克服的情绪自我打断涉及与交往十多年的男朋友分手后，内心激发起却被打断的愤怒和悲伤。与约翰交往了 14 年并最终分手后，基妮的进食障碍和成瘾问题急剧恶化。在咨询谈话逐字稿的第一部分中，她谈到了与新伴侣（亚罗）一起去度假屋过周末的情况。

治疗师：所以，对你来说要接受这些——这些感受，真的很艰难，这些，有情绪的那部分你。

来访者：是的（点头），是的（点头），我想是这样。因为我注意到这里确实有一条鸿沟，（**治疗师：**嗯，嗯。）就是，特别是当我讲到对约翰感到愤怒时。然后，我意识到，这些……有一条实实在在的鸿沟，因为我不喜欢，我不愿意觉得自己是一个，你知道，怼人，我是说，拿小刀子丢向他人的那种人，（**治疗师：**你的确是这样。）然而，我却，是的，而且那——那——我正在变得更加自在地去做这些事情，可是我意识到，我明显地，即使现在也不舒服，因为我以第一人称说话时感到自己很挣扎。用第一人称说话，我……我，呃……

[意识到对愤怒的厌恶]

治疗师：对你来说，表达自己真的很不容易……另一部分——另一个——那个被动而理智的你。

来访者：是啊，因为那里有一个理想的我（咯咯笑），这里又是实际的我，然后我觉得我很小心地维护那个理想的我，但是这个鸿沟非常令人讨厌。

治疗师：（指着代表打断自我的椅子）你想不想把这两个部分分开，让她们彼此对话？

来访者：我不确定——我不太——我不觉得我在对抗它（喉咙发紧）——我不太确定——我能做，因为我会看着它。如果这样是合理的话——我在一个真的，不知道，我可以试试——那边应该是谁？（咯咯笑）

治疗师：你现在更多地感受到那个理想的自己了吗？那个善良的、想要让一切都很冷静、很泰然镇定的自己？

来访者：实际上是跟另一边——全部的，嗯，我完全是——有点，呃（叹气），没有更好的词——是左脑的状态，我就是很理智，非常——冷眼旁观它，我就是……这样的。

治疗师：所以，你的大脑、分析的部分（来访者点头，治疗师指向代表打断自我的椅子）。这是那个冷静的、镇定的、理性的那一边。好的，停下那个情绪的部分——告诉她，你不应该表达自己？你是如何阻止自己表达自己和自己的情绪的？

来访者：我试试看（遮住眼睛，深深吸了一口气）——不，因为在理智上，我认为我应该更清楚地表达那些情绪。我知道我应该更清楚地表达那些情绪——这样就能让我的生活变得更简单。

治疗师：嗯，嗯。阻止她表达自己的情绪。

来访者：我不知道——我是怎么做的，但是我就是这样……像这样暂停，就是当我感到自己开始情绪化时。

治疗师：所以……你做了什么？（**来访者**：是的。）然后里面发生了什么——你的大脑会一片空白吗？

来访者：不，我——我叹气。我是说，那就是我给自己喘息的空间，好吧（叹气），好吧，只是有点——嗯——它是——我只能用比喻来想这件事——就是，我吞下了情绪，我就是这样做的。［认识到自我打断中的自我保护功能］

治疗师：所以，你吞下情绪来阻止自己？

来访者：嗯。我不知道——我想你是问我如何——如何——为什么我要阻止自己？

治疗师：呃，看看你是如何阻止自己的——你吞下了它们？（**来访者：**嗯嗯。）把它们吞下去。

来访者：嗯，嗯（点头）。（**治疗师：**好的。）把它们留待以后。

治疗师：好的（点头，治疗师模仿吞咽的动作）。吞下——把它们吞下去是什么感觉？

来访者：嗯，挺好的。我觉得——我是说，在某些方面——在某些方面，我感觉好点。同时，我能感觉到脊椎和肩膀里有某种紧绷的感觉渗透进来（指着自己脖子后面和肩膀）。［觉察到自我打断的保护功能］

治疗师：有没有消化不良？［**来访者：**但是——没有，没有（笑）。］（治疗师笑）

来访者：不，没有消化不良——我好像很擅长消化这些（继续笑），习惯了。嗯……

治疗师：这里有紧绷感。你能从紧张出发来说说它吗？（来访者叹气）（治疗师低声说）你的紧张会说什么？

来访者：是的。我——我——我的意思是，我能感觉到我的喉咙（指着脖子）有一种卡住的感觉（指着脖子）。

治疗师：（指着自己的脖子）卡在这里？

来访者：我此刻就正在吞东西（深呼吸并捂住脸）。我知道我对周末要去小度假屋感到非常紧张——所以这是我感到紧张的事情之一。

治疗师：那种感觉是怎样的？

来访者： 嗯，我不知道。我一直在努力搞清楚，但是（叹气），我不知道。

治疗师： 和这种紧张在一起待一会儿。（来访者点头）嗯，嗯。（治疗师低声说）你能聚焦于紧张吗？（来访者叹气）尝试用言语描述这种紧张？

来访者： 现在那个空间又消失了。这就是它给我的感觉。

治疗师： 所以好像你感觉到了更多？你感觉有点……

来访者： 嗯，是的。因为在度假小屋里，它不是——我觉得不是我的空间。而且（叹气）是的，所以这个想法——呃——这又是理智化的想法，但是——我觉得会——我就会不得不更多地沉浸在那个理想的自我中，而不是试图找出那个自然的自己。我的意思是，那有点……

治疗师： 觉得你必须成为什么？时刻保持最好的行为？是吗？就是，不能做自己？

来访者： 是的，因为——不是因为（叹气）我特别糟糕，而是我认为现在——我正在努力做到的，或者我想要弄明白自己如何表达（叹气）的事情——就是很多负面情绪。有很多愤怒，有很多，嗯，沮丧……那类情绪。

治疗师： 对什么感到愤怒和沮丧？（来访者叹气）同时有很多东西。嗯，我试着想把它们分开（叹气）。亚罗（新伴侣）侵犯了我的空间，或者我觉得他侵犯了我的空间——那个我正在努力——我真的试图努力定义的空间——但不仅如此，我知道愤怒与约翰（前男友）有很大的关系。我还没有弄明白。

治疗师： 所以，你感到愤怒了？

来访者： 嗯。

治疗师： 而且很挫败？而你又不太确定如何表达？

来访者： 嗯，嗯。

治疗师： 你对约翰仍然感到愤怒？

来访者： 我能感觉到我的语气非常（**治疗师：** 嗯，嗯。）——但是，我——我对他简直怒不可遏！怒不可遏。每次——就是我还是需要打电话给他，让他周末来照顾一下我的猫和鸟。但是我的生气，让我——我们能和平相处——

从某些程度来看我们相处得真的很好。但是，他竟然就这么斩钉截铁地抛下一切就走了，我实在气极了。就是这样，我努力保持友好、冷静。但我就是（叹气）……

治疗师： 现在咽下去了？

来访者： 嗯。

治疗师： 把它吞下去了？

来访者： 嗯，它让人不太舒服。我能感觉到它——它是有点，仿佛有毒——就是污染一切。[意识到打断的负面影响]

治疗师： 所以，吞下去的时候是什么感觉？它进到里面，在你心里，毒害……

来访者： 它的确——毒害——它会——毒害我和亚罗的关系。

治疗师： 它会在心里腐蚀你。

来访者： 我的意思是，我可以一直感觉到，我生气时会把他们的名字弄混，真的很糟糕。我对亚罗生气的时候总叫他"约翰"。所以，我真的很伤心——我知道在某处（手臂举起来）……

治疗师： 这里发生了什么？（指着来访者舞动的手臂）

来访者：（闭上眼睛，摇摇头）哦，我只是想（叹气）——我是（用手捂住脸）。我真的好想对他大叫。

治疗师： 那为什么不对他尖叫呢（指着另一把椅子，现在代表约翰，她的前男友）？对他尖叫（把椅子靠近来访者）。

来访者： 啊！他就是——哦，我甚至无法表达自己对他的愤怒（捂住眼睛，声音颤抖，深呼吸）。

治疗师： 你想对他喊什么？（治疗师轻声说）试试吧。[支持和鼓励]

来访者：（深呼吸）——他走了——他就这么一走了之了，而现在（深呼吸）……

治疗师： 这听起来还不太生气。

来访者：我知道它听起来并没有那么生气。它是（深呼吸）……

治疗师：（拍打椅子）"你竟敢一走了之？你竟敢！"[在治疗师的支持和鼓励下接近情绪]

来访者：甚至没有……我的意思是，这对他来说没有任何意义，结局只能是这样……

治疗师："你就这么抛弃了——就这么背弃了我们的关系！"

来访者：完完全全地（来访者用手捂住脸，深吸一口气）。

治疗师：你能对他说这个吗？

来访者：不，不，不！（手捂住脸）不，这就是问题所在，我没办法告诉他。我能感觉到我——我就是把一切都吞下去。

治疗师：好，那就再吞（来访者深吸一口气）更多。把它都吞下去。（来访者深吸一口气）这种感觉一丁点儿也不要有，直接把它吞下去（指着另一张椅子）。你是怎么做的？

来访者：我挤压肚子。屏住呼吸。[自我中断的自我保护功能的阐述/表演]

治疗师：是的，就这样做。用你的手对着枕头做。（来访者抱住枕头。）只要收紧，握住它……到这边来。

来访者：（坐回代表体验自我的椅子上，深吸一口气）

治疗师：把它吞下去是什么感觉？当你把它吞下去的时候，里面的感觉是什么？它在对你做什么？

来访者：（深吸一口气）哦，它——它是——它（捂住眼睛）——它——腐蚀这个词很恰当。它——它在摧毁我。[意识到自我打断的负面影响]

治疗师：你能从这种感受出发来说说它吗？这种感觉——它正在摧毁你？像癌症一样侵蚀你？

来访者：不，更像在边缘不断磨损，让我分崩离析。

治疗师：你感觉正在慢慢地分崩离析、解体？

来访者：（点头，深吸一口气）。

治疗师：嗯（叹气）。所以，你不能去那里？

来访者：（摇摇头，深深地叹了一口气）而且每次我和他说话——哦，我想—— 一部分我想维持足够久的愤怒——（想要允许情绪）——但每次我和他说话，我就想起为什么我那么希望一切都能好好的。而且，所以，就是这样（叹气并捂住眼睛）。

治疗师：（指着代表体验自我的椅子）。

来访者：（回到代表体验自我的椅子上）。

治疗师：告诉我，对你们的关系你怀念的是什么？它很特别吗？

来访者：（捂住眼睛）哦，怎么……

治疗师：有什么特别的？

来访者：它是多么有生气，多么（叹气），哦，它是（叹气）——它那么短暂，那么有生气，我们可以谈任何事情，而且，我的意思是，我们的想法交织成的舞步就像无穷无尽，而且很精彩，令人兴奋；还有，哦，最糟糕的是，即使在我们住在一起的时候，他也在背叛我（声音颤抖）。我真的很珍惜。当时——我的意思是，这才是最可怕的——同时，他一直在贬低我（捂住眼睛），我就像——它是——但是，与此同时，他贬低我，而我在保护我们，保护我自己——我很害怕我生气。［意识到自我中断的自我保护功能］

治疗师："我真的很珍惜这个"，他是如何贬低你的？

在这个节点，来访者描述了约翰是如何在智力上贬低她，以及她由此产生的自我怀疑的感觉。几分钟后，治疗师再次问来访者，在她演示了前男友如何贬低她之后，她现在感觉如何。

治疗师：你听到他说"唉，你很聪明，但这些想法只会让你堕落。它们……"，当你听到他说这些的时候，你的内心是怎样的？

来访者：（深吸一口气）现在还是那时，还是都是？（**治疗师：**现在。）嗯（叹气），我感到特别——不是生气，我感到特别悲伤（**治疗师：**嗯。）（流泪，捂住眼睛）因为我所记得的是，我一直试图跟上他的节奏，所以这有点——就像，好吧，这样不好，所以我就那么做——这从来不好，没有一个是……

治疗师： 你能跟悲伤待在一起吗？（来访者点头）你能让它流动吗？（治疗师轻声说）那么，就让它流出来吧。

来访者： 不（摇头）。我不能。[意识到对悲伤的厌恶]

治疗师： 你把悲伤吸回去了吗？（来访者深吸气）吸回去。

来访者：（点头）我马上就吸回去了（叹气，然后深呼吸，再叹气）。是的，这一点我很擅长（抓起一张纸巾，点点头）——我马上就吸回去了（叹气，深呼吸），然后我就安全了。[对自我打断的自我保护功能的觉察]

治疗师： 是什么感觉？你把它吸回去了吗？（来访者叹气，用纸巾擦脸）你能夸大一下"吸回去"的感觉吗？呃（发出吸的声音）。（来访者模仿吸的声音）你能再夸张一点吗？更夸张一点？（来访者吸一口气）你把它全吸进去的时候是什么感觉？

来访者：（吸一口气）就很平常。因为我习惯了这么做。这让我能够停下来，不去感受我一直都在这样做。它使我不必去感受它。[意识到自我打断的自我保护功能]

治疗师： 它是什么感觉？很熟悉吗？（**来访者：** 嗯，是的。）

来访者：（吸一口气）哦，我能感觉到每一块肌肉的边缘都在被它刺痛，想要挣扎着出来。

治疗师： 嗯，嗯。有什么东西在挣扎着要出来？

来访者：（叹气）确实如此——它就像我身上的这块乌云一样。我心里有个画面，就是想拿刀砍他，因为我太生气了。（**治疗师：** 嗯。）但我并不真的——我——我知道我想砍他，这就是我的感觉——他已经用刀把我划开了（泪流满面，捂住脸）。[想要允许情绪]

治疗师： 所以，你觉得自己被刀划开，受伤了？（来访者点头）嗯。（**来访者：** 是的。）你想以某种方式伤害他，让他感觉到痛苦？

来访者：是的。我不能——我觉得，这就是问题所在——我根本无法接近他（叹气）。

治疗师：所以，你感到非常无力？［**来访者**：是的（点头，然后叹气，捂住眼睛）。］你不想——你不想在这里做出来……对他表达这种愤怒？

来访者：不——我觉得真的很害怕。［意识到自我打断的保护功能］

治疗师：如果你表达出来，会发生什么？

来访者：我不知道。嗯——哦，我知道。我会尴尬，或者可能我会失去控制。

治疗师：觉得在这里发火是不安全的？

来访者：不（摇头）。不觉得（叹气）——我不认为在任何时候觉得安全过，但这是一个——这听起来很理智，但它不是——我想这正是他真正设法（叹气）在我身上不断强化的一件事，就是让我觉得一点都不安全。我的意思是，这不是……

治疗师：你不觉得安全，在任何地方？

来访者：（摇摇头）不，不，他总有办法把我脚下的地毯抽掉。我的意思是，每次我觉得我的大厦终于建起了一点——它，嗯，它就会马上被摧毁，而我的意思是，他从来没有（叹气）……

治疗师：所以，如果你在这里放下自己的防御，（**来访者**：好的。）并且去感受那些强烈的愤怒和悲伤的感觉……就会？他也许会拿这些来对付你？（来访者叹气）他会对你施压？（**来访者**：嗯。）你害怕在这里大声把这些争吵讲出来？

来访者：呃嗯（叹气），我觉得我并没有什么办法让自己——让自己能够感受到它……我是说，它不是一个我头脑里的想法——我知道，我知道它一定在我里面，因为我觉得不安全，即便安全的话，也是只能在一个很小的范围，我的意思是，像地狱一样——你一定见过这种……每次我试着想要表达愤怒，我都做不到。我已经完全被关闭了［**治疗师**：嗯，嗯（叹气）。］就算是（咽口

水）——我想，这就是保护（摇头，叹气）。[觉察到自我打断的自我保护功能]

治疗师： 在我看来，可能，对你最有用的或许还是——把这些表达出来。
[治疗师通过给予鼓励和肯定，帮来访者减少对自己情绪的害怕]

来访者： 是的。

治疗师： 如果你可以，让那些愤怒出来，我觉得这可以帮助你转化自己的
状态，可能在各个方面都能有一些改变……

来访者： 噢，我知道，我的意思是，我知道那……（叹气）——我知道
（深吸一口气）。[想要允许情绪]我，我不知道怎样——我不知道该怎么做。
我的意思是，我不会……（声音颤抖，叹气）

治疗师： （轻声细语）它好卡啊。（来访者点头）可是又没有固定的方法。

来访者： （摇头）没有，我是说，我（叹气，捂住脸，开始抽泣）……而
且，自然地就会开始进入感觉不好的感受里，不是我不相信你，而是，有什么
东西——我无法逾越。[觉察到对情绪的反感/打断]

治疗师： 嗯，嗯，所以不是因为我个人的原因……

来访者： 不，而是一种特别难受的感觉——哪怕是跟你一起，我也不觉得
足够安全，当我——当那种生气的感觉开始往上面冒的时候……

治疗师： 你觉得它会怎么样？摔烂一把椅子？伤害我？

来访者： 不——不是伤害你。嗯……

治疗师： 在墙上砸出一个洞？

来访者： 是的（吸鼻子和呼气）。是的，我有——我有两个（叹气），我的
意思是，我知道，我想在理智上我知道发生了什么。我有两种模式——两种愤
怒的模式。一种是我母亲的模式，它是——那是我最终使用的模式——就是不
去，（**治疗师：** 嗯。）不去表达，就是有点——它有点——对，但它就终止了，
哦，然后，搞得到处都是。（**治疗师：** 嗯。）就是虽然愤怒好像停止了，但是蔓
延得到处都是。另外一种是我父亲的模式，他的确会把椅子扔来扔去。（**治疗
师：** 嗯。）我的意思是，他从来没有——他从来没有打过我们任何人。他总是

非常小心，但我是说，他有这些巨大的、爆炸性的、破坏性的……

治疗师：所以，我想对你来说这真的很可怕，想要知道如何表达——但是你不知道——应该如何，嗯，你只有这两个极端？而且，似乎很难信任自己可以不用那种——就像父亲一样那种爆炸（来访者：嗯，嗯。）的方式表达愤怒，（来访者：是的。）而像母亲那样做的话，又是不断地在腐蚀自己。你需要找出超越他们的一种方法——去表达愤怒。[治疗师支持并鼓励来访者允许情绪]

来访者：是的，而且，我不知道那要怎么做，因为，我只是——我的意思是，当我想要表达愤怒时——我意思是，它真的就等于扔把椅子去砸窗户，而且，而且（叹气）……

治疗师：你能去捶椅子吗？你可以这样做，你不会破坏什么的。

来访者：不，不，我觉得这样做我会很尴尬。我的意思是——感觉一样，我就是，我就是（叹气）。

治疗师：你能用言语表达愤怒吗？（来访者叹气）这也是一种表达的方式。（轻声细语）我会在这里支持你的。[安全感，治疗师通过支持和鼓励减少来访者的恐惧]

来访者：（摇头）噢，实在太难了。我是说——我觉得自己应该能做到——实际上我却不能——就是，我知道，我找不到任何词来表达愤怒。我只有那些乖巧的、被动的——那种词，就像"我不开心""这让我不开心"这种话，我觉得这些，这些不是表达愤怒的词语。这些只是回避，但是我想要能够表达愤怒。我值得更好的生活。

治疗师：告诉他，他对你干了些什么。

来访者：（叹气，捂住眼睛）因为我没有（抽泣）——我翻来覆去地想他对我所做的，但是最让我生气的是他做了……（抽泣）

治疗师：是的，你有权感到很生气。

来访者：我的的确确有权。[通过自我肯定来减少恐惧]我——我真的对他，和他对待我的方式感到愤怒至极。他是一个傲慢、自私的人，我恨他的所

作所为。我也很难过——难过我没有为自己挺身而出，难过我失去了所有好的部分。[允许情绪]

在之后的 14 分钟里，来访者和治疗师继续进行了一段谈话。在这段时间里，来访者能够与自己的情绪相处，以有成效的方式处理感受，区分自己与约翰关系的各个复杂方面——包括好的和坏的。一个新的自我叙事开始悄然形成，这个自我故事有助于她理解为什么自己一直未能为自己挺身而出，站起来面对约翰——因为害怕失去曾经的关系中美好的部分。最后，她谈到自己现在要放手，并且继续前进，但同时也需要时间来处理和哀悼丧失，以及为自己提供所需的支持。在上面这段对话中，我们看到在治疗师的支持和鼓励下，来访者如何接触所担心的情绪，并描述了自我打断的保护功能，最终通过活现它来体验其负面影响。这顺利地推动了来访者接受和表达愤怒情绪的意愿，最终让来访者能够体验和表达愤怒。

● 小 结

　　本章所呈现的观点是，为了治愈来访者不安的灵魂和精神，他们需要体验与他们的经历有关的情绪。然而可以理解的是，人会保护自己，不让自己感受到可怕的、痛苦的情绪。来访者会担心，如果允许这些情绪，他们就会崩溃、解体或无法应对，所以他们尽自己所能不去感受。然而，越是抵制的东西越会持续存在，所以阻挡不是一个有效的解决方案。保护或回避并不总是刻意的和有意识的，这只是心灵习惯性地保护自己不崩溃的方式。因此，来访者往往需要帮助，才能与他们中断的情绪重新建立联系。

　　在这一章中，我概述了疏通情绪自我打断的步骤，并强调了让来访者意识到自我打断的负面影响的重要性。通过几个具体案例，我说明了治疗师的积极鼓励如何有助于来访者面对情绪。治疗师消除来访者的恐惧，帮助他们相信自己即使解除保护也能够全身而退。此外，我还讨论了关注自我打断机制如何运作的双椅过程，这是帮助来访者解决自我打断的一个极具价值的工具。通过详细的案例分析，我展示了这一过程的大致工作方式和效果。

在下文中，我将把重心转向介绍哪些过程和技能对帮助来访者离开痛苦情绪是很有必要的。"离开"的核心过程，是通过辅助来访者建立更多具有适应性的情绪反应来促进他们从痛苦情绪中离开。

第三部分

离开痛苦情绪

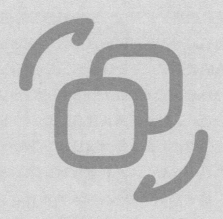

第 9 章
处理需求

关注情绪转化的心理治疗的目标在于改变痛苦的非适应性情绪。例如，对被遗弃的恐惧，对童年被虐待的、被毁灭的恐惧。当这些情绪能够在治疗的当下被唤起（如第 5 章和第 8 章所述）时，它们就可以通过激活更有力量的新情绪来得以转化。作为治疗师，我们如何帮助来访者接触并获得这些更有力量的情绪呢？我和我的同事（Greenberg & Malcolm，2002；Greenberg & Paivio，1997；A. Pascual-Leone & Greenberg，2007）发现，将情绪中未被满足的需求激发出来，是促使适应性情绪产生的最有效的方法。举例来说，非适应性羞耻感（一种内化他人的蔑视而来的情绪）可以通过拥有肯定的感觉被转化。当来访者看见自己不仅需要且值得被认可时，这种与需求的接通就能触发适应性情绪。这些适应性情绪包括面对不认可时的愤怒、对丧失的悲痛，也许还有对自己的同情心。随之而来的就是形成一种自豪感、有价值的感觉。

人们的每一种情绪体验都涉及一组特定的需求。当这些需求得到满足时，体验循环就可以正常流动，这种情绪是快速且短暂的。当我们感到羞愧时，需要获得重要他人的肯定，当这一需求得到满足时，我们就会感到内心平静，且再次在内心世界及与外界的互动中体验到自在和自信。然而，如果这些需求没有得到满足，不自在、痛苦和折磨的感觉就会持续存在。为了处理这种痛苦，我们的内心就会构建对未被满足的需求和情绪痛苦的情绪模式记忆，它就像一个警报系统，可以用来保护自己。然后，这个系统可以在各种情况下被触发，只要我们遇到的情况与痛苦的原始情形相似，就会提醒我们注意危险。情绪模式的运作方式类似于一个过于敏感的警报器。人们也可能用继发情绪来掩盖原发情绪，以保护自己免受痛苦；这些继发情绪表现为一系列无奈、无助、无能为力或深陷于不良情绪中的感受，如无望、焦虑或反应性愤怒的感觉。

我们发现，专注于重新拥有以前未被满足的情感需求有助于调动原发适应性情绪（Greenberg，2015；A. Pascual-Leone & Greenberg，2007），而这会成为改变的强大动力。这些新的适应性情绪有助于修正旧的非适应性情绪，而这些适应性情绪恰恰是来访者过去一直无法体验的。此外，聚焦于原发适应性情绪有助于人们更加有效地满足其他情绪需求，因为这些情绪会引导行动和解决问题的方向，使需求得到满足。新体验到的原发适应性情绪带来新的可能性，来访者进入这些可能性，就消除了有问题的情感和认知反应。适应性悲伤有助于浇灭孤独和不值得的痛苦，同时它也帮助来访者放下自己从未从父母那里得到的、对亲密感的需求。接触需求和新的情感有助于来访者改变旧的信念，不是通过理性地讨论信念本身，而是通过活生生的情绪体验来否定这些信念。人们不可能在体验到自己值得被爱的同时，又相信自己是不配被爱的；同样，他们也不可能一边自我确信而意气风发，一边又在恐惧中退缩。

什么是需求

激活新情绪的一个关键方式是聚焦于需求是什么（Greenberg，2002，2015；A. Pascual-Leone & Greenberg，2007）。这个过程的本质是：当来访者接触到恐惧、羞愧或悲伤等核心痛苦的适应性情绪时，内嵌在这些情绪中的对联结、安全和肯定的核心需求就会被激活。如果能够帮助来访者感受到他们值得拥有以前未被满足的需求，他们就能够发展出与自己的需求有关的更多适应性情绪。因此，当来访者感觉到他们值得被爱或被重视时，一种需求就会被带到意识觉察的中心。然后，情绪系统会做出自动评估：该需求没有得到满足，情绪系统就产生一种自动的反应，通常是健康的愤怒或悲伤，或者对自己的痛苦表示同情。

鉴于处理未被满足的需求对改变情绪的关键作用，治疗师就要讨论什么是需求，它们起源于哪里，是先于情绪还是来自情绪。另外，我们如何知道某些东西是不是需求？人们是天生就有某些内在的需求，还是情绪为人们提供了发展需求的模板？一种假设认为，基本驱动力或动机是我们天性中的本质，是与生俱来的部分，这种假设在一般的理论观念中根深蒂固，所以我们常常需要花费大量的心思来认识到生命可能并非由预先确定的动机系统所支配。我提出的观点是，心理需求不能简单说是天生的。它们不同于基于生物的驱动力，如饥饿或口渴，生存和发展的基本动机；相反，它们是从情绪中发展而来的。

动机与需求

动机是指一个人需求、想要、想做、渴望或打算做的事情。它源自motivus 一词，意思是"去移动"。动机被认为是由人类的许多不同的需求演变而来的，包括生存需求、依恋、自我实现、归属、掌握、权力和自尊（Bowlby，1988；Maslow，1968；Murray，1938；Rogers，1959；White，1959）。虽然我不否认这些动机的重要性，但我相信实际上是我们与生俱来的情绪——情绪是"给定的"——促成了动机、需求、愿望和欲望，这些东西都是从基本情绪、情感调节和意义创造的过程中发展而来的。

由此，人类的心理需求并非像本能或反射那样是先天的，而是在一个复杂的发展过程中被构建起来的现象。人类的需求是从情感中产生的，它们代表了基本的喜欢和不喜欢，是有机体为保持一种幸福状态而渴望的东西。我们渴望得到一些东西，因为它们有好处，能促进生存。这些需求或欲望是在与环境的互动中、通过两个基本的先天过程运作而构建起来的：情感调节和意义构建。基本上，我们会渴望那些有助于实现情绪所指向的生存目标的东西，从而感觉良好。情绪的进化是因为它们促进了生存，而人类就开始发展对其生存有利的东西的需求。例如，愤怒的目的是保护边界或克服阻碍，恐惧的目的是逃离危险。在这两个例子中，当目标实现后，生物就会放松，并发展出一种对保护或逃离的愿望或需求，因为这对自己有好处。悲伤的目的是要伸出手或呼喊，去寻求接触或安抚；厌恶（恶心）指向的则是驱除有毒的和味道不好的东西。所有的进化都是以行动为导向的系统，以帮助生存并在目的达成时感觉良好，进而想有更多这种感觉来实现这一目的。此后，生物体发展出对边界、安全、自在和驱除有毒物质的需求或欲望，因为这样对它们有好处。

在我看来，生存和成长的动机是各种生物唯一共同的先天动机。这种动机与两个主要的先天运行过程共同作用。（1）情感调节，即努力在生理上稳定有机体，调节交感和副交感神经系统；情感调节在功能上表现为试图获取想要的感觉，避免不想要的感觉。（2）意义创造，即努力理解情感的意义，以及更广泛地弄清我们自己、我们的生活和我们的世界的意义；意义创造在功能上表现为叙述的构建。当然，这些只是一般的目的运作过程，并非具体内容下的动机。

然而，将这些具体内容动机识别出来的尝试，如依恋、自主、成就或权力，在许多文化中是如此强烈，以致人们很难将这些动机视为情感的衍生物。例如，依恋，即联结和被保护的需求，被认为是一种基本的主要动机。它显然是一种极其重要和强大的力量，特别是在婴儿和学步儿童中，但我认为，将具体内容归结于依恋或任何其他动机而非生存，并声称依恋是一种天生的驱动力是错误的。与其说依恋是一种天生的动机，倒不如问问：依恋发挥作用的机制是什么？我们需要解释是什么导致了它的存在，而不是将动机简单视为抽象的概念。这同样适用于其他被假定的动机，如对掌控或自尊心的需求，或者形成连贯身份的动机。

针对这个问题有一个绝佳的例证。在 16 世纪，医生观察到所有人类及所有哺乳动物都会睡觉，因此他们推测，存在一种休眠的动机。这并不是对睡眠产生的原因进行解释，而只是把睡眠现象命名为一种动机。这其实是通过混淆解释与描述来创造出一个虚构的概念。人类显然确实存在依恋现象，并努力追求权力、地位、成就和掌握（Bowlby，1998；White，1959），但这些努力最好用复杂的潜在过程来解释，而不是把先天的动机作为答案。爱和权力对理解人类经验很重要（Gilbert，1992）。对安全和兴趣或刺激及掌握的需求似乎也都很重要（Greenberg & Goldman，2008）。我们的祖先能够生存下来，多半是由于他们属于一个群体，因为群体提供了保护和安抚。生存也得益于他们的好奇心和对新事物的兴趣，因为他们在生存危机出现之前就提前学到了一些事情。所有这些都有助于人们的安全和他们掌握周遭的情况，但不是因为他们有天生的动机去做这些事情。相反，那些有以获得依恋和掌握为导向的情感系统的人，比那些缺乏这种情感组成成分的人生存得更好。与生俱来的只是那些能促进生存的各种目标达成的情感。

那么，如果这种依恋"动机"不是与生俱来的，人们如何会发展出如此强烈的依恋情感，以至于需要寻求他人的安抚和亲近呢？当柔软、触碰和安抚被体验为调节婴儿的生理机能并因此带来满足时，婴儿就发展出对它的渴望，因为它对婴儿有好处，让婴儿感觉很好。有机体获得这类被调节的感觉后会自动去追求。随着时间的推移和经验的加强，这类感觉会被有意识地表达出来，并被称为需求或欲望，它们是对人们有益且能得到满足的东西。人们渴望和想要某个特定的人；或者他们渴望和想要听歌剧或摇滚乐；或者他们想要做一项活动，如滑雪或阅读。这些欲望被体验为不同程度的心理需求。欲望的过程也会导致它的反面，即需求被剥夺的感觉，当欲望或需求不能得到满足时，就可能成为巨大的心理痛苦的来源。

情感调节和意义创造的作用

我在这里提出的观点是，情感调节和意义创造都是需求的重要发展过程。人类拥有的这两个主要过程的作用是为生存这一基本宏观动机服务，帮助创造需求。因此，与假设一套基本动机（如依恋、掌握或控制）相比，我更倾向于认为心理需求是由以下四个要素之间的互动建构的一个过程：（1）对于何为利何为弊的基本的先天偏向、偏好和情感价值，（2）生活经验，（3）情感调节，

（4）意义创造。

人们生来就有生存的动机，有一套进化形成的基本情绪，加上情感调节和意义创造系统，以达到生存的目的。所有的心理需求都于这些基本要素中产生。例如，在情感系统的预设下，婴儿会喜欢温暖、熟悉的气味、柔软、微笑的脸、高音调的声音和互相凝视。这些都会促使婴儿产生神经化学反应、行动倾向，以及对生命有支持作用的积极情感。一旦经历过，这些偏好就被列入"值得追求"的体验。同样，婴儿对约束有消极的反应，震耳欲聋的噪声、知觉上的不适和过度的刺激也让他们想要远离。经验导致了情绪模式记忆的发展——这些模式记忆会对什么感觉舒适或什么感觉糟糕做出预判。随着认知的发展，婴儿喜好和不喜好的东西在意识中得到进一步巩固，成为有意识的需求和欲望。

需求或欲望的产生源于追求有益于生存或能带来良好感觉的事物，或者避免有害生存或会引发不适感的事物。需求或欲望的产生还来自记忆和意义叙事的编码过程。某个事物对我们有好处或坏处的感觉是一种奖赏或惩罚，引导我们渴望或回避该事物。于是，人们就渴望获得自己体会过且已知能帮助生存的东西。生理上的平衡和自我内外一致性通过良好的感觉和经验向我们传递信号，这些信号在我们及我们所处的文化中都是合理且可理解的。因此，这促进了适应性的行动。

此外，需求是由情境而非内在驱动力引起的。需求不是已然存在的，然后推着我们往前，而是随着情境产生的。我们可以看到，即便在灵长类动物中，雄性猿猴的性欲也会因为有新发情的雌性猿猴出现而被唤起，哪怕雄性猿猴刚进行了交配。人类的心理需求是被刺激激活的。人们对新鲜出炉的面包产生渴望，是因为闻到了厨房飘出来的香味；对触摸产生渴望是因为看到了他人。这些渴望是由刺激引起的，而不是源于内心的驱动力。并且这些需求或欲望也不是与生俱来的，而是从品尝面包和被触摸的体验中发展而来的。

神经回路

情绪的神经科学研究已经开始为我们解释，需求是存在于大脑中的实体，准确来说，即神经回路。它是体验所产生的果实，由一系列相对有限的情感偏好和倾向引导，在生命体的早期表现为一些行动倾向（趋近或远离），之后被体验为各种感觉——突触群有选择性地增强或抑制。被这样刻画出来的神经回路就成了我们的需求（Damasio，1999）；由此，神经回路是基于个体的生活经验被发展和组织起来的。

情绪被认为是通过对情境和需求间关系的评估而产生的。这种观点似乎意味着，从语义上讲，需求可能先于情绪而存在。这里不是有一个循环吗？如果情绪的发生依赖于需求的满足，那么在情绪产生之前，需求是否已经存在呢？这就涉及"先有鸡还是先有蛋"的问题。从本质上讲，情绪和需求之间存在着一种互相促进的循环关系，但只有在需求被发掘出来以帮助满足情绪目标时，这种关系才会出现。例如，巴克（Buck，2014）认为，情绪和需求是一个硬币的两面，并且提出用"情绪动机"（emotivation）这个术语来描述情绪和动机的相互依存关系。但是，如我所提出的，一旦需求从基本情绪中发展出来，它们就会成为指南针，指引生命体发现有助于生存和感觉良好的东西。过去觉得有助于生存和感觉良好的东西会指导当前的努力。因此，正如哈洛（Harlow，1960）所发现的，对接触和舒适的需求是由过去的良好感觉发展而来的。舒适的需求是由在铁丝上所覆盖毛巾的感觉发展而来的，因为毛巾带来的感觉柔软、美好。一个婴儿看着母亲的脸，以期体验从母亲脸上的微笑而产生的快乐。婴儿内在具备的是基本的动作模式，如黏附、吸吮、抓握、哭泣和微笑，以及对柔软、温暖的愉快感觉的偏好系统。只有在需求出现之后，它们被满足或受挫败才开始成为情绪的激活按钮。然而，这并不意味着它们是与生俱来的或先于情绪的，因为情绪最初是由先天的线索（如脸孔、触摸和声音）激活的，只有当需求从基本情绪和生活经验中发展出来后，它们才参与情绪的产生。

因此，有机体拥有两个超越情绪系统本身的通用目的系统：一个是前象征（presymbolic）的情绪调节过程，即寻求对自身有利的东西，避免感觉不好的东西；一个是后来发展起来的符号、叙事建构过程，这个过程会创造意义。这就是我们在治疗中使用的两个系统。你感觉到的是什么，这个经验意味着什么？治疗师要做的并不是寻找动机或需求作为解释来促进来访者的洞察力，而是帮助来访者重新拥有被剥夺的需求。接触和重新拥有那些因未被满足而使其行动倾向被否定的需求，对心理健康至关重要。重新拥有的需求能指出一种方向感，促进新情绪产生，并最终促成改变。

由此看来，人类的内在天性就是要追求情绪，因为情绪能够提供生存所需的指引，会激发人们得到对自己有益事物的渴望。这不是简单的享乐主义观点，即人天生趋乐避苦。相反，人们寻求实现与生存有关的需求、目标和关注点，而这些需求、目标和关注点都潜藏在情绪中。例如，以目标来说，人如果缺乏与他人亲密和靠近，悲伤就会作为其信号表现出来；如果缺乏安全，恐惧信号就会出现；而主体感的缺乏会以羞耻为信号。有这些感觉的人比没有这些感觉的人处境更好。我希望这样解释能够平息"先有鸡还是先有蛋"的表面悖论。

那么，对于临床实践来说，最重要的信息就是情绪对需求是否被满足做出了评估，这同时有助于产生新情绪。因此，情绪远不止于感觉。它们承载了特定的需求，在治疗学的观点下，至关重要的是识别并理解情绪中蕴含的各种需求，因为只有需求才能有效地为来访者引导方向。情绪工作要求治疗师努力接触以前不被承认的需求，并确认它们本身是健康的。此外，当未被满足的需求被重新拥有且在意识觉察的层面被唤醒时，大脑会根据它是否被满足的自动评估而产生新感受。这时来访者能以新情绪应对当下所感知的情况。例如，一个人会为自己需要却失去了的亲密关系感到悲伤，或者为自己应得的东西被剥夺而感到愤怒，又或者为所经历的痛苦而对自己产生慈悲。

需求的满足和挫折

现在我们来集中讨论需求主题的最后一个重要方面：需求满足和挫折这个对情绪调节能力发展至关重要的过程。情绪产生于对与需求有关的情况的评估。情绪失调是人们因需求被剥夺而做出的反应。因此，有问题的是对受挫和剥夺的情绪化反应，而不是需求本身（Greenberg & Goldman，2008；Greenberg & Johnson，1988）。需求的满足被认为可能带来需求被满足，人于是转而关注其他问题（Perls et al.，1951）。马斯洛（Maslow，1954）认为，一旦一个需求被满足，人就会根据自己的需求层次理论继续追求更高的需求。例如，在排除其他因素的情况下，如果你正在遭受危险或饥寒交迫，那么安全、食物和温暖就被优先考虑，这是不言而喻的。在其他需求得到满足之前，你只是没有时间或精力去追求自尊的需求。另一方面，皮尔斯等（Perls et al.，1951）提出，与其说需求有等级之分，不如说人们有成千上万的心理需求，但是当下的意识促使最迫切的需求浮现。行动导致了某个需求的满足，于是它渐渐消失在背景中，下一个需求又浮现并成为那个支配行动努力的主角。这些假设代表了这样一种观点：人类被心理需求和目标所推动而采取行动，一组需求、目标的满足会引向对其他需求、目标的追求。

与上述理论形成对照的是许多治疗师明里或暗里接受的简单学习理论，该理论认为，鼓励和回应痛苦的情绪可被视为正强化，会导致相应行为出现的频率增加。在这种观点下，人们被看作由刺激驱动的有机体，由"刺激 - 反应"联系或由强化形成的"刺激 - 有机体 - 反应"联系支配。学习和强化理论都提议通过暴露治疗来消退关联行为。而如果从情绪的角度看行为的功能，那么可以说，人类行为是有目的的、被目标驱动的功能；大脑的运作总是在自动比对"我正处于何处"和"我想在何处"。大脑在保持联想学习之外，不断地预期且试图缩小目标状态和现实状态之间的距离。通过缩小目标状态和现实状态之间的差距，实现了需求的满足，这就导致感觉和需求的减少。这同时也能让人体验更大的安全感或信心，而不会加强匮乏的糟糕感觉。此外，需求的满足会减少个体对需求满足的担忧和关注，因为拥有了积极预期——我的需求会被满足。

因此，需求的满足会导致需求的消减。例如，对亲密关系的需求得到满足会使这个人能够向前继续探索和满足其他需求。当成就感的需求得到满足时，人就会放松并继续满足其他需求。这对治疗来说很重要，因为在治疗中，接触以前未解决的感觉和未被满足的需求是满足或改变它们的必要条件。唤起情绪不仅不会强化这个情绪和相应的需求，反而会使它们更易于接受新体验的输入。如果在治疗中一个人能够接触到童年时因父母疏远而失去安全感的悲伤，或者接触到对父母施暴的恐惧，这不仅不会导致对悲伤或恐惧的强化，还会减少它们。当悲伤和恐惧被治疗师共情和安抚，未被满足的安全、受保护的需求在治疗中得到满足时，它们就会被这种修正性情绪体验所转化。此外，当下的解决和需求确认的经验还将带来对未来需求能够得到满足的积极预期，减少了对需求是否能得到满足的总体未来焦虑或担忧。

来访者的需求理应得到满足

治疗师的工作是接触情绪，但重要的不仅是接受情绪和用言语象征性地表达它们。所有的情绪都包含需求，不管是已被满足的还是未被满足的，只有这些需求重新被认领，来访者才能获得情绪信息和行动倾向。治疗师需要帮助来访者了解他们的需求。心理的煎熬和情绪的痛苦是需求未被满足的标志；因此，考虑哪些需求未被满足是治疗师工作的一个重要部分。当以前被弃绝的情绪在治疗中被激活时，它们能帮助来访者重新拥有那些过去想要逃避的体验，借此告诉他们这些信息：需求被满足或未被满足，他们对情境的反应，以及与情境相应的行动倾向。

因为被侵犯或未能得到回应而带来痛苦情感体验的常见心理需求如下：

- 联结和理解的需求，缺乏这种满足会产生悲哀的孤独感和缺乏安全感的核心焦虑；
- 被尊重、欣赏和被认为是有价值的需求，在自己所做的事和自己是谁的身份感方面得到确认，缺乏这种满足会产生羞耻感；
- 对安全和保障的需求，得不到满足就会产生恐惧。

人们一旦接触情绪，就会获悉自身的愿望或需求是什么；情绪工作就是通过了解情绪模式以触及其中固有的需求。在对来访者的需求开展工作时，治疗师要能区分什么是来访者发自内心的真正需求，什么是其需求的认知性表达。只有内心真正的需求有助于促进转化。内心真正的需求是在情绪模式激活时经历痛苦的原发情绪所产生的需求。正是这种情绪模式的激活打开了人们接触自己未被满足的真正需求的通道。这时，需求是被明确感受到的，而非仅仅以概念的方式被探讨。举个例子，如果有人身上被扎着一把匕首，别人问他需要什么，疼痛会让他清楚地知道，自己需要把匕首拔掉以缓解痛苦。这就是一种经验性的认知，而不是概念性的思考。身体本能地知道自己需要什么来维持生存。这不是存在主义的深思，而是有机体的生存必需。所以，在关于需求的讨论中，我指的是发自内心的需求，要想清晰呈现和直接接触这些需求，只有穿越被情绪模式激活的具体痛苦才能实现。

通过情绪的工作来达成改变，治疗师所做的不是借由分析来访者的生活经历和人际互动来找寻他们做某事的模式和缘由，从而得到或促进他们对自己动机的理解。相反，我们让情绪自己来揭示其动机和行动倾向。我们坚信功能障碍不是出于神经症性的需求或对这种需求的否认，同样也不认为这些障碍由与依恋相关的内在工作模式或未被满足的愿望所导致的问题人际模式所引发。我们认为真正的症结所在是以下这些内容：（1）对情绪的否定／拒绝；（2）面对当下的情形仍坚持旧的情绪反应模式；（3）情绪调节紊乱；（4）叙事的建构。治疗师的工作是紧贴着来访者情绪的脉搏，而不是试图拆解他们意识或潜意识层面的动机模式或认知错误。情绪才是通向需求之圣殿的金光大道。

在治疗中，未被满足的需求往往是在过去被抛弃、被忽视和被虐待的情况下产生的。在这些经历中，需求不可能得到满足，于是来访者学到这样的经验：有感受和需求太痛苦了，不如将其封闭起来，以免感到孤苦伶仃的钻心之痛、被虐待的彻骨恐惧和被否定的深深羞耻。结果，他们没有需求，也没有感觉。在这样的影响下生活，他们就无法从有意义的关系层面与他人建立联结，去体验爱或幸福快乐。治疗工作往往需要帮助来访者放手，不再试图让那些伤害他们的人来满足其需求。这是把需求与相关的特定他人做分离。治疗师鼓励来访者重新认领需求并确认它，同时将满足需求的努力转向其他来源 / 他人。这样做的时候，治疗师要调动过去不被承认的、未被满足的需求，同时帮助来访者不再将需求被满足的希望寄托在过去那些令他们失望的人身上。

在帮助来访者处理痛苦的感觉和获得未被满足的需求后，治疗师问："还有谁能满足这个需求？"最终，来访者必须接受需求本身是合理且健康的，他们理应得到满足，有缺陷的是最初没有满足需求的那段特定关系。正因如此，他们需要放下执着，不再试图从剥夺者那里寻求满足。

评估需求的价值

处理需求的另一个重要方面是要认识到人们有能力评估自己的愿望、感觉和需求的价值（Taylor，1990）。因此，在决定要成为怎样的自我时，人们有能力渴望或不渴望自己首要的感觉和欲望。在这个更高阶、更有意识的评估中，欲望的价值是根据某些志向、理想的标准来评估的。做自己就意味着能够做自我评估性反思，并根据更高层的价值观和欲望来发展自己和采取行动。对情绪系统来说，这种评估就意味着问自己"这对我是好的还是坏的"，而在更强大的自我反思评估中，这里就会有对情绪及其相关需求和欲望的价值评估。人们会评估自己的情绪和欲望是好还是坏，是勇敢还是懦弱，是有益处还是有破坏性。他们会对自己想要的状态及相应行动方案的价值形成主观判断（Taylor，

1990）。

对情绪信号的深刻省思是情绪能力的一个关键部分。这就是有意识的思考发挥关键作用的地方。思考必须用来判断情绪信号的提示是否与人们对自己和他人的价值观相一致。这不仅是一个"接触你的感觉并跟随它们"的问题，而是在评估自己的感觉的可取性，并在它们不再具有适应性时改变它们。

因此，治疗师帮助人们感受到自己的需求是合理的，但这种权利感应是关于"需求本身是合理的"而非"让他人来满足我的需求是合理的"——后者是一种无益的理所当然感。健康的权利是由来访者通过"我"言语实现的，这能让人承担起责任。因此，"我值得更好的"比"你为什么不给我"更强调主动性，而后一种陈述更像抱怨。一旦来访者体验到"我是值得的"，他们就被赋予了力量，"你需要做什么以获得你要的东西"这个问题就是可行的。虽然需求往往是人际间的，但它也可以来自自我，所以治疗师可以问："你需要从对方或自己那里得到什么？"

调动主动权

治疗师需要努力调动来访者的情绪和需求。以情绪为导向的治疗师认为心理成长和发展是通过转变情绪的方式发生的，而非经由条件反射、技能训练或理性认知重组发生的。这些治疗师也不注重理解动机；相反，他们试图接触情绪。治疗师不是通过分析来访者与他人的互动来寻找行为模式或对行动的解释，而是唤起情绪，并理解其中的动机和行动倾向。所以治疗师要分辨问题是来自对情绪体验的否定，来自过去某些情绪反应在当下仍然顽固不变，还是来自缺乏情绪觉察、情绪调节和可靠的意义建构。

情绪中包含的需求和行动倾向会给人带来方向感；在适应性情绪中，它们指出意义和倾向。在非适应性情绪中，来访者的需求虽然未被满足却是自己应得的——这种感觉及治疗师对这种感觉的肯定有助于来访者获得适应性情绪（包括自我肯定的愤怒、哀悼的悲伤或对需求得不到满足的自我慈悲）。因此，一个人的主动性就能被调动起来。于是，趋近的行动倾向（通常是在愤怒和悲伤中）就能消除不适应感觉（通常是羞愧和恐惧）中的退缩行动倾向。

治疗案例

在下面的这段逐字稿中，治疗师唤起来访者的情绪，并努力从中接触发自内心的需求。其中一些示范显示了这项工作如何带来了新的适应性情绪。

第一段对话摘自治疗的最初阶段，治疗师正在与玛丽建立工作联盟。玛丽是一名 49 岁的英国裔白人妇女，患抑郁障碍，有创伤史，害怕向丈夫自信地表达她的感受和需求。丈夫欺骗了她，向她隐瞒了自己的非法金融交易，她现在必须面对丈夫可能进监狱的恐惧和羞辱。在来访者走上面对自己痛苦的征程之前，治疗师最好能好好地向他们说明这样做如何对他们有帮助。告诉他们了解自身的需求将有助于引导自己，这是让咨访双方在目标上取得一致的好方法，由此他们可以建立良好的工作联盟。在这段摘录中，治疗师给出的理由是，通过一起探索她的情绪和她在情绪中的需求，将有助于澄清她想要选择的方向，这将帮助她改善情绪。治疗师将治疗工作划定在帮助她面对自己的恐惧和认识自己的需求方面。

"我愿意继续向前"

治疗师：嗯，我还是觉得，看起来，是有一些需要被探索的东西，比如，你自己的那部分，大部分时间是被藏起来的——实际上，在这里，这个安全的地方给了它一个发声的机会，嗯，（从而）澄清你需要对丈夫说的，那些真正的东西。（**来访者：**嗯，嗯。）我想，第一步是解锁感觉和情绪，从那里，我们可以看看它们会是什么样的。通常的情况是，人们会对自己经历的事情有更清楚的认识，从中也能明白自己在这种情况下需要什么，（**来访者：**嗯。）嗯，通过这些，它会带来一种清晰的感觉（**来访者：**嗯。）——嗯，更明确地看到自

己接下来需要做什么。（**来访者**：嗯。）是的，所以……［给出在情绪和需求方面工作的原因、原理］

来访者：我，嗯，这正是我来这里的原因。

治疗师：你有什么感觉，或者当我这么说的时候，你身体中的直觉是怎样的？

来访者：嗯，我觉得，我觉得这是我们必须要走的方向，因为，嗯，我此外看不到任何其他的途径。别的都是维持现状，明显是没有用的，而且，随着时间的推移……没有任何改善。（**治疗师**：嗯。）嗯，所以我很确定，上一次治疗结束时，感到更多的，嗯，我想可以这么说，入伙了（**治疗师**：嗯。）——继续前进，不担心太多。（**治疗师**：嗯。）关于最终结果会是什么，我想，当然还是会有一些担忧。（**治疗师**：嗯，当然。）我不是在强调过分小心谨慎，（**治疗师**：当然。）但是，你知道，我需要不，嗯，（**治疗师**：嗯。）不害怕变化。［同意］

治疗师：而且，当然，你在这个过程中也有控制权，就是（**来访者**：嗯，嗯。）决定做什么，你自己有最终的控制权。这不是我告诉你该怎么做的事情。（**来访者**：嗯，嗯。）这个过程是从你自己的内心演变而来的。我所做的是，如果我感觉到你有点像这样，那么，也许你真的可以放下恐惧，抓住一个机会？然后看看会发生什么，这符合你的感觉吗？［给予可控的安全感］

来访者：是的，我需要做这个。

治疗师：嗯，嗯。你需要从他那里得到什么，你想告诉他什么，你需要从他那里得到什么？［从概念上了解需求］

来访者：嗯，我需要他的信任。我觉得这已经侵蚀了我们，嗯——我需要他既让我知道坏的部分，也让我知道好的部分，即使，也许，他认为自己只有坏的部分。我知道他认为我对他很挑剔，我也不确定是不是这样。有很多事情肯定让我觉得被冒犯，而他不想听到这些。他认为通过隐藏，嗯，隐瞒足够多的事情，也许我就不会注意到所有那些能证明我自己的感觉，就是，他不是个好人的证据。

　　治疗师：所以，你在说，"基本上，我需要你让我听到你的各个部分，发生了什么。我需要知道这些。"

　　来访者：我的丈夫总是很害怕，嗯，他会被起诉，如果我被传唤作证——而我不能（撒谎）——做出对他不利的证词，或者说出来什么，是对他不利的，（**治疗师**：嗯，嗯。）这一部分是来自他知道我不太会撒谎。（**治疗师**：嗯，嗯。）我觉得一部分就是因为他脑袋里想着，"她觉得我是错的"。（**治疗师**：嗯，嗯。）然后在那种压力下，事情肯定全暴露出来，因为"她觉得我是错的"。（**治疗师**：嗯，嗯。）嗯，到时候，这就会出现在众人眼前，（**治疗师**：嗯，嗯。）会被记录下来，会被用作对我不利的，嗯，指控，（**治疗师**：嗯，嗯。）然后就没地方可躲了。（**治疗师**：嗯，嗯。）再也无法救自己，而且……

　　治疗师：现在发生了，现在你感觉到了什么，你正在经历什么？

　　来访者：嗯，这是件很令人悲伤的事。这是一个非常，嗯，破坏性的事情。

　　治疗师：非常痛苦，是啊……

　　来访者：是的，某种程度上，我觉得，嗯（哭）……［激活情绪模式处理］

　　治疗师：你能不能保持这种感觉，只是这种感觉，保持这种感觉？

　　来访者：我感到特别不被信任，特别被冷落（哭）。

　　治疗师：你需要从他那里得到什么？［发自内心的需要］

　　来访者：我需要他足够尊重我，信任我，让我了解情况。我——我不知道该期待什么。我觉得自己对他越来越生气。（**治疗师**：嗯。）（来访者现在好像在对丈夫说）"你为什么让事情搞到这个地步，我不得不在这里为自己、还要为你辩护，而且是没有工具、没有办法的情况下？"（**治疗师**：嗯。）我真是气死了。

　　治疗师：嗯，嗯。"我几乎有种被背叛了的感觉……"

　　来访者：我觉得，（**治疗师**：是的，这不公平。）严重被背叛、被陷害了，

（**治疗师**：嗯。）以致我没——没办法，没办法保护自己，（**治疗师**：嗯。"我被抛弃了。"）对如何帮助你（丈夫）缺乏信息和知识。我需要你信任我。[发自内心的需求]

治疗师："严重被背叛的感觉。那是让人痛苦、让人悲伤的感觉。"

来访者："我觉得很难过（哭）的是我们竟然成为今天这样，痛失了一切。结婚 26 年了，你还是不信任我，现在我帮不了你。事实上，我在那些访谈中所说的话伤害了你，我们已经失去了拥有的一切。就像我们的历史被打碎了，对我而言，尽管你还活着却仿佛会以某种方式死去一样。（哭泣）也因为这样的失去，现在我只好在没有你的情况下继续前进。我需要你更信任我，我好孤独，太难过了……"

在来访者陈述了自己的需求之后，她开始接触自己的愤怒，然后是悲伤。她通过自己被背叛的感觉接触到了更深的丧失感，并开始了哀悼的过程。

下面是另一名来访者的治疗谈话逐字稿片段，治疗师引导来访者回溯青少年时期，以唤起情绪和未被满足的需求。在接触到自己的悲伤、孤独后，来访者得到了她未被满足的联结／安抚和被喜欢的需求，这带来了一种"我值得"的愤怒感。在这个环节中，她的恐惧被触及，但尚未得到解决，不过她过去未得到满足的被保护和安全的需求在这里得到了满足——这往往是生命面对暴力时的基本需求。随着时间的推移，当来访者继续跟随自己的这种需求时，就更有可能带来设立边界的健康愤怒、健康的哀悼和自我慈悲。

"我需要你喜欢我"

在这段摘录中，来访者克洛伊是一名 33 岁的女护士，她是牙买加人。她在治疗中处理自己童年时受到的虐待和忽视。她最初的求助原因是在人际关系和适应新工作方面有困难。

治疗师：让我们回到 13 岁的时候，和你父亲谈谈。告诉他，作为一个 13

岁的孩子，你前面对我讲的事情："我真的在努力……"

来访者："我很努力地想引起你的注意，获得你的爱，向你展示：看看我在学校有多棒。你看啊，我得了所有的奖，我得了所有的奖。"

治疗师：作为一个 13 岁的孩子，那是什么感觉？告诉他们（父母两个人），"我真的……"［聚焦于内部经验］

来访者：（对父母说的）"你们知道，我真的只好依赖朋友们，因为家里什么也给不了我——什么都没有。我回家后唯一等着我的东西是管教和干活。我做完作业就得打扫房间，或者干这干那，再不然就是去地下室——让我去寒冷的地下室玩。从来没有过'我们一起出去玩吧''我们一起做这个吧''今天在学校怎么样'，这个家让我感觉很冷漠，很孤独。"

治疗师：你感受到了什么？［聚焦于内部经验］

来访者：只有不被爱（哭）。悲伤、孤独和空虚。［聚焦于内部经验］

治疗师：是的，那么不被爱，不被需要。告诉他你需要什么，你失去了什么："我需要……"［发自内心的需求］

来访者：（好像是对父亲说）"你知道，我需要和你有某种接触，与你谈谈，知道我的生活怎么样，也知道你每天是如何度过的，可是，什么都没有。你们仅是我害怕的人。我没有……回家的感觉一点儿也不好。我不喜欢待在家里，特别一天到晚吵架的家里。"

治疗师：回去吧，做回那个 13 岁的孩子，告诉他们当时的情形。回到那里可能很艰难，但你曾经在那里。你会感受到任何恐惧吗？［退回童年］

来访者：就算我只迟到了两分钟，我都会很害怕，因为会被打。

治疗师：告诉他们这种恐惧……作为 13 岁的自己。［聚焦于深层的恐惧］

来访者："是的，我很害怕。我被吓坏了。我只想让你喜欢我。我真的努力成为乖乖女。我真的很努力成为一个好孩子，这样你就会喜欢我。所以，你知道，我以为这样你就会喜欢我，看到我是个好孩子，你会和我一起做事情。"［恐惧和需求］

治疗师：告诉他们，"我需要你喜欢我"。[发自内心的需求]

来访者："是的，嗯，是的，我要你们喜欢我。"

治疗师：当你这样说的时候，有什么感觉？[聚焦于出现的新感觉]

来访者：我有种很匮乏的感觉。我很愤怒。我应该有喜欢我的父母。该死的，你们是我的父母，我应该被爱。我只是一个那么辛苦、努力的孩子。[应该有的自信的愤怒，有自我肯定的效果]

这段对话表明，需求是关键。当来访者表达了她的需求并感到自己值得时，就会产生一种新的适应性情绪——愤怒。她现在更能觉得自己的需求是值得被满足的，且更像一个有力的主动的人，而非接受虐待的被动者。允许和接纳自己最初的悲伤、恐惧和孤独的感觉是必须且重要的，但对改变而言这些还不够。最重要的是，一旦一个未被满足的需求被接触到，一种新情绪（在这个例子里是愤怒）就会促使这个人展开行动，以帮助自己生存和发展。她新感受到的适应性愤怒指明了实现这一目标的方向和行动倾向。

"我需要一个妈妈"

这个案例中的沃尔特是一名 47 岁的白人男子，患有抑郁障碍。在上次治疗中，他刚刚重温了 6 岁时的自己，当时正经历强烈的恐惧。他通过说"非常害怕"来表达恐惧，"感觉她（母亲）随时都会伤害我"，治疗师回应说"非常不安全"。在这里，治疗师辅助来访者接触了自己内心深处的需求，因为他的模式性恐惧已经被激活和详细区分了。这种发自内心的需求来自他的直觉——知道需要什么能使痛苦的感觉离开。请注意接触需求是如何带来新体验的——一种因为需求未被满足而出现的新的愤怒，并且，这个过程最终走向了来访者开始为自己错失的东西而哀悼。

来访者：对，对。

治疗师：当你感到如此害怕、如此恐慌和不安全时，你需要什么？[发自

内心的需求]

来访者： 我需要什么？

治疗师： 嗯。在那一刻，你需要从你妈妈那里得到什么？

来访者： 我需要一个妈妈……我需要她把事情搞清楚、说清楚……不要这么吓唬我，不要这样威胁我。

治疗师：（指着空椅子）告诉她，"我需要你……"［放大需求］

来访者：（面对着空椅子，好像对妈妈说）"我需要你……（能）耐心地把事情说清楚……说清楚发生了什么事，为什么你会这么生气……我不知道我做的事情的后果和影响……我需要你耐心地告诉我，这是错的，为什么是错的（哭）。我需要你清清楚楚地好好说话……然后，如果我明白了，我下次就不会再做了。"［发自内心的需求］

治疗师： 所以，我需要你清楚地说明发生了什么，不要吓唬我。你现在的感觉是什么？［聚焦于出现的感觉］

来访者： 我现在觉得内心很愤怒。［自信的保护性愤怒］

治疗师： 嗯。愤怒是什么样子的？

来访者： 我想反驳她。

治疗说： 你想说什么或做什么？

来访者： 我想打回去。

治疗师： 那就打回去。

来访者： 他用手打一个枕头。［象征性的攻击性愤怒］

治疗师： 如果用言语表达出来，这种愤怒是什么样子？如果愤怒能说话，它会说什么……你可以感受这种愤怒……也可以把它说出来。

来访者： 愤怒在这里（指着肚子）。有一团火想从这里冒出来，想攻击，想破坏，想说……［分辨］

治疗师： 嗯。感受那团想出来的火。如果这团火能说话，它会说什么？

来访者： 此刻我就想骂人，"你这讨厌的女人！真讨厌。你又残忍，又卑鄙，你除了利用我就是利用我。你从来没有爱过我。"

治疗师：说说让你最愤怒的是什么？什么让你最生气？［分辨］

来访者：我觉得她是不可理喻的……完全不讲道理。她只能用暴力来攻击别人。［分辨］

治疗师：告诉她。

来访者："我愤怒至极！真的好生气！"

治疗师：是的，还有一些，告诉她。［强化］

来访者："我对你很愤怒……你看起来就像个疯子。我觉得你真的有病！"

治疗师：只会暴力对待我……

来访者："就是个疯子。你只会发疯，你才是家里没脑子的人……感觉你不把我当家人，就像我们是你的敌人。我觉得你就像对仇敌一样对我。如果我做错了什么——即便芝麻大的小事——不只是对我，包括父亲，你也会爆发，像个疯子一样爆发。"

治疗师：你需要从妈妈那里得到什么？［发自内心的需求］

来访者：我需要妈妈好好说话……想清楚……想清楚我是你的家人还是你的仇人。我需要妈妈有一种态度——把我们当作家人。

治疗师：是的，告诉她没有得到这些是什么感觉。告诉她你错失了什么。［转变为悲伤］

来访者：我需要她让自己的态度保持稳定。我失去了安全感，不知道会面临什么，不知道接下来会发生什么。这很可怕，我在恐惧中生活了这么久，好可悲。我的整个童年都错失了好多东西。

在这一点上，来访者开始更多地关注他错失东西后产生的悲伤，但他继续在愤怒和悲伤之间摇摆不定。

"这不是我的错"——挑战内部的批评者

来访者吉娜是一名 32 岁的欧洲白人女性，幼年时曾遭受过性侵。在本次治疗中，她面对和处理自己内部的批评者，后者将她被侵犯的遭遇归咎于她自己，不断压迫和批判她。她一开始在代表自己的椅子上，对批评者说话，后来对话演变为与一位忽视被性侵女儿的母亲开展对话。在这段对话中，来访者正在告诉她的批评者停止虐待。从本质上讲，批评者的声音是在指责她犯了错误，因为自己儿时受到的侵犯而责备自己。这段对话再次显示，当来访者允许（需要保护而未被满足）的痛苦感受被自己接触时，过去未被满足的需求（对自我的爱和接纳）及对来自母亲的保护的需求就被连通，于是促成了更健康的适应性情绪的出现。

来访者：（对批评者）我不需要你（抽泣）。

治疗师：是的，告诉她，"我再也不要受这种虐待了。"

来访者："我不要你再虐待我。我不要。"

治疗师："是的，而且我真的怒了。"

来访者："我很愤怒，你给了我巨大的压力，我会因为内疚而去做一些事情，这些事很蠢，然后我就感觉更糟了，这是个恶性循环［接触情绪模式］（抽泣），然后我怀疑自己，这，这（哭，抽泣）搅乱了一切。"

治疗师："是的，你搅乱了我的整个生活。"

来访者："所以我再也不想让你继续干扰我了。"

治疗师：是的……你想要什么？［发自内心的需求］

来访者：我想要她原谅我，放手（哭）（**治疗师**：是的。）——允许我犯错，如果那是我必须犯的错（哭）。

治疗师："让我做一个真正的人。"

来访者：（哭）我 5 岁时的那种感觉。［情绪模式唤起］

治疗师：是什么？

来访者：（哭）"就是当你跟我说，被性侵是我的错时，我讨厌这种感觉。我觉得很内疚，一文不值，（**治疗师**：是的。）我想这就是这些感觉之间的关联。"

治疗师：是的。告诉她——试一下。

来访者："这不是我的错。我只是个小女孩。"

治疗师：是的，"我是个小女孩"。

来访者：我被压迫着，我应该说不，但我没有，但那是因为我受到压制，任何小孩子都会这样做。

治疗师：是的。

来访者：并不是我不正常。

治疗师："我当时太小了，那么害怕，周围没有人。"

来访者：（擤鼻涕）周围没有人让我觉得安全。

治疗师：是的，是的，是这样。"我当时处于危险之中，我只是做了自己能做的，我必须做的，为了生存。这不是我的错。"

来访者："这不是我的错（哭）。（**治疗师**：对。）不是我的错！不要再说我这是我的错。（**治疗师**：是的，是的。）这不是我的错（哭）。"［自我肯定的愤怒］

治疗师：是的，是的，背负着这个真的很沉重。

来访者："就像有个绳索套在我的脖子上，只等哪天把我彻底勒死，但是我有值得活的生命啊，我不需要去死。"

治疗师：是的。

来访者："我是有用的。"

治疗师：是的，是的。

来访者："只要你能跟我一起，帮我，我就能一直做一个有用的人。"（朝着代表内部批评者的椅子说）

治疗师：那么她如何与你一起帮你呢？你从她那里需要什么？

来访者："我需要你原谅我，明白这不是我的错，（**治疗师**：是的。）然后爱我。"因为她一直恨我，觉得是我太笨了，才让那件事发生，我本来可以控制的，却没有……

治疗师：所以，你要她意识到，事实就是，小孩子不能阻止……

来访者：虐待。

治疗师：不是孩子的错——是的，所以你需要被原谅，而且需要被安抚。

来访者：我需要爱。（**治疗师**：是的。）我需要你爱我本来的样子。［发自内心的需求］

治疗师：是的，"爱我，接纳我，不管我是什么样子，是的，全部的我"。

来访者：并且放下过去，因为那会毁了一切。

到这个阶段，对话转向忽略了女儿被侵犯的母亲。

来访者：（对空椅子上想象中的母亲说）"我怨恨你不爱我，甚至当我改变后，而且……"

治疗师：所以，"我怨恨你那么多年来对我的痛苦视而不见？"（**来访者**：是的。）

来访者："而且我把它压抑在心里，那么多年直到它爆出来，你却一点都看不见，你根本不承认。（**治疗师**：是的。）我需要你帮我，让我对自己的感觉好一点，因为发生的事情，我就是太害怕你了（擤鼻涕），而且我害怕万一你发现的话，你会恨我，把我从家里赶出去。"［发自内心的需求］

治疗师：嗯，嗯，所以你需要感觉到，告诉你是安全的。

来访者："我没有觉得我可以找你讲发生了什么，（**治疗师**：是的。）而这让我感到愤怒。为什么我不能告诉你呢？（**治疗师**：是的。）我就是个小孩。"［萌生自我肯定的愤怒］

来访者："我只是个小孩啊。"

治疗师："我很生气，因为你让我沉默，闭嘴。"

来访者："因为我跟你说的时候，你不听，还……"

治疗师：是的，是的，就是基本上，她没有为你创造一个环境，能让你觉得……

来访者：安全。根本，没有安全。

我要再次强调，不单单是接纳痛苦的感觉，而是那种由需求而产生的自主意识，使整个谈话过程有了方向。这个过程是一种向下深化和向内推进，以达到令人痛苦的深层情绪，然后才会出现向上和向外的离开，奔向新的可能性。

● **小 结**

掌握嵌在深层痛苦情绪中的发自内心的需求，有助于人们获得更多适应性情绪。这一章探讨了什么是需求，它们是如何发展的，以及如何激活它们以促成改变。治疗师除了唤起来访者对自己需求的认识外，重要的是帮助他们感到"应得"——他们是配得到满足的，特别是在过去需求被剥夺的情况下。这样做为来访者带来了一种价值感，使他们从被动的位置走向更积极、更自信的位置，感到自己的需求值得被回应、被满足。

获得"我之前未被满足的需求本来是合理、应该被满足的"这种感觉，是用新情绪转化旧情绪这一变化过程的核心部分。它最好能通过处理过去的未竟事宜来实现，所以在下一章中，我们将开始探讨如何在当下体验过去。

第 10 章
在当下重新体验过去

正如第 9 章所示，在痛苦的情绪中识别未被满足的需求通常需要开启一段来访者过去的旅程。在本章中，我会更深入地分享重新体验过去情绪事件的几种方法，以接触和转化非适应性情绪。我会介绍几种不同的记忆过程（情景记忆、自传式记忆、语义记忆，以及陈述性和过程性记忆）及其对实践的影响，重点落在探索记忆重组在促进治疗变化中的作用。然后，我会描述有哪些方式可以唤起这些记忆且让它们能够被重新加工，其中，特别要突出的是年龄退回干预。在这些干预中，来访者被邀请回到过去，变为孩子，像孩子一样说话，以及像孩子一样在想象中或在椅子上与自己交谈。对于一些极度脆弱、患有严重人格障碍的来访者来说，这些唤起程度非常高的干预可能会让他们感到混乱和反感。所以，面临是否回到童年记忆时，治疗师需要考虑来访者的脆弱程度和治疗关系的强度，据此做出临床判断（Bateman & Fonagy，2004；Yeomans et al.，2015）。

情景记忆、自传式记忆和语义记忆

情绪和记忆是高度相关的。对痛苦经历的情绪模式记忆是需要被治疗的，它最容易通过激活情景记忆而获得。情景记忆（episodic memory）是对过去特定时间和地点的个人经历的记忆。它是对某一特定事件的独特、主观记忆，因此对同样的事件，每个人总是会有不同的回忆。情景记忆也可以是明确陈述的事件，如一个人开始新工作的第一天、参加亲戚的 100 岁生日聚会，或者新娘回忆自己的婚礼。这些记忆不仅关乎事件本身的基本事实，在这些记忆中，人们把自己看成事件中的演员，情绪色彩和围绕事件的整个背景都是记忆的一部分。情景记忆是唤起情绪体验的最佳途径。获取它的一个好方法是通过退回童年这种干预方式，治疗师邀请来访者回到过去，变为孩子状态。这种干预会激活对经验和具体事件的记忆，辅助展开一个人生命中任何特定时间发生的实际事件，从而去重建它。

情景记忆有时会与自传式记忆相混淆。这两者虽然有关但并不相同。自传式记忆（autobiographical memory）是一个记忆系统，由个人生活中的一些回忆性经验组成，其基础包含了情景记忆和语义记忆（semantic memory，关于世界的一般性知识和事实）的结合。因此，自传式记忆包含了一个人关于自己的信息，这些信息是在不同的情景中建立起来的。这个记忆过程包括几个领域，其中自我描述——人们身份感的很大一部分来源——是包含许多信息的重要领域（如一个人的职业、最喜欢的颜色和冰激凌口味的偏好等）。

自传式记忆在治疗中也很重要。来访者的自传式记忆叙事往往与发生的事情有关。一般来说，最初他们会以外部叙事的方式来讲。它们为来访者提供了一个机会，以叙事的方式创造了视觉上丰富、详细的画面来描述过去的事情。虽然自传式记忆涉及情景记忆，但它也依赖语义记忆——从一生的经历中获得的知识和行为规则。语义记忆是事实性的，通常不含情绪或某一特定时间和地点的自我体验。例如，在语义记忆中，人们知道他们出生的城市和日期，尽管没有出生的具体记忆。另外，自传式记忆包含以个人的方式思考过去的事件，具有情绪意义，并且与人们的自我意识和他们生活的意义有很大关系。尽管语义知识传达的是意义，但它却并非自传式记忆和情景记忆中体现的那种个人意义。因此，在情绪聚焦疗法中语义记忆的相关性要小得多，皆因它们通常是在很少或没有情绪唤起的情况下被讲述的。

语义记忆和情景记忆之间的关键区别不在于信息类型，而在于所涉及的体验深度。情景记忆是高度体验性的，它为回忆者带来的是具体的体验过的记忆。对接触情绪来说，它是最强大的回忆过程，因为它使一种通过主观体验来进行的心理时空旅行成为可能——从当下回到过去——让人重新体验以前的经历。这是通过语义记忆系统回忆事实性信息时无法做到的。

下面是一个回忆的例子，在此过程中，来访者同时分享了自传式记忆和情景记忆。

来访者： 我在 4 岁之前的记忆——它们差不多都是关于怎么取悦他人，让人家感觉好……我妈妈白天上班，不过每天早上，她都会给我准备宝宝饮料——装在婴儿杯里。我记得有一天早上，她带着我的婴儿杯，我拿起来开始吮吸……啊，老天！一种特别讨厌的味道，但不知为什么，我还是开始吸！我讨厌这种味道，但是，不知怎的，我知道这对她很重要，就像她日常工作的一部分，也像我和她之间的联系，她为我准备的一切……我什么也不能说，我就是一直做这样的事情。

治疗师： 所以，真让人惊叹，在两岁半的时候，你已经非常敏锐地捕捉到了不这样做会伤害她，无论如何我都要喝这个，不能伤了她，好像"为她牺牲自己"。

这就是来访者讲述的一段自传式记忆，表明她无法坚持自己的需求，故事包括一段情景记忆——她尝到了杯子里东西的味道，并感到厌恶。这一感官细节使治疗师能够在体验层面重新处理这一经历。如果来访者把这段信息作为更一般的语义记忆来转述（例如，"小时候，妈妈白天工作，但她每天早上都给我装一瓶喝的东西"），她会在概念性的洞察层面重新处理这段经历。洞察力可以帮助来访者理解母亲对她的关心，但重新处理经历意味着改变对它的感觉，使她在身体层面不再感到孤独、被抛弃。

陈述性记忆与程序性记忆

情景记忆、自传式记忆和语义记忆一起被称为陈述性记忆，指可以表述的记忆，与程序性记忆相对，后者负责知道如何做某件事，但不清楚自己知道自己的身体里是什么。程序性记忆储存了如何执行某些程序的信息，如走路、说话、骑自行车等，其水平低于有意识的觉察，就像前面的例子，女儿为了取悦母亲，就算觉得味道恶心也不表达自己的需求。而语义记忆是对所发生的事情更有条理的记录记忆，它可以用言语表达，而程序性记忆则不能。

程序性记忆很重要，因为它承载着脚本，即无意识的、自动的经验和行动序列，构成了很多人的心理生活经验。很多情绪模式反应是在程序性而非陈述性层面运作的。它们由线索触发，没有特别的意图。例如，当领导提高嗓门时，员工恐惧和撤退的行动倾向会被自动激活。当配偶皱眉时，其伴侣并不会有意识地明白他们表达的失望实际上是在掩盖愤怒（表达愤怒会激活内疚，这导致他们阻止自己表达愤怒），这一切都不是有意识的，但它是存储在程序性记忆层面的脚本，需要在治疗中激活，从而转变这些序列。

具有个人意义的事件似乎通过情绪模式处理系统以"情绪地址"的方式存储在记忆中。一种悲伤的记忆与其他悲伤的记忆会联系起来。当人们感到愤怒时，愤怒的记忆都会被激活。这种依赖情绪的记忆形式意味着，当前的失望与其他失望经验相联系，一种羞耻感与其他羞耻感相联系。因此，当下的情绪体验总是多层次的，会唤起以前有相同或类似情绪体验的真实经历。治疗师需要在治疗中访问记忆，以改变人们的不良情绪体验。我们首先要通过激活情景记忆，抵达过去的痛苦情绪，只有这样才能在心理治疗过程中拥有新的、活生生的经验，帮助人们离开过去的痛苦记忆。

玻利兹等人（Boritz et al.，2008，2011）直接研究了在抑郁障碍治疗的初期、中期和后期阶段的背景下，来访者表达出来的情绪唤起和自传式记忆的关系。他们发现，从初期到后期的治疗过程中，自传式记忆的特异性明显增加。治疗效果是由高叙事特异性和后期阶段治疗中表达出的高情绪唤起共同预示的。因此，相对于提供一般笼统的记忆，如"爸爸从来不在场"，回忆爸爸不在场的具体事件在治疗上更有成效。此外，情绪唤起的表达和叙述的特殊性相结合，与治疗结束时来访者的完全恢复有相关性。与那些在治疗结束时仍处于抑郁状态的患者相比，康复的患者在具体的自传性叙事回忆时，明显更能够表达情绪。有趣的是，一些认知实验研究结果（Williams et al.，2007）一直认为：检索特定个人记忆的困难是临床抑郁障碍的一贯标志。因此，治疗师需要通过要求来访者举出一个详细的具体例子或生活事件来说明一种泛泛的烦忧或问题，还要通过促进对情景记忆的重新体验，使经验变得更加具体，而不是全盘复述过去的记忆和重大事件。

以下咨询谈话逐字稿片段来自一名 47 岁已婚、有复杂性创伤的白人来访者的治疗过程，展示了治疗师以同理心支持来访者对创伤事件的叙事重述，包括嵌入自传式记忆的情景记忆。无论是内部经验还是外部描述，探索的重点都在括号中有所注明。

来访者：我昨天对我姐姐说了，那个夜晚我现在还记得特别清楚。

治疗师：她（母亲）去世的那晚。

来访者：她自杀的那个晚上。仍然特别清晰，我记得所有的事情。

治疗师：能告诉我吗？

来访者：就像昨天发生的一样，我记得，对童年的我来说，太清晰了，清晰到让我恨，我好恨。我记得我母亲去世的那个晚上，就是那个样子的。［出现自杀场景的情景记忆叙述］我正走在回家的路上，我姐姐和弟弟在家，姐姐在家里照看弟弟，然后，嗯，很安静，我以为他们在等着跳出来，"哇"地大叫一声，你知道的，小孩子恶作剧。［外部叙述发生了什么］（**治疗师：**嗯。）于是，我踮起脚尖走近房子，非常小心地打开前门，可是，还是什么都没有，只有耳膜里的声音。［转移到内部］

治疗师：这震耳欲聋的寂静。[治疗师对内部经验的唤起性反应]

来访者：那么安静，我在想这真是太疯狂了，太疯狂了，因为通常到这时候，他们就已经跳出来把我吓个半死了，然后我们就会狂笑，（**治疗师：**嗯。）互相又打又锤的，就是小孩子闹成一团那样。我记得自己走进去后，还是什么都没有，我想这真奇怪。我脱了皮靴，踮着脚走到厨房，这时，我先看到了母亲的脚，这一下子震惊到我了，不知道该怎么办。[转移到内部经验]

治疗师：你的心跳都要停止了。[唤起对内部体验的叙述]

来访者：我开始大喊，因为我觉得姐姐应该在，所以我就喊姐姐，然后我才注意到桌上有张姐姐留的纸条，说她在我姑姑和姑父家参加新年聚会，弟弟也被她带过去了，今晚就留在那里。[转移到外部]事实上，因为小时候家里经常动荡不安，我很害怕给任何人打电话，因为觉得家丑不可外扬，所以（**治疗师：**当然，当然。）感觉像一百年一样漫长，我肯定那只是一分钟，却感觉像过了一百年。

治疗师：所以，这时你才走进厨房，看到实际上发生了什么。[治疗师请来访者回到现场，并转移到外部叙述]

来访者：我试着叫醒她。我想她可能只是病了。

治疗师：作为一个孩子，怎么会知道？

来访者：我就不停地摇晃她，试图把她叫醒，想着，哦天啊，我该怎么做，我该给谁打电话，我该怎么做。（**治疗师：**嗯。）所以，我做的第一件事是给姑姑打电话，让她和我姐姐一起过来，因为，当然，我说——我不知道我说了什么，我不知道——当然，当她进来的时候，我一下就扑向她，因为我无法想象一个成年人（自杀）……而且让我一头撞进去——而且看到的就是自己的家人。

在这个环节，来访者和治疗师一起工作，详细地展开一个创伤场景。来访者提出了一个清晰的情景记忆及其内部经验。

在下面这名来访者的例子中，治疗师试探性地探索了一个具体的自传式记忆叙述。

治疗师：嗯。那么，看看是否有任何——你真的感觉到——具体的记忆浮现。（**来访者**：嗯，哦，是的。）[聚焦于情景记忆]

来访者：我把——我记得给家里打电话的时候，我打电话给……我给母亲家里打电话，只是想听听声音，看谁来接电话。我打了四五次，然后就挂断了，（**治疗师**：嗯，嗯。）只是为了听到（她的姓），只是为了和那个看起来那么遥远的、快要消失的和失去了的房子取得联系。

在这里，来访者以叙述的方式回应了治疗师对回忆的要求，表达了对不得不离开的家拥有的强烈渴望感。她十几岁时选择离开家，与伴侣一起生活，那时她感到"迷茫"。在前面的两个例子中，治疗师都明显积极鼓励来访者转向具有情绪意义的个人经验回忆，并描述内部体验。

治疗师需要邀请来访者从所发生事情的外部叙述或从对意义的反思性处理转向对感受的内部评估，以促进更深入的情绪体验。勒温（Lewin，2001）发现，在疗效良好的案例中，体验式疗法从外部或反思性处理转向内部体验的过程，约占治疗师引导的所有过程的三分之一（30%）。相比之下，在疗效不佳的治疗中，治疗师转向内部处理的比例（16.75%）明显少于疗效良好的同行。从本质上看，治疗师在来访者对其生活的反思中，具体聚焦于其情绪体验的做法似乎有助于来访者更充分地进入他们自己的内在，并持续描述自己所感受到的情绪世界。

记忆重组

情绪上令人感到痛苦的事件会导致人们的情绪反应。人们经验的情绪会渐渐淡去，除非它们被"铭刻"在记忆中。情绪越是被高度唤起，当时的情形和情绪就越能被记住（McGaugh，2002）。然后，这些情绪与该情况下自我的记忆被联系在一起，并形成情景记忆和情绪模式性的自传式记忆。因此，情绪反应可以在事件发生后很长时间内仍然反复重现。例如，关于背叛的记忆或能让人想起背叛的事物会刺激人们产生愤怒和受伤之类的情绪反应。鉴于非适应性情绪模式记忆会导致诸如恐惧、羞耻和悲伤等痛苦情绪，而这些情绪又是许多障碍的核心，通过加入新情绪来打破以前留下的情绪模式记忆可能具有重要的临床应用价值。

正如第 4 章所讨论的，记忆重组理论做出了一种解释，让我们理解为何痛苦的情绪记忆既能随着时间的推移变得更强烈，又能通过修正性经验而被改变。情绪反应是记忆的一个组成部分，通过空间和时间背景与事件相连，并与自我相联系，从而形成自传式记忆。那么情绪反应越强烈，就越有可能形成情景记忆，日后就越能生动地回忆起当时的触发事件。当记忆被唤起时，情绪反应重新被激发，交感神经系统通过杏仁核也被重新激活。根据重组理论，回忆中的事件与这时新体验到的情绪反应就被重新编码为一个更新和扩展了的记忆痕迹。此时，原始创伤事件的记忆得到了加强，使其（以及现在强化的情绪反应）更有可能在未来被访问。

这一理论也为理解同样的情绪记忆如何被修正提供了一种机制。在治疗过程中，患者通常会被要求回忆和重新体验过去的痛苦事件，这往往会引起他们强烈的情绪反应。如果心理治疗过程能带来一套新的、更具适应性的情绪反应，加上在安全、疗愈的关系中的感觉，这些体验就可以通过重组被纳入旧的记忆模块。按照这种观点，心理治疗中的变化不是简单地创造新的记忆痕迹或发展新的语义结构，而是通过基于情绪唤起的情绪体验和需求的重组，最终带来记忆结构本身的组成部分发生转变。可以想象，一旦这种转变发生，原始记忆包括相关的情绪反应，将不再以过去旧有的形式被检索。根据这种观点，心理治疗这一过程不仅带来新经验，而且通过记忆的转换，从根本上改写我们对过去经验的理解和体验。

需要重申的是，在这一过程中，转变并不仅仅是新的记忆痕迹形成的结果；原来的事件记忆本身也发生了根本性的变化。因此，心理治疗是一个过程，它不仅带来了新经验和评价新经验的不同方式，而且还通过记忆重组，在本质上改变了过去经验的情绪模式记忆。对相同情况做出反应时获得新情绪体验，是改变旧情绪记忆经验的最佳方式之一。之前无法接触到的情绪一经唤起，新情绪体验就会被整合入其中，当记忆重新巩固时，新情绪就与旧记忆融合并改变它。例如，为了克服羞耻感而感到适应性的愤怒，会导致经验记忆的改变，从而改变叙述。正如第 4 章所强调的，在这一过程中，有两个关键要点：（1）旧记忆需要被激活，以便让记忆融入当下的体验，得以活化；（2）新感觉体验则应该至少延迟 10 分钟后才被引入。新经验过早进入或没有与记忆激活相结合（见下面的案例），都无法在重组和记忆巩固阶段对新体验产生整合效果。

例如，前面那名有复杂创伤的来访者，她讲述了关于母亲自杀现场的情景记忆。每当她想起母亲，就会浮现可怕的记忆，母亲躺在厨房地板上的血泊中。每当这个画面出现在脑海中，她就会感到寒冷和潮湿，可怕的恐惧和空虚感觉袭来。在她成功地解决了内心的愤怒、羞愧和悲伤后，最终能够释怀并原谅了自己的母亲。来访者提到，这段令人恐惧的记忆是如何随着她回忆关于母亲过去的幸福情景而发生转变的。相比之下，这些回忆让她感到非常温暖和舒适。这些对母亲的新感觉改变了以前冰冷、黏稠的感受，它们与旧感觉融合在一起，形成了对母亲更完整的印象。来访者在后来的随访中报告说，当她想起母亲时，脑海中浮现的不再是母亲躺在血泊中的景象，而是想起母亲活着的样子，她也会感到温暖和爱。最终，这名来访者的情绪记忆发生了全面的转变，她认为母亲仍然是自杀前她所认识的那个慈爱的母亲，产生很好的、温暖的感觉，记得自己曾感受过母亲的爱。

唤起情绪模式记忆，通过言语讲述来降低其先前的情绪强度，然后进一步处理其中包含的需求及其对当事人经验的影响，从而引发新情绪，使记忆以新方式得到重组和巩固。例如，在处理与亲密关系中的背叛有关的情况时，如果一方最终能以慈悲而不是愤怒的态度看待犯错的另一方，以对丧失的悲伤而不是对羞辱的羞耻感来体验两个人的经历，那么记忆经验就会改变。有了新感受，情绪模式记忆就会改变，此时杏仁核就不再被伤害性事件的记忆激活。为了实现这种改变，有必要先唤起痛苦的记忆，然后在不伴随痛苦和恐惧的情况下体验和回忆背叛事件，让一些新的感觉取而代之，如愤怒或慈悲。我们需要看到，导致改变的是用情绪转化情绪的机制，而不是理性战胜情绪的过程。

无论新情绪记忆是如何形成的，它们都在塑造自传式记忆和最终的自我叙事方面发挥着重要作用。叙事和情绪错综复杂地交织在一起。没有情绪就没有重要的故事，也没有能够独立存在于故事之外的情绪（Angus & Greenberg，2011；Greenberg & Angus，2004）。人们讲述自己的故事，从而来理解自身的经验，并构建自我身份。这些故事在很大程度上取决于他们所能调动的各种情绪记忆。通过改变记忆和获取不同的记忆，人们改变了自己的生命故事和身份。例如，前面讨论的那名回忆母亲自杀现场的来访者，她在治疗过程中得到的关于母亲的正面记忆和新生活经验，支持了她的观点，即母亲充满爱和关怀，而不是像她曾看到的那样毫无顾忌地狠心抛弃自己。

在讨论记忆重组时，一定要把它与行为消退现象做区分。在研究动物行为的再巩固和消退中，学习环境的一个要素，即背景（条件刺激），在没有其他预先存在后果（非条件刺激）的情况下被呈现出来。在大多数大鼠实验中，非条件刺激是通过铁丝网传导的电击。由于这种相似性，人们对如何区分这两者存在一些疑问——这在目前的情况下具有相当重要的意义，因为记忆重组被认为实际上改变了重新激活之记忆的成分，而行为消退被认为只是创造了一个新的、能推翻以前训练反应的记忆。因此，"消退"反应并不是真正消失，因为消退的行为可以随着时间的推移自发地恢复，或者在接触到新环境中的相关触发条件时死灰复燃。最近的研究表明，在这两种情况下，细胞/分子级关联状态是不同的，而产生的记忆重组或行为消退则取决于测试程序的时间动态，以及与记忆是最近形成的还是重新激活的有关，或者是否同时包括两者（de la Fuente et al.，2011；Inda et al.，2011；Maren，2011）。目前很明显的是，记忆重组和消退代表了对重新激活的记忆产生不同反应的现象（Lane et al.，2015）。

疗愈受伤的小孩

　　情绪聚焦疗法的核心部分是处理过去未被解决的痛苦的情绪经验，主要是童年的情绪经验。儿童充分处理自己情绪的能力比成年人更弱，这很容易引发非适应性核心情绪模式。这些过去的痛苦经验一般会影响个体现在面对自己和他人时的反应方式。当孩子被忽视、被拒绝或在身体或情感上受到伤害时，他们会倾向于以类似的方式回应他人，这表明他们在应对早期困难方面有着相似的经验。

　　常见的情况是，也许是由于直接的身体威胁、羞耻或缺乏可倾诉的对象，来访者从未有机会与任何人讨论自己的痛苦经验，也没有机会处理。而当父母就是虐待行为的来源时，打击往往是双重的。这是因为首先存在侵犯或伤害行为，其次是受害者（孩童）无法向父母求助。缺少能够提供安抚和支持的照顾者，这可能是导致经历变得难以承受甚至造成严重创伤的一个关键因素。在情绪上这意味着内隐的情绪回应从未通过言语符号化被带进有意识的、有具体区分的感受层面。因此，受创伤的个体通常对创伤的情况有所了解，却不清楚它如何影响自己的情绪状态。这种觉察不足导致人们倾向于以一种过于笼统的方式感知环境中的潜在威胁，也经常难以辨别环境究竟是否安全。往往直到开始接受心理治疗，并通过言语表达这些经验时，个体才会首次形成完整的情绪回应。

　　将这些感受转化为言语让内在受伤的小孩有了得到治疗的机会。受伤的小孩是一种隐喻，用以描述自我中脆弱受伤的部分。这个隐喻通过对话和言语象征，帮助人们重新认识自己的感受，确认这些感受的来源，并且最重要的是促进这些感受的转化。这项工作的最终目标是协助人们重新获得力量，通过滋养性的情感来治愈痛苦和伤害。受伤的小孩这一隐喻的重要性在于，当一个成年人把自己想象为孩子时，会更容易允许和体验自己的脆弱感受。当他们在想象中进入孩子的立场时，他们就更能作为一个成年人与现在自己的感觉联系起来。与幼年状态的自己认同，有助于个体绕开成年人长期形成的防御的应对方式。例如，对于一名50岁的成年男子来说，当他把自己想象成6岁时，就更容易体验到他对孤独的恐惧——进入当时对一个人被留在远离父母卧室的房间里的恐惧。这时他不是作为一个50岁的人去感受他对孤独的恐惧。作为成年人，他应该有各种成年人的内部资源和外部资源来消除这种对孤独的恐惧，因为这种感觉是幼稚的，不符合他目前的生活状况。每个人都会逐渐形成应对机制——正如温尼科特（Winnicott，1965）所说的"假自体"，以保护自我中更脆弱的部分。通常情况下，一个人受伤越多，就越是用这些假自体构筑自我保护之墙。

每个成年人都有受伤和脆弱的感觉，这些感觉可以充分地表现在一个脆弱或受伤的孩童形象上。这并不是说这个人被卡在了发展的早期阶段，而是一种描述成年人感觉的方式：在某些时刻，所有成年人都会感到脆弱、害怕、孤独和不安全。虽然成年人也会有这些感觉，却往往被认为是幼稚的。社会倾向于把脆弱感与医院联系在一起，好像它是病态的，而不是把它当作健康成年人，对安抚、滋养和安全的需要来接受。我说的不是卡在某个早期发展阶段的儿童式的自我，而是成年人的脆弱感。这种脆弱感可能源自童年时期的情感残留，但它们确实是成年人体验到的感受。因此，治疗师是在与实际存在的、成年人的情绪打交道，所以受伤的小孩是象征性的概念，不是这个成年人的实际状况。

将成年人的经验表征为一个受伤的小孩是一种干预方法，它可以帮助人们获得这种感觉及与这种感觉相关的全部记忆，它们起源于童年（Bradshaw，1988；Webster，2019）。它设置了重新体验感受的背景，这些情绪曾经被感受过，但从未得到充分处理，一直保留在记忆中并在当下重现。因此，受伤的小孩这一隐喻促进了对情绪的接触，并为退回童年的干预方式提供了线索。我使用这个术语"退回"（regression），并不是像弗洛伊德那样表示一种防御机制，导致自我暂时或长期回归到较早的发展阶段（Freud，1917/1976），而是作为一种干预措施的名称，帮助获得成年人的脆弱感或弱点。与年龄上退回童年的来访者一起工作的目的是帮助其抵达痛苦的情绪记忆，并最终通过新情绪体验来转化并离开它们。

所有情绪工作的目的是接触可怕的核心不良情绪，这些情绪是如此令人痛苦，以致人们在生活中不惜一切代价不去感受它们，甚至根本不感受任何情绪。在治疗中帮助来访者接近可怕的情绪时，技巧是要求来访者与情绪待在一起，并从情绪那里谈起。这既是情绪聚焦工作的一般技能，也是帮助来访者在受伤的小孩这一工作背景下接近其痛苦所需要的特殊技能。因此，治疗师邀请来访者感受并为其留出空间，让自己成为受伤的小孩，以小孩的身份表达痛苦的经历。然后治疗师协助来访者区分这一经历并确认其痛苦。这个过程通常以自我安抚结束，治疗师通过这种方式协助成年的自己以慈悲和支持的态度来回应儿童时期的创伤。

疗愈受伤小孩的过程

来访者之所以寻求治疗是因为他们有不好的感觉，治疗一般从帮助来访者展开叙述并开始探索他们所担忧的事情开始。一般来说，来访者是在行动层面谈论"发生了什么"。有时，他们会进入意义层面，谈论"发生了什么"的含义，但他们在情绪层面花费的时间很少。治疗师的任务最初是共情并将其与温和的、持续向内的推动相结合，向来访者的核心情绪推进。此时当来访者谈论他们的感受时，往往谈论的是继发情绪反应。例如，在提及需求没有得到满足而感到受伤的情况时，他们会说"我很沮丧或愤怒"，或者在他们感到原发愤怒时无助或在无望中哭泣。当然，有时来访者从一开始就表现出痛苦的原发非适应性情绪，如感到"孤独"或"一文不值"，但他们常常以无助或抗议抱怨的方式谈论这些令人痛苦的感觉，而不是以一种有成效的方式来体验它们。治疗的任务是帮助来访者有效地处理这些核心感受。

最初的几次会谈聚焦于倾听叙事并发展咨访联盟，治疗师同时也会聚焦于来访者核心痛苦和非适应性情绪。在我们的研究中（Greenberg & Goldman，2019），我们发现最经常出现的核心痛苦情绪是恐惧、悲伤或羞耻。为了发现这些情绪，治疗师除了倾听来访者叙述的内容外，还要在情绪上调整自己以靠近来访者叙述中最痛苦的内容。治疗师要探索这些痛苦情绪的起源，找到它们与依恋和身份经历的相关之处。通过探索它们的历史，来访者接触到过去被抛弃的情绪——它们太危险、太可怕了，所以需要被阻挡起来，视作"非我"，并且拒绝这些感觉和行动倾向。如果人们对安全和认可的需求没有得到满足，痛苦的感觉没有得到安抚，就会通过切断感受和需求来保护自己。然而，这种反应可能导致他们在现实生活中过于警觉，甚至预料来自他人的不良对待，他们用自己的生存策略对被抛弃或被批评的微小线索做出反应。这些旨在保护他们的策略现在已然成为问题的重要部分。在生存欲望的驱使下，他们放弃了自己的痛苦感觉和需求，试图用最好的方法来应对情况。在与情绪打交道的过程中，重要的是治疗师要始终视人们为在他们所生活的环境中尽其所能地发展和生存的个体，并与他们建立联系。

在与来访者就治疗目标和任务达成一致，并建立起安全、信任的纽带后，治疗师就要将工作重点转移到与来访者合作共同处理来访者过去的记忆、情绪反应和生存行为上。一个关键的工作方法是让来访者退回到童年，重新体验幼年时的情况和感受。来访者被邀请进入情景记忆从而接触痛苦感受，以便现在重塑它们。在这里，他们处理过去的创伤、被遗弃的经历、被否定、被忽视及未被抚平的痛和悲伤。有效的方式是想象着逐步回到过去，或者更确切地说是退回到过去，以想象帮助来访者逐渐进入幼年时的自我体验。治疗师可以用电梯下行或旅行作为比喻，说："现在你正从 30 岁下行到 20 岁，到 15 岁，到

12 岁，现在到了你 8 岁或 6 岁时。"另外，在立即成为 6 岁儿童之前，治疗师也可以请来访者想象 6 岁的自己坐在面前的椅子上，或者坐在成年自己的膝盖上，并让成年来访者描述他们如何看待童年的自己。这有助于唤起来访者对自身作为孩子的记忆。最终，治疗师希望帮助人们认同受过伤害的孩童自我，并以其身份说话。

疗愈受伤小孩的最常见过程是，治疗师引导来访者从讨论当前的感觉或事件转向讨论与这些感觉或事件相关的记忆。例如，在讨论对父母的未解决的感觉时，治疗师可能会说："所以，你有这种从未被他们看见的感觉。让我们回到你记得小时候有这种感觉的时候。"或者，来访者可能讲到父亲对自己和母亲的欺凌，治疗师就邀请她回到过去，说："所以，如果你愿意，让我们回到你 8 岁的时候，了解你作为一个孩子在那种环境下的感觉。"有时，来访者自己可能会重新进入并重新体验童年的场景——这并不是闪回（flash back），但是他们可能会突然感到自己仿佛回到了童年，当他们讲述成年后的经历时，突然感到童年场景的重现。他们会自发地沉浸在某段经历中，并在当下重新体验它。例如，一名来访者可能会谈到自己被同事羞辱的经历，并突然想起在学校上课时被老师羞辱的情景，重新体验那段被其他孩子取笑的经历。来访者需要在自己内部和治疗师那里感到足够安全，才有可能开始这种重新体验。

慈悲和自我安抚

表达苦恼或情绪痛苦已被确定为自我安抚任务的标记（Greenberg，2015），在实践时，自我中更多的成年人部分负责安抚受伤的小孩。通常情况下，痛苦是面对强烈的人际关系需求（如需要爱或认可）却未能得到满足时发生的。为缓解这种痛苦，干预时需要有一位能够提供安抚的主体，这样的人和安抚在以前未曾有人给予来访者。这可以用双椅对话完成：作为成年人，来访者是否能够安抚他们内心受伤的小孩，目标是唤起对自我的慈悲。治疗师可以尝试使用双椅对话来唤起慈悲但并不一定局限于该方法，因为通过对话干预也可以接触和安抚内心受伤的小孩。

在这种类型的想象转化中，治疗师可能会说：试着闭上你的眼睛，回忆你在这种情况下的经历。如果可能，回想一个具体的图像，进入其中。在这个场景中成为孩童时期的自己。请告诉我正在发生什么。你在这种情况下看到了什么，闻到了什么，听到了什么？你的身体有什么感觉，你的想法有什么变化？

一段时间后，治疗师可以请来访者转换视角：现在我想让你作为一个成年人来看待这个场景。你看到了什么，感觉到了什么，想到了什么？你看到孩子脸上的表情了吗？你想做什么？你能做到吗？你可以如何干预？你现在能在想象中尝试做一下吗？

再次改变视角，治疗师可以请来访者切换为孩子角色，并问：作为孩子，你有什么感觉和想法？你需要从成年人那里得到什么？你能向他／她要求你所需要或希望的吗？这个成年人做了什么？你还需要什么？你可以提出来。你是否希望其他人来帮助你？你能接受成年人给予的照顾和保护吗？

在干预的结尾，治疗师可以问：检查你现在的内心感受。这所有的情绪对你意味着什么——关于你自己，关于你需要什么？你能回到现在，作为一个成年人和我在一起吗？你有什么感觉？你能暂时和这个孩子说再见吗？

有助于唤起慈悲心的干预方法是请来访者举出他们曾经对另一个人或小动物产生慈悲心的经历。治疗师致力于借用来访者对另一个痛苦的人的慈悲和关怀能力，协助他们更深刻地觉察自己的慈悲心，从而使他们能够在自我安抚中获得这种慈悲。

不过，如果来访者尚未成功分化自己和他们的照顾者（父母），在此时引入自我安抚的对话，就可能引发对受伤小孩的蔑视、憎恶或破坏性反应。而这些消极的反应正是需要在治疗中转化的。在这种情况下，来访者最初可能很难对自己受伤的小孩产生慈悲；相反，他们不接纳自己的脆弱。此时，最好不要让来访者把自己视为坐在另一把椅子上的孩子，或者去想象自我中需要安抚的部分，因为这可能会引发对孩子或脆弱自我的负面反应或谴责。把痛苦象征为一个普通的孩子或一个亲近的朋友，是他们经历了来访者所经历的事情，从而产生了痛苦，这可能更有帮助。来访者理解治疗师要求他们对一个陌生孩子表达慈悲的含义与自我慈悲是类似的，但这样做可能仍然比安抚自己内在受伤的小孩更加容易，因为后者自动地唤起了自我蔑视。而一旦对有需求的孩子产生了慈悲心，就可以相对容易地将这种情感转移到自己身上。

保护自我的力量

有时，成年来访者看到自己受伤的内在小孩时会不知所措，因为他们可能觉得自己难以有效地保护自己，或者担心自己会在痛苦中崩溃甚至解体。这时候，治疗师可以充当一位代理保护者。例如，当来访者被他们自己幼年时的痛苦所压倒或吓坏时，治疗师可以与来访者共同面对虐待或忽视孩子的加害者。来访者在治疗师面前会感到更安全，从他们那里汲取力量。治疗师可以鼓励来访者想象自己就在他们身后，甚至挡在他们前面，告诉虐待他们的人要停止。在空椅对话中，治疗师可以协助来访者将他们的内心需求用文字写下来。

有时，由于各种原因，来访者可能无法对痛苦的自己给予慰藉和安抚。脆弱和恐惧的感觉未能得到充分的认可，或者这些感觉仍然过于纠缠和混乱，来访者尚未从缺乏情感回应的父母那里分化出来。此外，来访者可能仍然对自己的行为感到心烦意乱，觉得太过羞愧，或者出于某种原因无法找到应对挫折的方法或能量。有时，来访者对未能照顾自己的重要他人感到愤怒，觉得自己被背叛，这也会导致他们拒绝承担自我照顾的责任。然而，随着治疗的慢慢推进及对自我慈悲的重要性的反复讨论，治疗师会逐渐帮助来访者接受这一事实：要实现疗愈并积极成长就必须对自己怀有慈悲，关爱自己的健康和幸福。

以下治疗案例中的来访者是一位 28 岁的亚洲女性。这个治疗过程旨在解决她童年时期受到父母虐待而产生的恐惧和羞耻这类核心创伤。其中一个关键问题是，理解这种情绪工作的跨文化适用性——治疗界存在一种误解，即认为在亚洲和偏群体主义的文化中处理情绪可能更加困难，因为与个人主义文化对自我的关注不同，生活在群体文化中的人们似乎都只在乎他人。这名来访者的情况是，成年的她在亲密关系方面遇到了困难，并将这些困难与她从小受到的对待联系了起来。在第 9 次治疗中，她处理了被父亲打耳光的经历，同时探索了这段经历与自己的婚姻的关系。

临床实例：对父亲的仇恨

来访者：是的，就是……我父亲没打过我或我的母亲。然而，有一次，他却拿起一把菜刀，作势要砍母亲。我很震惊。所以当我丈夫把拳头举到我面前时……我想起父亲向母亲挥舞菜刀的情景。

治疗师：我只能想象它是如何影响你的。你小时候的感受是什么？

来访者：我有点恨我父亲。

治疗师：恨。这似乎是根源。

来访者：一样的——我与伴侣之间也是这样的模式。

治疗师：它困扰着你。解决这个问题会对你比较好是吧？让我们试着回到你生命中的那个时候，回到那段让你感到害怕和憎恨的经历。［退回童年］

来访者：好的，但，你是什么意思？

治疗师：想象一下，你退回到小时候。回到小时候。现在是 20 岁、15 岁、12 岁、7 岁。成为 7 岁时的你，以她的身份说话。对你来说，那时是什么样子？

来访者：（点头）当我更小的时候，他经常给我买东西。我对他有一些感激，但随着我慢慢长大，直到他去世，我对他有很多恨，特别是他关于如何对我母亲的……他再婚和欺骗我母亲的方式。

治疗师：他是一个让你感到感激的人，但也有很多恨意。继续做那个 7 岁的孩子，告诉我你的感受。［以孩子的身份说话］

来访者：他不给我零花钱，而且总是找母亲要钱。但是从小他就很疼我，从来也没打过我。可是我记得当时有一件事，一开始，我爱他就像女儿爱父亲那样，我会关心他，让他照顾好自己的身体、按时吃药。

治疗师：既爱他，又恨他。

来访者：恨是因为有一次我母亲，而且，是关于我继母，他扇了我耳光！

治疗师：扇你耳光……

来访者：是的，就在吃饭的餐桌上，扇了我一个耳光。

治疗师：好突然？回到那个时候，你当时多大？你的感受是怎样的？以当时那个小女孩的角度来说。

来访者：我那时 10 岁，我记得当时，他打了我，我觉得好痛……我感觉到，可是我长这么大，从来没被父亲打过……

治疗师：他打了你。对你来说，感受很痛吧？描述那种痛的感觉是怎样的。[情景记忆]

来访者：那个痛就像……被许多石头击打——我的心都碎了。父亲对我的爱碎了一地。我想慢慢原谅他，可是我做不到……

治疗师：从那以后，你的心都碎了，不可能原谅他。那一记耳光打在你的心上，太痛了。

来访者：（点头）从那时开始，我弟弟也注意到他变了。他完全变了一个人，我从那时候就觉得他变了，不再是我父亲。他变成了……一个陌生人，我不再认识他。

治疗师：作为那个孩子，假如父亲现在在这里，你想对他说什么？告诉他你的感受——就是关于他怎么对待你和你母亲的……

来访者：我那年才 10 岁——父母那时已经离婚一年半了，我帮忙做家务——煮饭、打扫卫生。对 10 岁的孩子来说，要做得太多了，我想玩耍，就像其他小朋友一样。

治疗师：许多责任，身上的担子好重，而且好孤单。

来访者：是的，我觉得好孤单，又害怕。我需要一个能照顾我的父亲，保护我，不是来吓唬我的。照顾他人或搞定这些事情不应该是我的责任或问题。我好像没有父母，我需要我的父母。[情绪模式记忆和需求]

共同构建经验的具体样式

如上述案例所示，治疗师在工作中需要反复将来访者引向情绪的焦点，朝向核心痛苦的非适应性情绪——在这段对话中就是孤独和恐惧的感觉。在此过程中，治疗师需要始终推动来访者向核心焦点靠近，但又不能失去非引导性的跟随特质（作者在这里强调情绪聚焦疗法工作中始终要跟随来访者，用跟随实现引导——译者注）。治疗师应该避免将自己的观点强加给来访者，而应该帮助他们共同勾勒所期望的感受，让来访者自己来定义那种感觉应该是怎样的。共同勾勒是一门艺术，其中包括既能共情和确认来访者自己的感觉，同时重新聚焦核心问题，深化体验并唤起情绪。

例如，一名 29 岁的来访者在第 12 次治疗谈话中表达了对她与父母之间恶劣关系的悲伤和愤怒。她提到自己很伤心，因为当她告诉父母自己不想和他们说话以后，他们就真的没有再主动联系她。来访者说："这太让人痛苦了，就连我疏远他们，他们也无动于衷。"她对自己与父母之间的现状感到很难受。然而，在处理目前的人际关系困境时，治疗师需要引导她处理与父母之间的未竟事宜。由于这些源自过去被忽视和被遗弃的经验，以及悲哀的孤独和缺乏安全感的核心感受，治疗师应当明白仅停留在当下的关系冲突上是错误的。来访者目前与父母之间的问题应被视为进入其与父母过去关系的一个通道——正是那段关系充满了忽视和否定，在她内心留下了一个大窟窿，让她感到空虚和不安。来访者想发泄对糟糕的父母的满腔感受，然而治疗师在确认了来访者目前的愤怒后（"没有回应，甚至没有朝你的方向点点头，这真让人火冒三丈"）并没有在其中过多逗留，而是马上引导她走向核心情绪痛苦，说："受这么多伤，有这么多愤怒，从小到大这么多年，就觉得自己从来没有被认真对待过，从来没有被看见过。让我们回到那些觉得自己的情绪被彻底否定的早年岁月。"

"退回童年"工作的指导原则

在这里我们会讲解一系列步骤，作为帮助来访者退回小时候进行工作的原则（Webster，2019）。首先，当那些与童年时经历的遗弃、忽视或创伤有关的体验出现时，这标志着需要重新审视来访者童年时期的经历，并可能通过想象来进行情绪转化工作。假如一名来访者说："我的父母总是把我一个人留在家，整天只忙自己的事，根本不知道我在做什么，更不用说了解我的感受了，对他们来说我就几乎不存在。"治疗师共情、引导来访者注意当下的身体感觉："就这样被孤单地丢在那儿，好像我一点儿也不重要？待在这种感觉里。你现在的身体有什么感觉？"然后引导来访者回到以前有这种感觉的时候："可以的话，让我们回到更早的时候。你还记得某个特定的年龄或时间，你当时意识到有这种感觉吗？慢慢来……让我们回到过去：你是 30 岁，20 岁，15 岁，10 岁，现在你是 6 岁。好的，所以这时候你是 6 岁。当时发生了什么，你有什么感觉？"

到这个节点，治疗师要遵循五个步骤，让来访者聚焦于身为孩童时对事件的感受上。

1. 引导来访者成为孩子，以孩子的身份表达。对来访者说："作为 6 岁孩子的你，身体有什么感觉？你在那里，你的母亲正在和她的朋友说话。对你来说是什么样子的？你有什么感觉？作为那个 6 岁的孩子，告诉母亲你的感觉。"引导来访者在当下重新体验当时的感受。帮助他们保持并接受这种痛苦的感觉："和这些感觉待在一起，迎接它们。"确认那个孩子的体验："是的，那是令人非常痛苦的，想必是非常孤独的。"

2. 一旦来访者的感受被深切体会并得到确认，就聚焦于来访者未被满足的需求上。可以询问来访者："你需要什么？"

3. 确认来访者的需求，并促使他们产生配得感，即自己的需求理应得到满足："你当然需要关注和支持。你理应得到它们。"再告诉他们："我本来理应得到你的一些关注。"现在的转变是通过接触一种新的情绪而产生的，这种情绪是对未被满足的需求的反应（通常是自我肯定的愤怒或对丧失的悲痛和慈悲）。"当你说这句话的时候，你心里出现了什么感觉？"这是一个评估新情绪的有效提问。有时，新情绪是可能在没有明确需求的状态下浮现的，但询问需求往往有助于获得新情绪。

4. 来访者一旦感受到痛苦和需求，其中可能产生的新情绪之一便是慈悲。治疗师鼓励来访者体验和表达慈悲，邀请来访者以成年后自己的身份对受伤的孩童自我说话："假如你作为成年人，看着那个受伤的孩童，在这里感到如此孤独和一文不值，体会到这一切，你会对这个孩子说什么或做什么？"

5. 治疗师通常会以将来访者带回到现在来结束一次治疗，回顾来访者在本次治疗中的体验："你现在的感觉怎么样？你对这一切有什么看法？你准备好回到此刻了吗？你现在有什么需求吗？"

当治疗师邀请来访者对受伤的内在小孩报以慈悲时，最理想的方法是让来访者表达出来。治疗师可以请来访者看到内在小孩坐在他们对面的椅子上，或者出现在他们的想象中，然后与想象中的小孩交谈，表达关心、支持、慈悲和爱。实际地活现出慈悲心比仅谈论它更能让来访者充分地加以体验。

想象性重回过去和想象性转化

退回童年工作的另一种形式是想象性地重新进入过去的创伤场景——那时候孩子感到没有受到保护或被抛弃。在这一过程中，治疗师邀请来访者回到当时的场景，但这次要带上一个能保护或滋养孩童自我的陪伴者。其目的不是自我安抚，而是在保护者的陪伴下通过想象体会内在转变。

治疗师可以这么说："想象自己作为一个孩子经历与痛苦记忆有关的场景。想象自己现在作为一个成年人或其他能保护孩子的人进入这个场景，并介入和协助这个孩子。"治疗师引导来访者想象一个具有保护功能的他人来支持和保护脆弱受伤的自己。这个他人可能是阻止孩子被父亲虐待的警察；也可能是设定边界或对父母进行教育的治疗师；甚至可能是一个神话中的人物，把孩子带到一个更安全的地方。治疗师可以询问保护者："你有什么想对孩子或代表孩子的人说的吗？"确保孩子感到安全并受到成年人的支持和保护。治疗师在最初及后续的适当时机向孩子提出关于他们的感觉、情绪、想法和行为方面的问题。因此，在引导来访者进入现场及治疗过程中，治疗师可能会问："在你的身体层面，你看到、听到、闻到或感觉到了什么？你有什么感觉？你脑子里在想什么？你想做什么？正在发生什么？"

作为孩子说话或对孩子说话

在退回童年的干预中，有两种角色定位可以让来访者选择采用作为孩子说话或对孩子说话。当来访者作为孩子时，他们最好尽可能用现在时态说话，如"我感到害怕"，而不是"我那时感到害怕"。当以成年人的身份说话时，来访者既可以是一个观察者，也可以是一个演员，对受伤的孩童自我表达支持、爱与关怀。可以使用不同的自我 – 他人组合。如前所述，最经典的形式是"想象自己是受伤的孩子，以这个角色说话"，然后请来访者以成年人的角色说话，治疗师问成年人，那个孩子需要什么，或者成年人可以对孩子说什么以帮助孩子，甚至成年人是否可以把孩子带走并保护他们。

然而，在一些有自毁倾向的来访者身上，成为受伤的小孩或与受伤的小孩对话都会引发过多蔑视小孩的感觉。在这种情况下，最好采用不同的形式。例如，当被邀请与受伤的小孩说话时，一位曾遭邻居性虐待的女士当即责备 8 岁的自己故意去邻居家，因为他家有一台大电视。但当治疗师邀请她想象另一个孩子——她的女儿时，在同样的情况下，来访者却能产生被关怀和被保护的感觉而没有责备。这样一来，她才能够对自己的孩童自我产生更多的慈悲心。为了绕开来访者对小时候的自己可能产生的负面情绪，治疗师可以问他们对一个普通的孩子会有什么感觉，想对这个孩子说什么，而这个孩子在小时候也曾遭受同样的事情："想象一下，一个被父母这样抛弃的孩子。你对这个受伤的孩子有什么感觉或想说什么？"

如前所述，该干预措施还可以有不同的版本——邀请来访者想象一个非常亲密的朋友，对来访者说："你们如此相似，所以这位朋友和你有同样的经历，和你有完全相同的感受。你会愿意这位朋友被怎样对待？或者希望这位朋友得到什么？什么能帮助他/她？你给他/她什么能有帮助呢？"治疗师邀请来访者想象在另一把椅子上的理想父母或重要他人——不是他们实际的样子，而是来访者需要他们成为的样子——然后让来访者向对方提出自己的需求。接下来，治疗师让椅子上想象的父母以慈父、慈母的身份来回应那个受伤的小孩。

发展关爱自我的能力

在解决问题过程中，来访者通常会从痛苦开始，然后经历几个关键步骤，逐渐接触到核心痛苦的原发非适应性情绪，最终可以陈述未被满足的需求和对丧失的悲伤（Goldman & Fox-Zurawic，2012；Ito et al.，2010）。然而有时也会出现恐惧和情绪打断的情况，或者来访者会抗议并抱怨他们无法从他人那里得到安抚，只能自己安抚自己。这些困难都需要得到解决，然后来访者才能真正接触到原发非适应性情绪。我们看到的是，最终带来转化效果的不仅是对自我的慈悲，还有真正触及未被满足的需求，并对其丧失进行哀悼。这些才能唤起对自己所经历的失去之痛的深刻慈悲，从而使来访者愿意给予自己疗愈所必需的慈悲。当来访者与充满支持和共情的治疗师共同经历这一过程后，他们会逐渐培养对自己及丧失的慈悲心。随着时间的推移，在得到治疗师的接纳和共情安抚的同时，来访者最终会发展出自我安抚和转化痛苦情绪的能力。

　　我要再次重申的是，治疗师并不是在假设来访者内心有一个孩子，只是在治疗过程中唤起了来访者早先作为孩子时曾经历的脆弱或受伤的自我状态，这一状态反过来又激活了他们在幼年受伤时体验到的情绪。对来访者来说，让他们小时候经历的伤害得到成年后自己的慰藉和安抚，让受伤的自己接收到从来没有得到过的情感同调，势必会非常令人心酸又感动。

　　这种干预的时机，特别是关于来访者对被伤害的幼年时自己的感受进行提问，是很重要的。它不能在治疗中过早地出现，因为这可能会导致来访者再次感到自己被否定或负担过重。来访者曾经承担过重的负担，必须自己照顾自己，所以他们需要一段时间可以放下担子，让自己可以喘息和放松。他们希望有他人给予自己过去从未曾得到的照顾和支持，直到自己能再次担起照顾自己的重任。当然，等他们再次自己站起来的时候，就会是以全新的方式了——能够承认自己的感受和需求，且支持自己找到满足需求的更好的方法。

临床实例：祖母眼中的我

　　下面的例子展示了一个过程，来访者进入了受伤的核心情绪模式记忆，并转化了其中的无价值感。来访者是一名 30 岁的韩国女性，过去长期受抑郁障碍困扰。青少年时期面对严格的父母，她感到非常挣扎，十几岁的时候她曾有自残行为。下面的对话开始于治疗师引导来访者回忆并停留在回忆中，聚焦于她的"一文不值"的核心感觉，直到她获得心理韧性并确认自身的需求，且明白要自己满足自己的需求。然后她可以透过祖母看自己的眼光体验到慈悲。

治疗师：所以，在某种程度上，这些是关于你在家里目睹的事情，对吗？你周围的人，特别是和你哥哥？期望。但也有记忆，我的意思是情绪记忆，不仅是场景，还有被拒之门外的体验，伤人的话，各种情况都让你感到你不合时宜，你的加入不受欢迎。

来访者：是的，反反复复感到我不适合，我是失败的。

治疗师：你说它们在你身上徘徊。那么，这意味着它们现在也在，对吗？（**来访者**：嗯。）所以，这表示这些感觉现在也和你在一起，它们现在还会对你做些什么。

来访者：的确是的，很不幸的，它们还是。

治疗师：所以，让我们待在这种感觉里，对，这很重要。那里面有一种威胁，好像"我必须满足他们的期待"。

来访者：（啜泣）是的，是的。

治疗师：那么，你现在有什么感觉？留在那里，这很重要。

来访者：我不想让这些人有权那么做。

治疗师：我很了解。就像有不公正的事情……他们不仅这样做了，而且直到现在还影响着你。

来访者：是的，很多年以后了。

治疗师：我明白……你内心有一种抗议的情绪，反对它。但如果你探进去看看它的内部，就像你其实扛着许多不同情况下经历到的，"如果我不……如果，如果我表现不好或没有学会这一切，那就表示我什么都不是，我就毫无价值"。（**来访者**：是的。）而这些记忆，这些不同的事件，几乎每天都会被触发。（**来访者**：是的。）并不是说你一定想起发生了什么……（**来访者**：不是。）但是，你不够好的威胁几乎每天都会被触发。

来访者：是的，我非常焦虑，担心人们实际上并不喜欢我——他们只是表面上对我好（笑）。

治疗师：就像他们有个秘密不让你知道。（**来访者**：是的，是的。）而实际上，他们不喜欢你或觉得你不好。

来访者：是的，我很害怕，因为在我上学期间，除了在大学的两年之外，一直有人跑来告诉我，他们认为我不怎么样。我不明白为什么，我不觉得自己对谁做过什么不好的事情。恰恰相反，我一直在照顾别人，总是试着确保没有人感到被冷落。比如，在课堂上或玩手球的时候，任何人——特别是如果一个女生总是一个人待着，好像有点烦闷的话，我和我的朋友就会照顾她。我无法理解自己做了什么事情让人厌烦我，而且跟我这样讲过的是一些不同的人——小学和初中同学，后来上高中时就没怎么发生过了，所以高中我就过得比较好。

治疗师：这就像你在不断地被……我是说你的内心一直，好像你内心一直受到威胁，被告知你不是……（**来访者**：是的。）人家不喜欢你，有点，对吗？（**来访者**：是的。）但在内心深处，有一个事实在威胁着你，对不对？你不讨人喜欢……（**来访者**：是的。）或者说别人随时都有可能反对你。如果我可以带你向内深入一点，好吗？所以，倾听这种感觉……它实际上是一种很深的……如果我们抛开所有试图应对它的努力，实际上有一种深深的感觉，我就是不够好，不够好，不够好，对吗？这部分，实际上需要听到什么？［探索需求的初步尝试］

来访者：我不知道，我不知道我有没有办法说出来。

治疗师：是的，是的，这很难说出口。所以，如果我们继续聚焦于这个部分，当我们把聚光灯指向那里（手指自己的胃部）。（**来访者**：嗯。）好像有什么升起来了，好像"我甚至不愿说出它，因为太……痛？"……还是……（**来访者**：那是……）是的，所以，如果我们坚持去看一下……（**来访者**：是的，嗯……）它很脆弱，对吗？（**来访者**：是。）就像翻开一些不应该让人看到或知道的东西。［确认恐惧并引导向核心情绪］

来访者：（哭）这真的太难了。

治疗师：我理解。我看到了，这太痛了，是吧？但它又是……

来访者：是的，我想是的。我需要给自己一个机会。罗马不是一天建成的。

治疗师：所以，如果我们再试一下（指向胃部），我理解发生这种情况是因为它很脆弱，你需要给自己一些时间，或者慢慢来，但听起来内心深处，有一种无价值感，是吧？

来访者：（哭）是的。一文不值。［来访者已经跌入谷底，感到哀痛，核心非适应性痛苦］

治疗师：嗯，当我说的时候，感觉是这样的，就像那部分有点……说到底，感觉什么也给不了别人，那种类似的感觉，对吗？（**来访者：**是的。）好的，继续留在这里，这真的很重要。（**来访者：**嗯。）这就是给我们带来改变的机会，去那里。（**来访者：**是的。）是的。在你内心深处这个受伤的部分是什么？……那个感觉无价值的部分，它需要听到什么？［发自内心的需求］

来访者：那是……你其实还是有很多东西可以给予，而且……也有一个人需要你。［在治疗师聚焦于来访者的自然需求后，来访者开始变灵活并出现弹性力量］

治疗师：其实，你是重要的，是这样吗？（**来访者：**是的。）你需要听到你是重要的，很重要。（**来访者：**是的。）当你这么说的时候，能感觉到它吗？是的……对，就像，我不知道……你说过关于你祖母的事情，她的眼睛的照片。（来访者哭了）是的……是的……嗯……就，欢迎这些感觉。就像这是那部分，内心深处需要的东西。那眼睛，那份温暖，深深地接受，在某个地方。（**来访者：**好的。）是的，嗯。［治疗师唤起了一个具有安抚性质的他人］

来访者：（放下纸巾）哎……嗯，她真是很特别（喃喃自语）。她可以让任何人感到……

治疗师：那么她会对你的这个部分说些什么？（**来访者：**嗯……）她的眼睛和她的温暖传达的是什么？她又看到了什么？

来访者：她看到了她的孙女……

治疗师：当她看到你时，她看到了什么？她在你身上看到了什么？她的眼睛。如果你让她抬眼看过来，那温暖，那声音……

来访者：嗯……我觉得主要是……我认为对她来说，最重要的是，我是个善良的人，有爱心，会好好地照顾我周围的人。

治疗师：所以，这些都是行动，在内心深处，她告诉你的。这是一种她喜欢你的东西，所以这真的很重要，所以你可以想象，这些更根本的东西，有点像，当她看到你，她会告诉你什么？

来访者：她说……无论如何都爱我，为我感到骄傲……认为我身上有很多优点。

治疗师：这起到什么效果……（用手指着胃部）如果我们把你觉得自己没有用的部分带回来，那会有什么影响？

来访者：嗯……（笑）……是的，我——从她那里看到自己，或者用她的眼睛看到自己，让我感觉很好，类似这样，我想到，她确实看见了我。

治疗师：那么，这表示感觉有一点什么？有一点缓解的感觉？

来访者：是的，就是我可以……当我想到我一无是处时，我的胸口就会发紧，而当我想到她时，就像我又可以呼吸得比较轻松了。

治疗师：（用手比画）这就像有两个非常不同的……东西，对吗？一个是存储在你里面的东西，对吗？那些欺负你的人，不同的人好像给你那种信息"我们不要你""我们不喜欢你"之类的。（**来访者：**是的，嗯。）那种受伤的、非常糟糕的感觉，觉得自己什么都不是，没有价值，是吗？（**来访者：**嗯。）然后呢，那些温暖的、充满爱意的画面，还有疼爱，通过言语和行动，以各种可能的方式出现。（**来访者：**嗯，是的。）好像，重要的是让一种感觉追上另一种感觉，把前面的那个部分带入后面的部分。[通过综合两种感受，用情绪转化情绪]

来访者：我从来没有试图向我祖母证明什么，（**治疗师：**是的。）我们……这样已经足够好了。

治疗师：所以，这种安全感……这种安全感是无论发生什么，无论出现什么，这种爱都会存在。它是纯粹的，某种程度上，它不受任何东西制约……

来访者：（哭）不受限制，嗯，对的。

治疗师：你现在有什么感觉？

来访者：（吐一口气）我……现在，我觉得我很想念我祖母（哭）。

治疗师：是的，没错，这么多……我们说到的，感觉。你从她那里得到了很多东西，对不对？是啊。（**来访者：**是的。）就是，好像要一直允许她温暖的眼睛和爱来影响你一样……特别是让它影响你内心深处的、深深的、受伤的感觉，对不对？

来访者：（眼泪）是的，这让我感觉很温暖，被安抚。她接受我，这让我觉得自己很有价值。

通向过去的桥梁

正如本书所强调的那样，情绪聚焦疗法的第一阶段是让来访者关注和觉察情绪——主要是通过治疗师对来访者感受的共情和对来访者身体感受的关注来抵达核心痛苦。起初，来访者可能会在对某种原发情绪的反应中表达出继发愤怒——这些感受是对触发了某些原发情绪（如被抛弃的恐惧）的情形下的自动反应。通过共情这些感觉，把重点放在更深的原发情绪上（如隐藏在愤怒之下的关于被遗弃的焦虑），治疗师可以帮助来访者追溯到对被遗弃的恐惧这类深层感觉。

一开始，这项工作是要注意当下发生了什么，继而来访者表达了什么感受，当他们说话时身体层面发生了什么。然后治疗师通过提问引导来访者回到过去："你在过去是否曾经有过这种感觉？""你第一次有这种感觉是怎样的？"例如，来访者表示自己在工作中感到非常害怕或孤独，尽管已经结婚但还是感到孤独，治疗师可以问："第一次有这种感觉是什么时候？""以往生命中，你是否曾经有过这种孤独感？"当下的孤独状态是探索其根源的启动平台。

同样，治疗师可以通过当下的身体感觉和经验去探索这些感受的起源，从而建立一座通往过去的桥梁。邀请来访者保持身体体验并唤起记忆有助于这个过程——"就停在你胸口的那些感觉上。它们是否让你想起了什么""跟着身体的体验回到它的起点"。例如，如果人们在说话时感到颤抖或恶心，那么治疗师可以请他们留在身体的感觉里："就保持你胃部的那些感觉。你能从这些感觉出发用一些词语描述它们吗？"然后加上"这些感觉和感受是否让你想起了以前的事情""跟着你的身体体验，它们带你回到了哪里"。此外，如果来访者出现症状，那么治疗师可以关注与症状相关的身体体验。例如，如果来访者谈到强迫仪式，如睡觉前反复检查床下，那么治疗师就探讨有哪些身体感觉导致了这些行为顺序。一旦来访者意识到某些身体体验触发了症状，治疗师就可以帮助他们追溯到这些感觉在其生活中发挥某些作用的早期时间。

当一种感觉或身体感受被识别出来且清晰定位后，治疗师要引导来访者将其转化为言语并说出来，这个方法可以帮助来访者进入受伤小孩的体验。例如，男性来访者说，尽管自己已经是有成就的专业人士，但当众发言时仍然感到焦虑。当他谈到这一点时，治疗师问他在身体上有什么感觉，他说他的胃里有翻滚的感觉。治疗师请他注意胃部的感觉，跟随它。来访者要慢下来，聚焦于自己的身体感受，并找到它和过去经验的联系——即父亲在他小时候经常以一种"我知道你会搞砸"的态度给他派任务，这让他对自己的表现感到十分焦虑，想避免搞砸。当然，对情绪工作的目的不是提升洞察力，而是回到经验中，进入未被满足的需求，认可需求的正当性，并用新经验来转化它。

一般来说，询问来访者以前什么时候曾感到某些感觉，然后引导他们回到以前与这些感觉相关的记忆和经历中是有帮助的。这种回溯应该由感受的浪潮推动前进，而不是经由逻辑推理。治疗师不应当用"你以前什么时候有过这种感觉"这种对信息的提问，这更有可能得到一个认知性的回答。而如果说"跟着这种感觉回到你以前经历过它的时候，那是什么样的感觉"这类问题则是唤起来访者的感受。

临床实例："就像行尸走肉"

下面的案例是一名 27 岁的亚裔单身女子，她有童年创伤和社交焦虑。和上一名来访者一样，我之所以特别提到她的籍贯背景，是为了显示情绪聚焦疗法的跨文化应用。根据我在亚洲文化中的经验，隐喻经常被用来表达情绪，而且当地对身体感觉的描述更常见，因为直接讲情绪的言语不太普及，而且很少有人会熟练使用。尽管如此，亚洲文化中生活的人绝对是有情绪存在的，而且可以用来做治疗工作。下面的讨论会说明情绪工作是多么重要。

在这次治疗中，来访者谈到被女朋友的忽视如何唤起了她被母亲忽视的感觉。治疗重点转移到受伤的小孩的工作。注意来访者在早期提到了身体的感觉，并在回答治疗师对她感觉的探索性问题时，用了"像行尸走肉"这样的比喻。同时，也请读者关注治疗师对来访者感觉的跟随是如何起到了回到过去的这一桥梁作用的。

治疗师：哇喔，是的，听起来真的让人好难过，真的觉得……是不是觉得好像那个感受又被挑起来了？就是"我小时候和母亲在一起的感觉……"

来访者：我想，我感觉到的是，最近和女朋友的关系不够亲近，这就是我现在的感觉。

治疗师：就像感觉到……

来访者：是的。我就觉得，如果她不跟我讲话，（**治疗师**：是的。）我的手和脚都会变得冷冰冰的，我会觉得恐慌，就好像自己是行尸走肉一样。[身体感觉]

治疗师：哇，冷冰冰的手和脚，心里发慌。这个感觉仿佛来自记忆深处，可怕的感觉，好像自己不再是一个正常人了，像个行尸走肉。嗯，嗯，你现在能体会到这种感受吗？它是否让你想起小时候母亲给你的感觉？[通向过去的桥梁]

来访者：是的，我现在感觉到的就是我一直感觉到的东西。

治疗师：你能记得自己第一次感受到这种状态的时候是多大吗？

来访者：（皱眉）我想不起来了，但是，在我的记忆里，我还是婴儿的时候就没有跟母亲在一起的感觉。我感觉好像自己是孤单单的一个人，很困难的感觉。我感觉自己好像一个人待在世界上。（**治疗师**：是的。）什么也做不了，而且感觉如果母亲不出现的话，我就完蛋了。

治疗师：是的，我当时好小，需要有人来照顾我，但是如果母亲不来的话，我的手和脚都是冷冰冰的，就像与世界隔绝开，失联了。

来访者：我记得，有一次母亲去工厂里上班带着我，她去卫生间了，让我在外面等着。然后有个叔叔走过，跟我说："你母亲不要你喽。"

治疗师：哇，噢，天啊，你想告诉母亲什么？做回那个小孩，"我觉得……"［退回童年］

来访者：因为母亲更喜欢男孩，我害怕因为自己是女孩，她就不想要我了。

治疗师：嗯，"母亲不想要我，她不要我了，然后就可以再生一个男孩"。

来访者：这些感觉真的实际上就是我现在的感觉。

治疗师：是的，所以这些感觉跟母亲有关系。

来访者：我的意思是，就像，母亲不要我了，一切都完了。（**治疗师**：嗯。）然后，我……我没法一个人活下去。

治疗师：是的，好无助，是的。

来访者：我就像个孤儿。（**治疗师**：啊，是的，是的。）我会死的。

治疗师："是的，我会死的。"

来访者：然后，就陷在恐慌的感觉里。

治疗师：是的，我们现在慢一点。你能留在那种恐慌的感觉里吗？如果可以的话，看看那种恐慌，把恐慌放在这里，就好像在我（指来访者）和母亲之间，然后让我（指治疗师）陪在你这边。看看这种恐慌，现在感觉它，你很害怕，但是现在我陪着你。你能做回那个被吓坏了的孩子，大概五六岁的样子，然后从你的恐惧感受出发讲点什么吗，如"我害怕会变得孤零零的"？［退回童年］

来访者：是的，我害怕我会被抛弃，只有我一个人，那我怎么办，怎么活

下去呢？我真的很害怕。谁会保护我，照看我？就好像，求你不要丢掉我。[核心情绪模式——对被抛弃的恐惧]

进入孩童状态后，咨访联盟针对来访者幼年时对被抛弃的恐惧继续工作，为受伤的部分提供了安全感，从而转化那种恐惧。最终，来访者在结束时，既能够肯定自己的确需要一位爱自己的家长，或者至少能照看自己，又认可自己作为女性一样有价值，不应该仅因为自己是女性就被忽略。

临床实例："我被吓坏了"

在这个案例中，治疗师引导一名 32 岁的单身男性来访者，从抑郁的表层症状和人际关系困难深入退回幼年——五六岁的时候。来访者当时在与父母的关系中没有安全感，因为母亲对他非常苛刻，而父亲不会出面保护他。在他小的时候，母亲经常吼他，让他觉得母亲其实不爱自己。

来访者：我还是小孩子的时候，很希望有个好母亲。她要是看起来很辛苦的样子，我就很愿意照顾她，试着理解她的感受……因为我相信那样她就会爱我或喜欢我（眼中涌出泪水）。（治疗师：嗯，嗯。）……而且，我也爱你，喜欢你（直接转入跟母亲的对话，想象她就在他的眼前），但是当我渐渐觉得你也许是骗我、在利用我的时候，我就非常愤怒，非常伤心（哭泣）。

治疗师：嗯。让人心碎。

来访者：是的（用纸巾擦去眼泪）。

治疗师：是的，所以，你的眼泪在说什么？

来访者：眼泪说，"我吃了好多苦，为了照顾你的感觉，但是这一切都毫无意义。这全都不过是被你利用而已"。

治疗师：一想到这些，你心里真的好痛啊。

来访者：是的。我为自己感到心痛。

治疗师：你是想到了孩童时的自己吗？

来访者：是的。

治疗师：当时你几岁？

来访者：为我的整个童年心痛。我心痛是因为，我小时候是个很乖的小孩，很照顾你（指母亲）的情绪。

治疗师：这种感受是什么时候开始的？那时候你大概多大，开始感到这种心痛？

来访者：多大？五六岁，或者六七岁的样子。那时，我觉得母亲非常凶，不温柔。

治疗师：嗯。当你想到自己五六岁的样子时？你脑子里有什么画面吗？［唤起孩童自我的形象］

来访者：就像我做错了什么一样。我记得小时候，有一天在家里玩母亲买回来的肉，把肉搞烂了。她回来一看到就怒火冲天，狠狠地惩罚我。

治疗师：你现在是五六岁时的自己。听到母亲说她气死了，她骂你、羞辱你，然后打你，你有什么感觉？［退回童年］

来访者：我好害怕。

治疗师：嗯。非常害怕。

来访者：我很害怕，我很害怕，我吓呆了。我看着她，听她吼我。我心里全是恐惧的感觉。［核心恐惧］

治疗师：当你现在坐在这里谈起这种恐惧时，你体会到那种感觉了吗？现在，你的身体里？

来访者：有的。

治疗师：那种恐惧是什么感觉？

来访者：害怕她会伤害我。我觉得她真的会伤害我。

治疗师：感觉你会被打伤，特别恐惧，特别害怕和没有人保护你，只想逃跑或被保护起来。

来访者：对，对。感觉她随时都会对我做点什么。［害怕危险］

治疗师：嗯。太害怕了。当你来到这里时，你就像这样（模仿来访者蜷缩起来的姿态）。

来访者：对的。

治疗师：看上去就像你想要缩成小小的，恨不得消失。是的，好的。

来访者：我想要缩到很小，非常害怕。

治疗师：就待在这个地方，体会恐惧的感觉。[行动倾向]

来访者：嗯（继续在蜷缩的姿态）。

治疗师：再说说那种害怕的感觉。

来访者：告诉她？

治疗师：可以，告诉她。

来访者："我觉得我不知道发生了什么事……只是突然间……为什么突然间……突然间这么暴怒，突然间你就要打我。是发生了什么事？这块肉……这块肉……这块肉有那么重要吗？肉掉到地上……是弄坏了……有那么严重吗？"

治疗师：感受一下你在那里的感觉（指着身体蜷缩的部分）。

来访者：感觉很糟糕。真的想让自己躲起来。

治疗师：嗯。真的想躲起来。很害怕。

来访者：嗯。非常害怕……觉得自己随时都会被她伤害。

治疗师：非常不安全。你需要什么？

来访者：我需要觉得安全。我需要一些保护，某个人或什么东西能让我躲到它后面。

在这段治疗对话中，来访者接触到了他对危险的核心恐惧，这使他可以通过进入新感觉来获得新情绪。在治疗师的帮助下，他迈出了离开非适应性痛苦状态的第一步，开始认识到自己有权拥有一个不让他感到那么恐惧的母亲，或者可以依赖有人来保护他免受母亲的暴怒。一旦他的大脑评估他对安全的需求没有得到满足，他自然而然地开始体验到对童年时被剥夺了安全感的愤怒和悲伤。

● 小 结

　　情绪聚焦疗法的一个核心部分是处理过去未解决的痛苦情绪体验——主要是儿童时期的体验。在这一章中，我解释了在当下重新体验过去情绪事件的不同方法，强调了情景记忆和自传式记忆的重要性，以及记忆重组是一个关键变化过程。此外，本章介绍了退回童年工作的指导原则，并以多个案例呈现了疗愈受伤小孩的工作及如何通过身体感觉与过去的经验建立联系。

　　对某些来访者来说，处理早期创伤经历过程的潜在困难是，痛苦情绪可能变得过度强烈，具有压倒性，让人难以承受。所以，我将在第 11 章中继续介绍情绪失调和加强情绪调节的方法。我们还会在第 11 章中继续研究缓和核心痛苦的方法，以及如何通过自我慈悲来转化它。

第 11 章
情绪调节

在学术界，无法调节情绪正迅速被认为是心理障碍的一种核心形式（Barnow，2012；Bradley et al.，2011）。这种功能缺失可能导致被强烈的痛苦情绪所淹没（交感神经系统兴奋），或者变得麻木和远离情绪（副交感神经兴奋）。另外，良好的情绪调节是指在适当的时间、以适当的方式、在适应的水平上拥有理想的情绪。寻求治疗的来访者经常遇到情绪调节不足有关的情况，如抑郁障碍、焦虑障碍、药物滥用和进食障碍。此外，情绪失调是导致自伤、创伤和边缘性功能障碍的核心问题（Warwar et al.，2008）。这些功能紊乱的行为往往是当事人为了调节深层痛苦情绪而做出的尝试（Linehan，1993）。因此，情绪调节是心理治疗中的一个核心议题，且正在成为理解各种症状和非适应性行为的一个跨理论因子。有人建议将它视为一种可能具有跨诊断的通用性情绪变化过程。

无论是在日常生活中还是在治疗过程中，当情绪被过度激活，不再与认知过程相连，且超出来访者的承受范围时，某些形式的情绪调节都是有帮助的。然而，在谈论情绪调节（emotion regulation）时我们究竟指什么样的过程，学术界存在一些模糊不清的说法。情绪调节这个词主要是指对情绪的第二层级、有意识的管理或控制（Gross，1999）。这种类型的调节发生在情绪被激活之后，或者在阻止情绪激活时，包括缓解情绪和控制情绪。这种传统方式主要用于认知行为、以矫正为导向的疗法中，主要是技能教授，诸如改变情境、转移注意力、认知重估或帮助自己平静下来等。

此外，另一个术语情感调节（affect regulation），主要被更多地聚焦情感、以内部心理为导向的疗法所使用，特指的是对情绪的隐性调节或对情感的关系性共同调节。这种以临床和神经科学为基础的观点强调聚焦于情绪产生的自动自发过程，把它视为调节的一个重要方面。除了熟知的情绪调节技能外，自动调节过程也包含在负面情绪的管理中。情感神经科学的观点支持情绪调节的单因素观点——认为调节与情绪的产生这两个过程是自动整合的（Campos et al.，2004；Cozolino，2002）。这个观点与双因素的、有意识的控制观点不同。后者认为，先产生情绪，然后它才被管理。在情绪调节中，来访者能够有意识地调节情绪是必要的，但是第二层级的、刻意的控制过程是在情绪产生的自动过程出现之后才能展开，因此需要与自发情绪产生能力的发展相结合。

　　情绪的自动调节是在它产生的同时隐性地实现的。为了发展这种自动调节，需要先内化他人的共情和安抚，因为这能让自我感觉更安全，降低情绪唤起的强度，或者在情绪产生的同时就转化情绪，从而促使一种情绪在刚浮现的时候就已经被调节了。由此来讲，情感调节的过程更多是内隐的，通过对情感在关系中被他人共同调节，或者通过情绪转化情绪，使需要调节的情感不再被激活。随着情感的调节，情绪能够自动舒缓或转化，所以当人们体验到这种情绪时，已经是被调节或调控过的感受了（Jurist，2019）。

　　刻意的情绪调节是指某些形式的有意识策略，帮助减少唤起（如呼吸和舒缓技巧），以便来访者在治疗谈话中能足够平静，从而参与工作和建构意义；此外它也是在心理治疗之外可以使用的应对技巧。一般来说，失调的情绪要么是继发的症状性情绪，如焦虑、愤怒、无助或无望等，要么是非适应性的原发情绪，如对危险的创伤性恐惧、对被抛弃和孤单的压倒性悲伤或自我厌恶的令人瘫痪的羞耻感等。来访者寻求治疗是为了摆脱这些痛苦的情绪，以便更好地面对生活。

建立自我安抚的能力

前面提过，自动情感调节的过程更多是内在的隐性过程，它需要治疗师对来访者的情感共同调节，这种调节方式包括内化来自咨访关系的安全感及体验来自治疗师的共情安抚。来访者体验被激起的情绪得到治疗师非言语形式的安抚，是大脑右半球的过程，是建立自我安抚这种内在能力的最佳方式之一。自我安抚最初是通过内化保护性他人的安抚功能而发展起来的（Stern，1985）。例如，我有一些来访者说他们在治疗后那一周里心中会响起我的声音。如果能有一个持续的声音在内在提醒我们是被共情安抚的，这对我们会很有帮助；来自他人的共情这时会被内化为对自我的共情（Bohart & Greenberg，1997）。

其他的情感调节过程涉及个人内部情绪在生成层面的转化。例如，正如第10章已经讨论的，情绪转化性安抚（transformational soothing）集中在心理内部，由成年的自我对过去的痛苦情绪给予安抚和共情，或者通过唤起曾经有过的安抚性人物来帮助解决过去的威胁。这些过程也能够通过以情绪转化情绪并发展自动的自我安抚，促使情绪在被体验到的时候就得到调节，最终使来访者的自我变得更强健有力。

刻意的情绪调节

作为一种应对技能，刻意的情绪调节已经被作为各种应对技巧的普遍因素得到了不少研究。大量的研究表明，情绪调节困难是心理病理发展和维持的核心因素。近年的一项系统综述研究纳入了67项研究，这些研究旨在测量针对焦虑、抑郁、药物滥用、进食障碍或边缘性人格障碍接受治疗后，来访者的情绪调节和精神病理症状的变化情况（Sloan et al.，2017）。结果显示，无论干预措施或障碍如何，来访者的不当情绪调节策略和整体情绪失调都在接受治疗后明显减少。焦虑、抑郁、药物滥用、进食障碍及边缘型人格障碍的症状也有所减少。本综述的结果显示，支持刻意的情绪调节是一个跨诊断的概念，且应当针对多种疾病开展情绪调节的治疗。

关于哪些刻意情绪调节策略是最有效的，有一系列元分析显示了各种不同的结果。阿尔道等人（Aldao et al.，2010）研究了四种症状（焦虑、抑郁、进食障碍和物质滥用相关障碍）与以下六种情绪调节策略之间的关系。

- 重新评估：重新解释事件的意义，以改变其情绪影响（认知重评）。
- 接纳：保持与感受、想法和感觉的联系。
- 问题解决：有意识地试图改变某种情况或其后果。
- 回避：从行为上避免会对情绪产生影响的情境，以及从经验上回避内部体验。
- 反刍：被动地、反复地关注痛苦情绪或负面情绪。
- 压抑：推开想法、情绪表达，或者两者都推开。

他们发现反刍具有非常大的非适应性影响效果，而对非适应性影响效果中等偏大的有回避、问题解决和压抑，重新评估和接纳则显示出中等偏小的适应性影响效果。鉴于认知重评和接纳在认知行为疗法和基于接纳的治疗模式中具有的突出地位，这些结果令人惊讶。作者还发现，与那些以行动化为主的障碍相比，更多内化的心理障碍与刻意情绪调节策略更有一贯的相关性。

韦伯等人（Webb et al.，2012）的一项元分析显示，刻意调遣注意力对情绪结果没有影响，而调整回应有小的影响，认知改变有小到中等的影响。虽然调遣或集中注意力都是无效的，但他们发现分心和打岔是调节情绪的一种有效方式。压制情绪的表达也被证明是有效的，但压制情绪的体验或压制引起情绪事件的想法并没有效果。事实证明，对情绪反应做认知重评的调节效果不如对触发事件做认知重评或使用换位思考。

达洛斯和威廉姆斯（Daros and Williams，2019）在另一项元分析和回顾中，就上述最常被研究的六种情绪调节策略的相对采用度进行了梳理。他们比较了边缘症状加重的人采用的策略和症状较轻的人采用的策略。与健康组和其他精神障碍患者对照组相比，与边缘症状组相关的人较少使用接纳、认知重评和问题解决，而较多使用压抑、反刍和回避等不良策略。与其他精神障碍患者相比，边缘型人格障碍患者的反刍和回避率非常高，而问题解决和接纳的比率明显较低。

上述研究表明，刻意的情绪调节有助于缓解症状；然而，何时使用哪些策略，由哪些患者来使用，仍有待解释。这些研究对于什么最有效给出了不同的结果，但有趣的是，认知重评和接纳——最被推崇的认知行为治疗策略——在帮助人们调节情绪时可能不如转移注意的打岔或抑制表达有效。不过，研究发现，边缘患者比非边缘患者相对更少运用认知重评、问题解决及接纳的方法，这进一步支持了这些策略与较健康的功能之间的相关性。

自我安抚：通过直接指导学习

在情绪聚焦疗法中，我建议将外部情绪调节作为第一步教给来访者，作为应对策略去处理那些情绪失调和妨碍他们应对情绪的人，用以向下调节情绪。一般来说，这项工作应当先于处理深层情绪，但有时也可以与之结合起来进行。当来访者展现出足够的情绪调节能力时，我建议把焦点放在接触和转化目前症状之下隐藏的情绪模式。

因此，一个两阶段的治疗框架可能对高度调节困难的来访者有用。它首先是教授来访者刻意缓解情绪的策略，然后通过针对深层原发情绪的生成过程开展自动调节工作。不过，这里所讲的阶段并不意味着硬性的顺序规则。相反，它是以标记引导的方式来灵活应用，以满足来访者在治疗中的当下状态和治疗之外应对现实生活的需求。如果来访者在某个时刻被治疗中或生活中的情绪彻底压倒，那么就需要对情绪做调节，从而降低情绪强度或启动应对技能来帮助应对。当情绪被充分调节到来访者可以通过认知来理解情绪的程度，治疗过程就可以转向探索深层情绪生成过程——正是这些深层情绪导致了表层继发情绪的爆发，造成了需要被调节的症状性继发情绪状态。

因此，如果来访者以一种失控的方式惊恐发作，或者充满绝望，想要伤害自己或他人，那么就需要转移注意力、平复情绪、与情绪保持距离这类策略。然而，如果他们能够以更有节制的方式谈论这些情绪及其触发因素，而不是被它们淹没，那么就应该探索这些失调的情绪所反映的深层情绪。例如，导致惊恐或自我憎恨的潜在依恋不安全感、羞愧或悲伤。在这些情况下，调节情绪是一个第二层次的过程，在这个过程中，已经产生的情绪被付诸行动，治疗师要帮助来访者控制和管理它们，帮助他们应对。因此，当一个人达到无法控制的焦虑水平时，应对性的自我安抚有助于控制感受的强度。

具有转化作用的自我安抚：通过体验和内化来学习

另一种不同类型的自我安抚在本质上更具有情绪转化的性质和效果。如第 10 章讨论的，它是关于与自我相处的方式，用关系来缓和和转化核心痛苦。它植根于来访者内在的资源，可以是内化他人的慈悲，从而安抚自己的痛苦和原发非适应性情绪。这使他们能够通过转变痛苦来实现持久的改变。涉及情感的大脑功能本质上是复杂的；情绪调节在最基本层面的样子，最好被理解为涉及在各个不同的皮层下区域和皮层区域之间，上下来回移动的多米诺骨牌效应。人们对这个底层的情绪调节过程没有认知控制力——因为很多内隐性的过程牵扯大量的反馈回路和不同层次信息处理的综合，是大脑的不同部分相互作用，导致同步化，最终实现整个大脑的自行自我组织。

自动转化情绪的自我安抚与刻意而应对性的自我安抚不同。转化性的自我安抚会激活未解决的情绪痛苦，以加强该情绪刚出现时的调节，并非等它产生后才控制它。因此，正是那些过去从未被安抚的痛苦情绪，或者当下正经历的被遗弃或崩溃感的威胁，可以通过对自我的慈悲、对丧失的悲痛，以及对自我的痛苦加以安抚而得到改变。来访者的痛苦情绪模式记忆被唤起时，安抚可以由来访者自己或治疗师给予。对比而言，应对性的自我安抚是一种通过刻意练习而得的技能，用于解决一个人需要克服的症状性失调，而转化性自我安抚则侧重于为过去未被化解的痛苦情绪带来安抚。后者有助于转变来自过去的威胁，并通过发展内在自动安抚来加强自我力量，从而使现在的情绪以一种被调节过的方式进入体验。

通过认知和行为的方式进行刻意调节，更多是大脑左半球的运作过程，当人们感到失控时，这些作为应对策略是很有用的。然而，在更脆弱的人格中出现的情绪失调问题，更多是由内在隐性调节形式的缺陷引起的，主要属于大脑右半球的活动，因此不能通过直接的步骤来改变。对这些高度脆弱的人格障碍患者来说，随着时间的推移，至关重要的是建立内隐性的、自动的情绪调节能力。隐性的调节方式往往不能作为一种技能来训练或学习。

处理情绪失调问题

情绪失调（emotional dysregulation）指不能调节不想要的情绪状态。如前所述，情绪失调是许多心理障碍的一个方面和潜在的诱因，如人格障碍、双相情感障碍、焦虑障碍、抑郁障碍、成瘾障碍和创伤后应激障碍。情绪失调是指人在面对诱发状况时无法控制或调节自己的情绪反应。我们也可以认为失调就是指具有高情绪反应性：个体经常对诸如批评、被遗弃或关系冲突的事情展现夸张的情绪反应。诸如此类的环境和人际困难导致过度的反应、哭泣、指责、愤怒爆发、被动攻击或挑起冲突。情绪失调往往是为了避免被抛弃和被拒绝，同时也是由于难以维持稳定的关系。情绪失调经常是关系性的，在亲密关系中或在对自己有某种控制或权力的人面前才会被触发。

调节障碍落在一个连续谱上，其形态包括从调节过渡到缺乏调节（调节不足），以及过度激活、兴奋等症状。调节失调（dysregulation）和紊乱的情感反应（disorganized affective response）的共同重要特征是不可预测，包括在情绪过度或缺乏反应之间来回震荡，其核心特征是难以自我安抚，且难以恢复到情绪体验的基准水平。另一种表现是对外部刺激难以产生反应，难有活力感。无论是哪种风格——调节不足或过度调节，都可能导致个体以自伤、饮食紊乱、药物滥用、性瘾或某种形式的冲动冒险等外化行为来进行自我调节。这些行为往往是人格障碍和创伤后应激障碍的突出核心症状。

情绪失调可能源于经历（如被遗弃、被剥夺或依恋需求和身份认同受挫），儿童的气质与早期之间的相互作用：情绪失调可以产生自儿童早期人际关系创伤或成长中的后期创伤。早期的创伤事件会塑造一个过度活跃的中枢神经系统，令个体后来易对与早期压力事件有关的线索敏感。创伤性事件和情感忽视导致非适应性情绪模式的发展。

何时调节，何时激活

任何治疗都需要考虑的一个重要问题就是，情绪什么时候应当被调节，又在什么时候该被唤起和激活。此外，还需要考虑哪些类型的情绪需要调节及如何调节。需要被调低的情绪通常是继发情绪，如焦虑、愤怒、绝望和无望，或者是原发非适应性情绪，如对缺乏安全感的焦虑、对危险的恐惧和对自身无价值的羞耻，以及任何无法与当下的适应性认知相联结的情绪，因为这些情绪具有强烈的压倒性。调节并减少非适应性的脆弱、淹没性的悲伤或核心的羞耻感都对来访者有益，可以帮助来访者与自身的情绪形成工作距离，从而避免被其淹没。压抑情绪会导致反弹，也就是"忍受 - 爆发"效应。因此，在许多情况下，逃离情绪毫无帮助，但是有些时候，人们可以有效地与自己的情绪保持距离，这种分离可以促进必要的学习和记忆。同理，过多和强度过高的情绪有时在治疗效果上适得其反。关键是要做出临床判断，什么时候应该调低情绪、转移注意力和调节情绪，什么时候应该促进接触情绪和强化感受。

什么时候该调低情绪有多种迹象。首先，当治疗关系还不足以达到情绪唤起或深层工作所需的安全感时，促进情绪调节是很重要的。情绪调节的一个明显的指标是来访者感到被情绪压得喘不过气来，或者情绪不能提示或促进适应性的行为。当一个人处于危机中时，就需要降低情绪并管理危机。曾经使用暴力或有过暴怒失控的历史，或者以前有人格解体和丧失应对功能的经历，都是进行愤怒调节或焦虑管理的有力指征。如果来访者采用破坏性的应对方式，如自行滥用药物、暴饮暴食或以自伤的方式处理痛苦，那么就需要学习应对技巧（Linehan，1993）。如果问题在于缺乏情绪调节技能，那么就表示需要在帮助来访者发展情绪调节的同时进行技能提升训练，并且提高他们的问题解决技巧。

哪些情绪需要调节及如何调节

治疗师需要判断哪些情绪需要调节，有必要使用哪种类型的调节。他们还需要区分原发、继发和工具性情绪，以及适应性和非适应性原发情绪，并帮助来访者也学会如何区分。一般来说，那种让整个人都感觉很痛苦的继发情绪就是需要被调节的，除非是与创伤有关的经历，这时候需要调节的是原发非适应性情绪。让我们以愤怒为例来看一下怎么做情绪调节。

治疗师应该区分来访者表现的是原发适应性愤怒（它需要得到支持），还是继发愤怒（掩盖了伤害）或原发非适应性愤怒（它是对感知到的威胁的立即和范围过大的反应，并且经常与创伤后的应激反应有关）。例如，一名强奸幸存者在被侵犯后的几年里，如果被与侵犯者同性别的他人触碰，都很可能出现愤怒反应。那么，这种愤怒可能就需要刻意的技能来帮助应对，而且长远来看，也需要更深入的工作来改变潜在的恐惧记忆。然而，继发的反应性愤怒往往是防御性愤怒，掩盖了更脆弱的核心情绪，如悲伤、恐惧或羞耻。在这里，最好是在深层脆弱情绪上下功夫，而不是在愤怒控制技巧上下功夫。工具性愤怒是指一个人有意识或无意识地用来操纵或控制他人的愤怒；对工具性愤怒应做的不是调节，而是要解决其人格问题，即帮助其学会以更直接的方式来表达愤怒。这些不同类型的愤怒问题都需要不同的干预策略。其中，继发愤怒和原发非适应性愤怒需要来访者学习应对技能以获得改善；而对不公平所产生的适应性愤怒需要的不是调节，而是辅助支持其表达。

另外，在同一个人身上可以体验和表达各种类型的愤怒，因此需要对每种情况做不同的处理。例如，治疗一名曾遭受父亲虐待和同性亲戚性骚扰的男性来访者，需要对以下多种不同形式的愤怒进行相应的处理。

- 当他感到被妻子轻视时，他的继发防御性愤怒掩盖了羞耻感，需要绕过而不是调节它，以达到他深层的羞耻感。
- 当他觉得孩子们有不尊重他的迹象时，就会大发雷霆，这是他在用工具性愤怒和攻击性来控制他人，需要刻意的调节技巧。他需要学习新的、更直接的表达方式。
- 他很难承认自己对父亲的虐待所感到的合理愤怒，因为担心这样做会威胁到与父亲目前的关系。这需要通过探讨来解决问题。要解决过去的创伤，就需要承认自己对虐待行为的适当愤怒，但又要使他能放下心结，不要出于过去的感受而对与父亲当下的事情做出反应。

因此，治疗师需要区分并帮助来访者区分不同类型的情绪，以便他们知道什么时候调节，什么时候表达，什么时候转移注意力，什么时候绕过愤怒而关注更核心的脆弱体验。

对情绪失调的治疗有多种形式。适当时，药物治疗与有效的心理治疗相结合，可以改善睡眠和缓解压力。另外，心理教育有时可以大大改善情绪失调者的生活质量。教会来访者使用调节技能已被证明是有用的，类似有效的是咨访联盟中肯定的关系。发展与治疗师的安全依恋关系，以及提升心智化——反思自己和他人心理过程内容的能力，都对提高情绪调节的能力有帮助。毫无疑问的是，情绪需要成为治疗的目标，因此这些方法，不管用于改变情绪的产生，还是用于情绪产生后再去处理调节，都是治疗的核心。接下来，我会谈谈刻意调节的技能，这些技能对于高度失调的人来说虽然不是完整的治疗方法，但是非常有效。最后，我再介绍情绪聚焦疗法，它可以改变失调背后的情绪。

发展情绪调节技能

转移注意力和痛苦耐受技能对调节情绪很有用（Linehan，1993）。这些技能包括识别诱因、学习避免诱因、建立与情绪的工作距离、允许和耐受情绪，增加积极的情绪，进行自我安抚，横膈膜呼吸，以及放松技巧。痛苦耐受包括有意识的呼吸和对情绪的觉察。调节呼吸和观察自己的情绪（观察情绪来了又去）是帮助调节情绪困扰的关键过程。这些技能的发展是本节的重点。

乍一看，许多活动似乎能帮助人们保持情绪平衡，但进一步看，就会发现其不健康之处，它们在当下有用，但从长远来看则实际上是一种伤害。这些活动包括滥用酒精或其他化学物质、冲动的性行为、自残自伤、遇到困难而回避或退缩、身体或语言的攻击行为，以及过度沉溺于社交媒体。这些活动往往可以使人们在当下感觉良好，但它们的作用仅仅是推迟不可避免的事情：面对情绪。

外显的情绪失调（如大喊大叫或崩溃哭泣）及破坏性的失控行为可以通过学习有效的情绪管理技能而得以改善。练习自我调节技能的首要步骤是使个体认识到自己有权选择如何应对不同情境，并有意识地选择使用这种技能。运用选择的力量是一种基础的自我调节技能，它使人们在面临干扰和挑战时感到自己有能力做出回应或不做回应，也可以在几种可能的回应中做出选择。与此同时，人们还需要接受这个现实：我们永远无法完全彻底地控制自己的感觉。

是选择，不是控制

发展选择的动机是治疗的一个重要方面。维克多·弗兰克尔（Frankl，1959）曾指出："在刺激和反射之间有一个空间。在这个空间里，我们有选择反应的自由。""暂停，深呼吸"的能力是一项重要的技能，因为它允许人们从观察者的角度看待内部经验，观察自己的感觉、感受和想法；找到注意的焦点在哪里；以及意识到自己的反应是什么。这项技能有助于发展与情绪的工作距离，而不是被情绪所淹没。学习如何在强烈的情绪反应和紧随而来的行动之间暂停，是一个人可以拥有的最宝贵的技能之一。

在选择主动调节并能够从自我观察的角度出发后，情绪调节中最强大的工具之一实际上就是识别自己感受到的情绪并为它们命名。在此过程里，来访者最好能了解原发情绪和继发情绪之间的区别，以及如何以最有效的方式处理每种情绪。治疗师可以给出这些信息，作为对来访者的心理教育的一部分；并让来访者知道这个心理治疗的取向，以此作为整个疗程的一部分，以一种持续的方式将情绪觉察的观念和知识提供给来访者。此外，来访者接受支持和理解也有助于调节情绪，治疗师一定要与来访者讨论他们将如何在治疗期间为来访者提供支持和理解。如果情况适合，那他们也可以讨论现有的家庭和社区支持。

照顾身体、精神和心灵有助于维持情绪平衡，同时也是一个人对自己的一项重要责任。体育锻炼、营养饮食和充足的睡眠对拥有复原力和平衡的情绪调节至关重要。健康的体魄也是通向健康心灵的重要一步。祛除躯体不适，如疲惫、饥饿或生病，会让情绪调节变得更容易。负面情绪不应该被忽视，但也要为正面情绪留出空间，增加正面情绪几乎总是好的。专注于积极的一面有助于把忧虑和不安全感放在一边。

在西方心理治疗中，格式塔疗法最先提出不要停留在过去或关注未来的心态，而是活在当下，现在这种观点已经被各个流派所采用，如许多具体的正念技巧练习。促进"活在当下"的心态往往意味着帮助人们更多地觉察到情绪、思想和身体的感觉。正念练习可以提高调节情绪的能力，减少压力，缓解焦虑和抑郁。它还可以帮助集中注意力，以及不加评判地观察思想和感觉。正念练习越被整合到日常生活中，情绪就越能得到调节。

接纳

允许自己感到脆弱需要力量和勇气。接纳痛苦——不再逃避困难的情绪，而是去面对——尽管只是一种态度而非技能，但对调节情绪却有很大的帮助。

如果要探索情绪，并且能提出问题以触碰到自己在某一时刻的感觉，那么接受自己是脆弱的就至关重要。学会放下情绪并继续前进可能很困难，但这也是最重要的情绪调节技能之一。人们在试图处理负面情绪时常常会被卡住，这些情绪似乎黏在大脑中。许多时候我们并不是放下、离开并继续前进，而是抓住每一点情绪体验来哀叹："这种事为什么会发生在我身上"。这里听起来矛盾的是，放下情绪的关键恰恰是接纳自己此刻正在感受却宁愿回避的情绪。当人们接受自己正在受苦这一事实时，他们就不再试图从困难的情绪中逃离，可以转而去面对它们。而当他们发现自己在感受情绪的过程中没有垮掉，完整地"过来了"，他们就会体验到这些情绪比自己想象中的"野兽"其实更容易"驯服"。

允许和接纳一种情绪离不开观察它、欢迎它、承认它的存在并接纳它。然后，人们需要向后退两步让它过来，把它当作一个波浪来体验——让它冲刷自己，越过自己，离开自己。聚焦于情绪的某些部分是有帮助的，如一个人的身体感觉如何或关于它的一些图像。我们需要观察流经自己身体的情绪，以便用言语来表达体验（Lieberman et al., 2007）。例如，采取观察者的姿态与压倒性情绪建立一个安全的距离，这样他们就能够描述恐惧，如把恐惧描述为肚子里的一个黑球。

认识到我自己不是我的情绪，情绪是人的一部分，但不是全部，这对个体很有帮助。我不等于我所感受到的东西；我不一定要对情绪采取行动，可能只需要和情绪待在一起。通常，行动会加剧和维持这种情绪。看似矛盾的是，觉察一种情绪是帮助缓解情绪的最有效方法之一。接纳情绪有助于来访者意识它、表达它，并能在它出现时决定如何处理它。压制情绪或被动逃避往往会产生更多无益的情绪和想法，使情绪更加难以掌握，更加令人苦恼。当人们意识到自己的感受时，他们才能重新与自己的需求建立联结，并产生动力去满足它们。

人们需要练习欢迎、接纳和认可情绪。理解和接受这三个概念可能有点困难。学习接受自己的情绪，就像一个人学习接受自己或自己身上无法改变的某些事实一样，诸如自己的年龄、身高、过敏等。接受一个人有无法改变之处，与同意、允许或喜欢它是截然不同的事情。人们不用去喜欢自己的过敏症或痤疮，但这些东西是存在的，可以管理，但是它们很难被改变；相反，如果是接纳，或者在某些情况下甚至能够欣赏这些事实，人们的感受就会好得多，因为他们无须再与"这些不好的东西存在于我身上"的想法做斗争。

一个安全之处

治疗师也可以通过明确的指导带领来访者在治疗的此时此刻进行自我安抚。促进来访者调节情绪时，做到与自己内在浮现的痛苦情绪保持工作距离是一项重要的技能。可以帮助来访者耐受情绪和进行自我安抚。提升自我安抚能力的一个核心策略是在来访者陷于强烈痛苦中变得不知所措之前，鼓励他们想象一个令自己觉得安全的所在，并在想象中进入那里。一旦他们有了那个安全之处的图像，就鼓励他们感受自己在那里所经历的一切（Elliott et al.，2004；Watson，2002）。例如，治疗师可以说："想象一下，把自己带到一个安全的地方，在那里你觉得安全和自在。那个地方是哪里？你能描述一下那里是什么样子吗？你在那里有什么感觉？"在这个练习中，来访者在想象中到了一个安全的地方，在那里他们可以放下自己的担忧，将其摆在面前，或者想象把每种担忧放在一个单独的容器中。来访者可通过这种方式来缓解当下的担忧焦虑和紧张情绪。这让他们感觉与自己的焦虑产生了一定的距离，从而感到更加放松和平静。另外，治疗师可以鼓励来访者"清理出一个空间"（Elliott et al.，2004），也就是让来访者在头脑中为自己创造一个空间，在这个空间里一样一样地识别自己的担忧，然后把它们推到头脑空间的另一边（好像把屋子中间的家具推到墙边一样），创造出一个平静空旷的内部空间。

这些想象练习帮助来访者在治疗中舒缓高强度的继发痛苦情绪，还可作为家庭作业来应对治疗之外的高强度困难情绪体验。治疗师使用这些练习来启发来访者，让他们知道自己其实有能力为自己设立一个安全之处。当自己处于痛苦状态时有能力进入一个安全地带，这有助于来访者向更舒缓的姿态转变，进而达到平静的状态。这是一种通过刻意练习而习得的技能，帮助来访者处理特定情况下即刻的焦虑感，以助其发展平静和自我安抚的能力来更好地应对当下。

另一个自我舒缓的方法可以引导来访者自主练习，从而降低剧烈感受，就是将他们的注意力引向感觉舒适自在的体验。当来访者自己难以想象或唤起一个安全之处时，治疗师需要以慈悲的态度帮助来访者识别他们对安全或被安抚的需求。做到这步，治疗师就可以让来访者识别自己确实感到被安抚的体验——也许是喝杯茶或咖啡，洗个热水澡，蜷缩着看一本好书，听某些音乐或看电视。当来访者在治疗过程中感到不知所措或情绪泛滥时，治疗师要引导他们用自我安抚策略来调节情绪。这里的关键是关注他们的呼吸。治疗师要引导来访者更有规律地呼吸，把脚平放在地上，意识到他们周围正在发生的事情，说出他们看到的身边的东西，感受自己坐在椅子上，看着自己的治疗师并描述他们眼前看到的东西。可以用放松练习和放松指导语录音来教会来访者放松的技巧。与来访者探讨他们自己认为有安抚效果的方式也很重要。有些来访者很难知道什么是安抚，因为他们从来没能安抚自己。重要的是要鼓励这些来访者在日常生活中注意他们感到被安抚的时刻。这样做有助于他们形成在痛苦、孤独时照顾自己的策略和方法。

情绪觉察练习

有两个情绪觉察练习可以用来帮助来访者识别情绪，这是为情绪命名的第一步。第一个练习是情绪觉察训练表（见表 11.1），治疗师可以交给来访者一份，在治疗中或两次见面期间填写。在每次谈话前逐步做表上的练习也是很有帮助的，这有可能要分多次进行，以便来访者有时间了解其中重要的概念（如"行动倾向"）和做更深层的工作（如将需求与情绪相匹配）。第二个练习是由治疗师引导的画面想象，可以用来辅助来访者识别他们如何对自己的情绪做出反应（见表 11.2）。

表 11.1　情绪觉察训练表

第一步	第二步	第三步	第四步	第五步
你的情绪和行动倾向是怎样的？最适合描述它的是一种情绪或感受的词语，还是一种行动、行为的倾向性	引起你立刻反应的情形是什么？ • 一个事件 • 一种内在体验 • 某个人	伴随这种情绪而来的头脑中的想法是什么	是什么样的需要或需求没有得到满足 • 情绪中的需求 • 该特定事件中的需求	找到我的原发情绪 第一步中我的情绪是原发的吗？如果不是，那么是继发情绪还是工具性情绪 你的原发情绪是与你未被满足的需求相对应、相符合的。举例来说，如果你需要亲密却未被满足，那么悲伤就是原发情绪，愤怒则不是。如果你需要不被侵犯，那么愤怒就是原发情绪，悲伤则不是。如果你的需求是安全，那么恐惧就是相关的原发情绪，而愤怒则不是

修订自《情绪聚焦疗法：做来访者的教练——修通情绪》（第二版）（*Emotion-Focused Therapy: Coaching Clients to Work Through Their Feelings, Second Edition*）。

表 11.2　画面想象引导语

1. 请来访者闭上眼睛，回忆某个对他们而言困难、挣扎的时刻，或者被批评的感觉，或者与伴侣争吵的情景。请他们想象当时的情景，并进入其中重温情景，问他们："你在哪里？谁和你在一起？" 2. 鼓励来访者找出他们在此情景中感到的最强烈的情绪，感受它在身体里的感觉，并给它命名（如腿发抖、心跳加速、喉咙里有一个巨大的泡沫球） 3. 帮助来访者确认他们是如何对自己的情绪做出反应的，问他们："你现在觉得想做什么？"重要的是要明确，这是他们现在会做的反应，不是他们当时曾经的反应

在情绪自动生成的层面调节情绪

调节情绪的能力部分来自早期与父母和照顾者的依恋经历（Schore，1994；Sroufe，1996）。如果我们的父母是好的"情绪教练"，那他们会识别我们的情绪（这是建立亲密的机会），会确认和共情我们的感受，并指导我们进行适当的社交表达和行动。帮助来访者成为情绪教练的最佳方法是接近和接触以前回避的情绪，并能够耐受、接纳、确认和理解它们。

建立修正性的关系和环境

情绪失调被归因于在生命周期的早期双人（即母婴）情感调节失败（Schore，2003；Stern，1985）。早期的依恋创伤和情绪失调是由母婴之间早期的依恋失调造成的（Schore，2003；Sroufe，1996；Stern，1985），治疗这些情绪失调的来访者采取的任何方法都必须修复这些早期且隐性的关系经验。在有效的治疗中得到安抚，反复体验到情绪压力的减少，能促进来访者发展自我调节。安全且充满信任的咨访关系则可以为来访者建立强大的心理缓冲并带来共同调节情绪的体验。

帮助来访者发展自动情绪调节的第一步是建立一个安全的、肯定的、共情的环境。治疗师如何让自己加入来访者并建立情感联结，是对情绪调节产生影响的第一个积极体验。正如第 5 章所说的，治疗师对情感的共情同调、接纳和确认是一种情绪上的安抚。自我安抚的能力最初是通过内化保护性他人的安抚发展而来的（Sroufe，1996；Stern，1985）。这种内化有助于来访者发展内在的自我安抚和自动情绪调节能力。

内在安全感和自在感是通过拥有自己存在于他人思想和心中的感觉发展而起来的。当治疗师营造一种具有安抚性的、与来访者情感同调的联结和接纳性的情绪氛围时，大多数来访者都会在关系中感到安全。这种气氛与治疗师的总体态度有关，通过言语、身体姿势和面部表情来表达。面部表情是关系调节的一个重要部分。人们会以非常快的速度自动读取面部表情，特别是那些对生存至关重要的情绪，如恐惧和愤怒。声调也很重要——节奏、腔调和能量需要与正在处理的情绪相适应。舒缓、缓慢的语调和语气风格对接触核心脆弱情绪至关重要。更有活力的、热情的语调可能有助于支持愤怒和厌恶等情绪，这些情绪有助于个体设立边界。

在治疗情绪失调时，我们需要认识到治疗关系在给予修正性情绪体验方面的重要性。良好的治疗性关系可提供修正性情绪体验——治疗师回应来访者的情绪并肯定他们的需求，这与来访者童年时所经历的虐待或惩罚性关系形成对比。心理治疗的环境此时成为一个安全的地方，来访者在这里可以肯定和表达自己的感受、需求和欲望。当治疗师探索并共情来访者当前的困难体验，这种修正性的关系就成为来访者在大部分治疗谈话中所体验到的关系背景了。在探讨了来访者目前的生活困难后，治疗谈话往往回到来访者童年和青少年时期。这些探索过程的目标是帮助来访者接触他们过去的核心痛苦情绪，并体验治疗师的共情安抚。治疗师帮助来访者重新认识他们童年时不被承认的需求，以便他们能够认识并满足这些需求。这是一个经验性而非概念性的过程，该过程帮助来访者接触情绪模式，激活大脑的情绪结构（如杏仁核及存储情绪记忆的部分）。治疗师协助来访者激活痛苦的记忆以接触痛苦情绪，并恢复以前未被承认的需求，从而转化情绪，然后通过记忆重组过程改写和改变记忆（Nader，2003）。这一切都建立在发展治疗师和来访者之间的安全依恋的基础之上。

运用同理澄清回应

当来访者有复杂人格问题时，我们可能要用一种特殊的共情回应方式来面对他们身上经常呈现的情绪失调现象。对这些脆弱的来访者来说，一个困难的过程是，他们所说的经常跟自己实际感觉到的或做的事情之间存在不一致或差异。例如，他们可能在明显是自己有错的情况下，矢口否认自己的错误，将责任归咎于他人。许多治疗师在处理这方面的功能失调时会采用直接的面质形式。然而，鉴于我们认为将治疗的安抚性内化是发展情感调节的一个重要方面，这里的面质我认为都是不可取的。

面对来访者人际模式中出现的失调问题，另一种回应的方式也是我推荐的——一面对失调的应对模式在情绪上做确认，一面推动来访者改变，在二者间取得平衡。当来访者使用基于非适应性情绪，以及自我组织形式采取功能失调的应对模式时，治疗师需要表达共情的理解，肯定这些行为意味着应对困难的努力，但同时指出，这些失调的行为模式如何无法真正满足来访者的需求。

治疗师这时不聚焦于技能训练，或者指出来访者自己对问题人际关系模式的责任，更不戳破来访者对潜在动机的否认或回避行为——这些是在面质中会出现的。这种面质通常会提高来访者的焦虑和防御性，这与形成安全的关系是相悖的。当然，我们知道在处理这些困难的模式时需要比关系安全更多的东西——能替代对不一致进行面质或技能训练的干预方式。这里需要的是治疗师对来访者的行为（这是来访者自我保护性应对的努力）、深层情绪和未被满足的需求表达理解。我发现，治疗师的回应以如下特定顺序出现时效果最好。

对有抑郁或焦虑但大体上没有情绪失调的来访者，情绪聚焦的回应顺序大致是这样的：（1）以对来访者继发情绪的共情反映为开始；（2）聚焦于来访者痛苦的原发情绪；（3）识别原发情绪中未被满足的需求。

举例表示这个序列，治疗师会说："是的，你对自己被对待的方式感到非常愤怒。这让你觉得自己很不重要，你真的需要被看到和被尊重。"第一步是反映（reflect）来访者明确表达的继发情绪，接下来的步骤是推测（conjecture）原发的深层脆弱和痛苦情绪及需求。

但是，在来访者的反应严重失调且情绪失调的情况下，最好改变回应的顺序。治疗师需要做到以下几点。

1. 通过反映或推测，重构来访者在深层需求方面的困难。

2. 陈述对来访者核心痛苦情绪的理解（这也是来访者自己拒绝体会的情

绪），这种情绪隐藏在更浅表的继发 / 工具性情绪或行为之下。

3. 重述继发反应的意义是回应未被满足的需求的尝试。

4. 最后，重新聚焦于核心痛苦和未被满足的需求。

这个顺序显示在以下对一名来访者陈述其现任和前任女友时给予的回应中，他说前女友们离开他是"因为他太爱她们了"。而现女友表达的看法是，她要离开他，因为他太依赖他人了。他在一次争吵中扳断了她的手指。他却说不是这样的，而是女友受到了他们的伴侣治疗师太多影响。情绪聚焦治疗师这时不会说"有没有可能女友是因为你的愤怒而离开了你"，而是说"所以，以我的理解来看，你非常需要和渴望亲密。一直以来，你最期盼的就是亲密无间的感觉。而当你和女友之间没有这种感觉时，你就会陷入痛苦的孤单和被抛弃的感觉，然后你会感到无望和愤怒，并且想为你缺少的东西奋起。然而你真正想要的是亲密关系，当你得不到它的时候是那么痛苦"。

来访者的注意力被引导，也开始去关注隐藏在失调行为之下的需求和痛苦。治疗师则不必反驳或否定来访者的经验。

指导这种干预的方法像一个"三重奏"：重构、重述、重新聚焦。如前面的例子所示，继发反应被重构为对原发深层脆弱、痛苦情绪和未被满足的需求的反应。这种理解是对来访者表达肯定，因为它传达了"当你有这种痛苦情绪和未被满足的需求时，你的这种反应是有其本身的意义的"，让来访者感到自己被理解和被接受。然后将重点转移到对痛苦情绪的探索上，不含任何挑战，就不会引起对方的保护性防御。然后，治疗师反复重述对来访者的痛苦情绪和未被满足的需求的理解，在更深的层次上，正是这些需求和情绪驱动着有问题的行为。反复重新聚焦需要处理的痛苦情绪是很重要的。例如，"但我们真正要关注的是帮助你处理这种孤独和匮乏的感觉，因为这就是驱动愤怒的原因。"

不要聚焦于洞察无意识的动机或纠正行为，亦不要专注于问题解决和技能训练。相反，要遵循以下序列：

需要→核心痛苦→继发情绪或行为（也是无益于帮助需求被满足的情绪和行为）

在整个过程中，治疗师保持其疗愈性的在场、对情感的共情同调、接纳、尊重和真诚。

在另一个例子中，来访者说："我是没法找到女朋友了，我真的很绝望。这是一个社会问题。女性找一个伴侣要容易得多。这真是太不公平了！我什么都试过了，但都没有用。我在一个约会软件上待了一年，却只从那里认识的人里面收到一个同意匹配的回应。劳拉是我唯一的机会。她必须和我走到一起。这是她欠我的，她需要明白这一点。如果不能和她在一起，我就自杀，让她知道是她的原因造成的。"

治疗师回应道："是的，这一切都是那么令人痛苦。你急切地想要和她在一起，所以当她犹豫不决时，你就感到非常害怕失去她，非常无助，不难理解这会让你感到生气。但是，其实，这种愤怒并没有真正帮助你得到你想要的，而最痛苦的似乎是种恐惧，一种对被拒绝、被抛弃的恐惧，没有她就会孤独的恐惧。我们能不能谈一谈那种感觉是怎样的？"

这样的回应将来访者的失调情绪和行为与其核心需求和情绪痛苦联系起来（如果可能，与历史渊源也联系起来），且采取的是来访者主观视角，而不是客观视角。治疗师不责备来访者，这基本上是对抗、挑战和面质的含义；与此相反，治疗师的回应是共情、积极看待（来访者在此刻的确试着给出了自己认为最好的解决方案），将自我打断视为自我保护，并对痛苦表达慈悲。治疗师不是明确指出来访者的功能失调模式、分析该模式的潜在动机和代价，而是聚焦于理解痛苦情绪，且肯定情绪中蕴含的需求。

这里讨论的共情澄清是要求治疗师的澄清在情绪、行为和需求之间来回反复切换；治疗师要表达确认：来访者的应对方法是基于他们的状况和过去的经验而来的可被理解的产物，且是由未被满足的需求所驱动的。治疗师避免指责的同时，也要让来访者注意到这些行为的消极后果。

建立个案概念化

使用体验式方法来治疗深层情绪失调的首要策略是发展出一种概念化的理解，帮助指导对核心痛苦情绪的干预。治疗师的最初步骤是与来访者共同探讨，确定来访者的核心痛苦情绪和支配其行为的自我组织，与来访者达成一致意见。概念化的过程让咨访双方都了解来访者的核心痛苦情绪模式及其相关的需求。从这个理解出发，治疗将聚焦于来访者最关心的议题及其自我组织的方式上。例如，对被遗弃很敏感，感到被剥夺，感到不值得，感到受委屈。正是这些自我组织方式产生了情绪失调，需要治疗师在经验层面与之合作，从而转化而非调节它们。它们的转化导致来访者不再受情绪失调的影响。需要被调节的往往是功能紊乱的继发情绪，它们是对这些自我组织过程中更主要的、痛苦情绪的反应。因此，可怕的被遗弃的恐惧导致失调的愤怒或恐慌，而感觉不值得的羞耻感会导致压倒性的自我憎恶和自我伤害，而对潜在的愤怒或羞愧的压制则会导致药物滥用。

个案概念化能够将治疗焦点清晰化，并超越许多带着夸张特征的继发反应式悲伤、悲痛、愤怒和羞耻感。除了失调的继发情绪，来自童年的原发非适应性情绪也会让来访者陷入失调状态并体验到淹没性的悲伤、情感上的空虚，觉得孤独和不被社会接纳，以及觉得不值得被爱。来访者十分痛苦，觉得伤心、害怕、孤单、自己不值得且不配被爱，他们感受到的是由于曾遭受虐待而产生的剧烈痛苦和被抛弃的恐惧感。这些遭遇和经历通过继发的抑郁、恐惧、无望和低人一等的卑微感表现出来。

其他形式的失调包括过度愤怒、沮丧和烦躁这些由于需求没有得到认真考虑或充分满足而产生的负面感觉。有些来访者的反应是不受控制的攻击性，可能会伤人或毁物。另一些人则竖起一面"愤怒之墙"来保护自己不受他人的伤害，因为他们认为对方有威胁性。还有的来访者用冲动发泄来管理情绪，立即做出反应去试图满足自己的需求或欲望。他们无法推迟自己的满足感，也不能预估自己行为的后果。有些人试图靠暴饮暴食、看电视、滥用药物或滥交来进行调节。另一些人则自动地放弃或压制他们的感受，逐渐失去自己的人格。所有这些不同类型的失调都来自深层的核心痛苦情绪和来访者模式化的自我组织，而正是这些潜在的模式和自我组织才应该成为治疗真正的目标。如果在这个更深的层次上有变化产生，情绪失调就会消失。如果人们觉得自己有价值，能哀悼自己的丧失，放下或原谅过去的伤害，放下愤怒和怨恨，他们自然就会感觉更好，就不再需要继发情绪来回应痛苦。

发展能满足需求的新行为和新意义

本书涉及的大部分方法（如聚焦、同调、在当下重新体验过去、打破情绪阻断、用情绪转化情绪等）都可以应用于激活情绪失调中出现的特定情绪模式和自我组织。这些方法使来访者有可能体验到适应性愤怒、悲伤及慈悲，建立新的叙事意义，并帮助发展能满足需求的行为。画面想象的工作和椅子对话工作（Greenberg，2017）有助于治疗和转变情绪模式及自我组织，是治疗情绪失调的两个主要方法。这些方法在前文中有所描述，接下来将简要讨论其在情绪失调方面的应用。

想象性转化

来访者的核心痛苦情绪可以通过一系列不同的想象方法被唤起，并由具备改变力量的慈悲来转化痛苦。视觉系统和情绪高度相关，所以画面想象是唤起未被解决的痛苦情绪的一个好方法。想象可以用来进行自我和他人之间的对话，甚至是自我的不同部分之间的对话，或者用来体验新情绪。这有助于来访者唤起对自我的慈悲，或者在想象的场景中拥有可给予安抚的他人或资源，从而让来访者以新的方式体验不同的场景。在想象性转化中，情绪模式和与创伤性记忆有关的自我组织被激活，相关的痛苦情绪也被激活。在处理来访者目前的痛苦（如感到被拒绝或羞愧）时，治疗师可以请来访者在想象中找到与目前负面情绪类似的情绪经历。在这里，现在和过去之间形成了一座情感桥梁。来自童年的创伤性经历往往可以通过这种方式被改变，并且可以通过想象在过去的情景中获得新的支持，从而得到新的意义。治疗师或来访者选择的另一个成年保护者被邀请进入过去的场景，以帮助满足孩子的需求。另外，通过想象自己当下以成年状态重新进入被唤起的场景并给予修复性回应，就可以唤起来访者的自我安抚能力。

因此，治疗师可以请来访者在想象中重新进入他们被暴凌或被忽视的场景，并接触他们的核心情绪。转化这些痛苦感受则要通过需求的表达实现，或者在想象中体验一位保护者帮助他们满足需求。来访者可以想象一位警官，甚至是治疗师出现来给予自己当时缺乏的保护。另外，还可以想象其他的辅助方法或能力来保护自己。例如，想象一个能够躲藏的地方，想象侵犯者被戴上手铐，或者把他们锁在房间外面。像这样的想象体验可以帮助来访者产生新的自我肯定的愤怒和对自身的慈悲，从而改变恐惧、羞愧和悲伤等旧的非适应性情绪。

在这种类型的想象性转化中，治疗师可能会说："试试看闭上眼睛回想当时情景中你的经验，尽可能获得一个具体而清晰的画面，进入那个画面。在这个场景里，做回自己当时还是个孩子的样子。请告诉我，正在发生什么，你看见了什么，闻到什么气味或听见了什么？你身体里感觉到了什么？有什么想法浮现在脑海中？"

稍后，治疗师可以请来访者转换视角，这时候治疗师说："现在，我想请你以成年人的身份来看看这个场景。你看见、感到或想到了什么？你看见这个孩子脸上的表情是怎样的？你想要做什么？你能这样做吗？你会怎么处理？用你的想象来试着做一下？"

然后再次转换视角，治疗师邀请来访者再次回到孩子的角度："作为孩子，你感到了什么？有什么想法？你需要那个成年人为你做什么？你能把自己想要的向他／她说出来吗？这个成年人做了什么？你还有什么需要的？尽管提出要求。还有别的什么人是你希望能帮你的吗？你能收下他们给你的关爱和保护吗？"

治疗师可以用这样的总结来结束这段干预："核查一下现在你内在的感受如何。这些对你意味着什么，或者有对你自己、你的需求有什么新的意义和体会？你能回到当下——此刻的你，你的成年状态，在这里和我在一起吗？这时你感觉如何？可以暂且跟这个孩子说再见吗？"

在画面想象转化工作的过程中，恐惧、羞耻和悲伤的情绪会因为治疗师的陪伴和存在或另一位保护者在想象中进入场景并满足孩子的需求而被改变。这个过程帮助来访者认识到他们值得被认可和被保护。此外，他们对创伤也有了不同的体验，因此有可能在未来以安全的方式体验类似的情况。随着治疗的继续，与治疗师的关系及在想象过程中产生的根本情绪模式转化在来访者身上形成了健康的自我组织方式，现在就能以建设性的方式来满足需求。

椅子对话工作

当来访者陷入情绪失调状态时，椅子对话可以帮助他们与内在批评者抗争，或者建立一种"我的需求值得被满足"的感觉。椅子对话的效果是痛苦情绪的转化，随之而来的是症状性情绪失调的减少和下降，以及体验更多积极的、自我安抚情绪的增多。

情绪失调的一个主要来源是自我攻击和自我责备，这些造成了难以忍受的负面情绪。通常，这种失调源于内化了来自过去依恋对象的批评性、高要求和惩罚性的声音。这种内化的负面声音使来访者害怕自己做错，认为自己不好，没有价值，并认为自己的感觉和愿望是不可接受的。他们感觉活在巨大的压力之下，并会设定过高的标准和目标。然后，他们对自己生气，恨自己，并以某种方式惩罚自己。

不同类型的椅子工作涉及自我不同部分之间的对话。例如，在自我批评的分裂中，对话的一方是批判性的或逼迫性的自我，在这项工作中，惩罚性的自我攻击体验的自我，而体验的自我则做出反应。在对话中探索和交流自我的每一部分的想法、感觉和需求，以实现通过痛苦情绪（通常是羞耻感）来工作，并获得一种值得被满足的感觉，直到批评的声音软化，化解的结果是双方的整合。在自我打断的分裂中，我们用双椅活现的方法来处理打断（如第 8 章中讨论的），就是通过使自我打断的部分变得明确来处理这个问题。来访者会意识到他们是如何打断自己情绪的，并被引导演出打断的方式，然后对打断自我做出反应和挑战。解决方法就是表达以前被阻断的体验。空椅对话被用来处理与重要他人之间的未竟事宜。在这里，来访者对重要他人的内在看法被激活，去体验并表达他们对对方的情绪反应，以获得未被满足的需求。解决方法包括改变对对方和自己的看法，确认是对方的责任（可以选择不原谅），或者理解和宽恕对方。

第 10 章介绍的自我安抚的对话在来访者对过去的创伤、被忽视、被遗弃或被羞辱感到痛苦时是有帮助的。自我安抚是在椅子对话中进行的。在对话中，治疗师询问来访者作为具备慈悲心的成年人或以其他身份，是否可以安抚他们脆弱或受伤的自我。目的是唤起对自我的慈悲（Gilbert，2010）。这种干预是一种更积极的方式：在与治疗师的关系之上，通过协助来访者对痛苦的自我给予慈悲，直接促进自我安抚。当来访者陷入痛苦中，无法做到自我慈悲和接纳自己时，治疗师会引入这项任务。为了促进唤起自我慈悲和自我关怀，治疗师可以像在退回童年工作中一样，邀请来访者与想象中的脆弱自我或作为受伤孩童的自我进行对话，去安抚和关怀这个自我。鼓励来访者积极回应，爱护且安抚对面受伤的自己。对自我的慈悲能以一种积极情绪的方式转化负面感觉，消除负面情绪（Greenberg，2011；Tugade & Fredrickson，2004）。

当来访者情绪失调时也有可能陷入解离状态。椅子工作的另一个版本可以提高来访者的元认知能力，防止解离。这里，椅子不是用来激活痛苦情绪，而是用来认识自我的不同部分，了解它们如何相互影响（Pos & Greenberg，

2012；Pos & Paolone，2019）。椅子干预通常用来强化体验，以激活适应性的替代情绪资源和自我组织。但是对于有情绪失调问题的来访者，这些干预措施可能难以调节情绪，所以会引起内在混乱。在这里继续使用一般的椅子工作可能不是明智的选择，因为这些来访者可能会进入更严重的情绪失调，而不是感受自我各部分之间的接触与整合。椅子工作有可能密集地激活来访者的客体关系（Kernberg，1967），包括自我的原始防御（McWilliams，1994），如黑白思维、两极分化或对压倒性情绪唤起的原始冻僵状态（Pine，1986；Porges，2004）。因此，与情绪保持工作距离和将情绪做外化处理，比增加情绪唤起更有帮助。在关系中保持联系是很重要的，因为椅子工作可能会让来访者感到有点"被抛弃"。失调的来访者往往表现为十分有限的反思能力或心智化能力。情绪的激活可能会将这些来访者更深地锁定在任何正处于"上线"状态的自我组织中，并导致完全来自目前激活状态的行为，而他们几乎没有能力从反思的位置进行元观察，或者从经验方面回忆以前更有组织的自我状态。

不过，只要设置合适，椅子工作仍然可以为情绪失调来访者的自我体验设立结构，刺激元认知的意识，减弱情绪激活，并增加自我的一致性体验。以这种更加反思性的、认知性的方式来开展椅子对话能帮助来访者对自我功能的不同方面产生觉察，还可以帮助来访者调节情绪。这些策略可用于处理冲突中的自我状态间的非适应性关系，并可以帮助来访者看到那些在冲突中束缚了自己的内在交战部分，对它们采取更多的反思和元认知观察立场。一旦调整合适，椅子对话非但不会使来访者混乱和失调，反而可以为这些来访者的自我反思过程或心智化发展建立一种特殊的"脚手架"（Fonagy et al.，2002），而这种支持性的结构有可能促进他们的整合感。下面是治疗师对一名比较脆弱的来访者开展治疗的例子。

进入治疗的情绪调节阶段：一个案例描述

来访者莉莉是一名 27 岁的俄罗斯裔女士，因自残和情绪失控问题进入治疗。治疗的最初阶段强调识别情绪和需求，并发展对目前情绪的理解——它们是如何由童年未被满足的需求所导致，当时这些情绪是对未被满足的依恋需求的适应性反应，而这些需求在童年、青春期和现在仍然未被满足。为了促进这个过程，治疗师提了一些开放式的问题，如莉莉在家庭中的成长情况，还有关于她童年和青春期的问题。治疗师尽可能多地与莉莉保持目光接触，以表达对莉莉生命故事的真诚兴趣，并确认她的情绪体验（除非是自我惩罚性的）。自我惩罚性的自责状态是按照本章前面介绍的顺序来处理的，即把对自己的愤怒看作继发情绪，然后去看未被满足的需求和核心痛苦。

治疗的第二个阶段是发展自动调节。这是来访者通过将与治疗师的安全、安抚和共情的关系内化而逐渐形成的。例如，莉莉在刚开始接受治疗时是疏离的，治疗师共情并肯定了她的疏离感，然后绕过它们，进入孤独、被遗弃、被忽视或被虐待的潜在感受。治疗师使用画面想象性转化和椅子工作来接触核心痛苦的非适应性情绪。一旦接触到深层情绪，治疗师就鼓励来访者唤起新的、健康的适应性情绪体验，以改变旧情绪。在准备进入莉莉最痛苦的情绪时，为了提高她对可怕情绪的耐受力，他们设置了一个安全地带。治疗师通过让莉莉闭上眼睛，想象她的安全空间，进入其中并体验安抚和安全的感觉。然后，在莉莉心情比较平静和放松的时候，治疗师请她想象之前引发这些强烈情绪的情况。一旦想象中浮现出过去的场景，治疗师就专注于莉莉的感受，让她同时感受她所需要的东西和相关情绪。现在的情绪被用来连接童年的情景，在这些情景中，莉莉曾感受到类似的情绪。

然后治疗师向莉莉提问。理想的做法是用现在时态提问，就像现在正在发生一样，保持"仿佛正在"的状态。所以，治疗师问莉莉："你此刻正在那里？你多大了，正在发生什么事情？"治疗师问莉莉是否能看到这个孩子，她作为孩子的样子，以及孩子的感觉如何。莉莉开始慢慢呈现出一个受惊的孩子的面部表情。她的声音变得更像一个小孩——轻微地、嗫嚅地小声讲她看到的东西及感受到的脆弱感觉。治疗师对这些情绪充分表达共情和肯定，并邀请一位穿着闪亮盔甲的骑士前来阻止任何针对莉莉的攻击行为，以便莉莉能够体会到被保护的感觉。在这个过程中，任何时候莉莉开始感到不知所措、无法忍受痛苦时，治疗师就会请她去她的安全地带。这样可有效防止解离过程的激活。

一旦莉莉感到安全、被真正地关注，感觉自己有价值的需求得到满足，治疗师就把她带回当前的场景。现在她已经感受到了对脆弱自我的保护和关怀，莉莉不再感到害怕或被否定；相反，她觉得自己的需求是值得的，并以一种有效的方式来满足它们。通过这种方式，莉莉在关系中内化了一个新的、健康的自我模式。

她现在能够识别自己的情绪，且能把它们与童年经历联系起来，在当下表达和满足自己的需求，并自动感觉到情绪被调节。在治疗过程中，她有时会迅速转变状态，当出现批评或敌意的声音，让她觉得自己很糟糕或不可爱时，就会引发这种情况。在这些情况下，治疗师用椅子工作来帮助莉莉注意到自我批评者是如何被激活并引发她的痛苦感觉的。这样的工作增强了莉莉对自己内在不同部分及其如何互动的觉察，通过实际表现出它们是如何对待自己的，她的元认知能力得到了提高。

治疗的另一个核心部分是处理莉莉的惩罚性自我批评的声音，她总是贬低、责备自己，对自己说："你是愚蠢的，有毛病的，永远不会变得正常或被人喜欢。"解决的过程包括经历崩溃的无望，从而接触到深层的羞耻和恐惧，直到莉莉接触到自己对安抚和安全的真正需求，这时她才能开始坚持自己，反对批评的声音。这个干预过程在很多年前就被设计成双椅对话，其疗效得到了临床验证（Greenberg，1984），之后它又在各种研究中得到了发展和检验（Greenberg，2017）。通过肯定自我和软化，弱化惩罚性的部分，批评者和脆弱的自我之间发生了整合。当惩罚性部分出现时，来访者能够识别并减弱它，让认识到情绪和需求的健康自我拥有出声的机会和发言权。莉莉自我中脆弱的部分和健康的部分在这种持续的共同激活下，自动增强了她的情绪调节能力。

在治疗结束的时候，莉莉说她觉得更能体会到自己脆弱的感觉和内心的需求，她可以倾听它们，不再感到被情绪所淹没，也不再是情绪的受害者。治疗可能让莉莉经历人生第一个有回应、有关怀的关系，也是她第一次信任他人并展示自己脆弱的一面和表达脆弱，并用想象和椅子工作来处理它。她的治疗持续了一年多：前 5 个月每两周一次，后来每周一次。

● 小 结

情绪调节可以是刻意的，如应对性的自我安抚；也可以是自动的，如具有转化性的自我安抚。每一种都有合适的情景、场合，需要在适当的时候应用。当来访者的情绪高度失调，以至呈现破坏性行为，无法应付日常生活和维持关系时，他们需要直接的指导来学习应对技能。如果不是这种情况，就需要进行更深入的工作，以获得潜在的痛苦情绪，并转化情绪的产生过程。基于这个观点，我还建议治疗师思考一个两阶段的过程：对于高度失调的人来说，第一阶段是基于技能的治疗，第二阶段是对深层的自我组织和情绪模式的治疗性转化过程。最终目标是获得新的适应性情绪。一旦达成，治疗师就可以聚焦于帮助来访者构建新的自我叙事。在接下来的第 12 章中，我就会讲如何构建新叙事以巩固来访者的内在转变。

第 12 章
叙事与情绪

　　生而为人就需要创造意义，并用言语将个人经历变成叙事。我们生来就是为了创造意义，我们也只能降生在意义系统里（Frankl，1959）。我们无法不创造意义。正如我们所看到的，人类既有情绪系统，也有意义建构系统。尽管情绪经验提供了信息和行动倾向，但它并不自动形成完整的意义。情绪给人们提供直接的反馈，告诉他们在特定的情境中什么是重要的和有意义的，进而调动一个人采取适应性行动。情绪是有目的的，推动我们朝一个方向前进，但我们需要通过理解它告诉我们的东西来引导这种趋势，我们需要决定如何实现其目标。情绪中还需要引入认知，才能使其具有意义，创造意义并为行动做决定。人类创造意义主要是通过我们构建的故事（Angus & Greenberg，2011；Bruner，1986，1990）。因此，在本章中，我会讲解叙事在处理情绪方面的作用（Angus & Greenberg，2011；Greenberg & Angus，2004）。

　　在理解人们的感受时，我们不仅通过言语来描述身体感知到的情绪来标记感受，更重要的是将情绪组织成叙事。我们将自己的经验转化成连贯的故事，这让人得以反思发生在自己身上的事情并创造新的意义。来访者将有意义的情绪经验外化为故事，使"体验过的经历"变成"被讲述的经历"，然后他们才能与他人分享、反思并进一步创造意义。用叙事组织情绪体验建立了一个连续的时间框架，使体验被串联成有开头、中间和结尾的故事。之后，人们才可以在行动和情绪与意义之间建立因果关系，帮助自己形成有关联的经验，而非一系列混乱无序的事件。此外，意义——以及表达它所使用的言语——不是任何特定个体的私有物，而是属于有共同言语理解的更大的社会背景。因而，人们学会了以适合他们文化的形式来理解生活事件，而他们构建的意义是被自己最重要的人际关系支持或证实的（Angus & Greenberg，2011；Bruner，1986，1990；Greenberg & Angus，2004；Sarbin，1986）。

因此，治疗是来访者有意识地阐述并可能改变自己故事的过程。来访者在心理治疗中讲述自己经验的行为是一个重要的自我组织过程，为随后的反思和进一步创造个人意义建造了平台（Angus & Greenberg，2011）。治疗师需要仔细聆听来访者最重要的故事，从中了解他们如何试图理解自己的情绪、自己本身及自己所在的世界。在心理治疗中，来访者的叙述是意义建构的基本出发点（Angus & McLeod，2004）。在阐述和反思生命经历的过程中，来访者将个人叙事变得更加深入——情绪意义和重要性相融合——将更多的信息纳入叙事，整合起来。讲述生命故事的方式不止一种，而治疗要帮助人们讲述新的故事（Angus & Greenberg，2011）。

具有个人意义的叙事往往是由情绪的体验和表达所表明的；因此倾听那些充满情绪和体验的故事很重要。叙事让人能够确定自己感受到什么、关于谁、与哪些需求或问题有关，借此来组织和赋予情绪意义。将没有直接关联的情绪经历串联成故事，帮助理解自我和建立意义。那么，在心理治疗中，故事变化的机制是什么？答案是从原发的非适应性情绪转化为适应性情绪。

理解情绪与叙事的关系

达马西奥（Damasio，1999）从神经科学的角度提出，把经验讲述成故事的最初基本动力是对内在身体感受的觉知，这表明情绪和叙事之间有着密切的关系。人们的第一个叙事是对事件感受的非言语想象性叙事。正是通过对情感的叙述，我们才知道自己身体里面发生了什么。"知道"（认知）是意识最基本的层次，当身体状态变化（如情绪反应）与环境影响相关时，认知就会产生（Damasio，1999）。我们最早的故事是由原始人类构建的。这些尚未拥有语言的人类将经验编码为"你向我扔石头，它击中我的身体时我就会痛"。所以意义是在语言之前很久就创造出来了。前语言的叙述，如这个例子，将经验组织成有开头、中间、结尾及主导者、行动和意图的过程。

叙事的意义可以在没有文字的情况下形成，它们是关于一个人最切身的经验：发生在他们情绪身体上的东西。从本质上讲，身体状态的变化让故事得以展开，从而涌现出对生命有意义的认知。因此人们生活在一个被体验、被组织且随着时间缓缓展开的故事中。认知从非言语的想象到言语的读写都取决于识别、标记过去发生了什么的能力——在我们内在或周围发生了什么，或者对我们、与我们发生了什么。叙事和情绪过程也在意识的隐性层面运作，两者都是意识意义产生的基础。

时刻发生着的体验与更高层次的意义构建过程之间，一直存在着辩证的互动，自我于是从这一互动过程中浮现出来。这些过程试图对原始的基本体验过程做出解读、排列组合和说明解释（Greenberg，2015；Greenberg & Pascual-Leone，1995）。被情绪感染的、前语言的、前意识的处理过程是自我经验的一个主要来源，之后它被阐述、组织和排列成一个连贯的叙事（Greenberg，2011；Greenberg & Angus，2004；Greenberg & Pascual-Leone，1995）。人们将自己生理上的信号与文化上收到的信息综合起来，从中不断创造出他接下来会成为的自我。尽管生物信号和文化信号有时会发生冲突，但它们在本质上并不对立。相反，它们都是辩证综合必不可少的源流，共同形成意义。人们通过设法整合生物和社会、情绪和理性、头脑和心理而实现最有活力的生命状态。

为了更好地了解自己，人们不断地努力使自己的经验有意义，他们通过象征化、故事化和向自己解释生活经验来建构自己的意义。人们由此组织关于自己的连贯叙事，将他们的情绪组织到个人故事中，从而获得时间上的连续性和稳固感。稳定的个人身份感就是这样实现的。在这个框架内，正是对情绪过程的叙述性结构，在意识与无意识的两个层面都会促成对自我、他人和世界的新看法的产生和发展，这是心理治疗中改变经验的关键。

让主观经验服务于探索和改变

情绪过程的叙事框架对促进心理治疗中的改变体验非常重要。罗杰·山科（Roger Schank，2000）甚至认为，人们有对他人讲故事的需求，因为创造故事的过程就是建构包含我们的生命核心要旨的记忆结构过程。对山科来说，讲故事不是排练，相反，它是一种创造行为，又反过来成为一种记忆。叙事和记忆如此紧密相连。

在我看来，所有重要的故事都基于一个核心情绪，而所有的核心情绪也都嵌在一个重要的故事中（Greenberg & Angus，2004）。情绪体验被叙事组织起来，阐明其中的意图、目的、期待、希冀和欲望，使我们能够理解一个体验对我们的意义。只有当情绪被组织成一个连贯的故事，置于一个连续的框架内、确定是什么感觉、关于谁、和什么需求有关时，情绪的意义才会被真正理解（Angus & Greenberg，2011）。有丧失的故事、骄傲的故事、爱的故事、狂喜的故事、嫉妒的故事、愤怒的故事和绝望的故事。每个故事都有一个独特的情绪模式，情绪体验是叙事的个人意义的关键指标。

安格斯与同事（Angus et al.，1999，2017）开发了一个评估工具——叙事 - 情绪过程编码系统。这个系统将来访者在治疗中讲述的内容编码为三个类别：（1）外部叙事模式（external narrative mode）：谈论发生了什么；（2）反思性叙事模式（reflexive narrative mode）：谈论它意味着什么；（3）内部叙事模式（internal narrative mode）：谈论它感觉如何。因此，来访者的叙事可以被编码为在行动、意义或情绪的范畴内工作。在处理情绪问题时，治疗师需要引导那些通常只讲述发生事件的来访者讲述意义，并最终谈论事件带来的感受是怎样的。

约克大学的叙事过程研究项目（Angus et al.，1999；Boritz et al.，2011，2014，2017；Lewin，2001）取得的关键洞察之一是，疗效良好的案例可以通过叙事过程的特定模式与疗效不佳的案例被区分开来。在聚焦情绪且取得良好疗效的案例中，治疗师将来访者的注意力集中在其内部，而来访者本身也进行了反思性处理。来访者一旦将注意力转向内在，并顺应治疗师对其内在感觉的回应的引导，他们就会主动反思自己的情绪体验，创造新的意义。治疗师把来访者的关注点从意义转移到感觉上，然后从分辨内在感受转回到意义的建构上。

他们的研究项目还发现，治疗师从外部（发生了什么）直接转向内部（感觉是什么）——并不那么有效。因此，如果一名来访者说："我昨天看见我的前男友就立即走开了。"治疗师关注来访者的感受并马上问"你有什么感觉"这一做法的效果并不会很好。相反，最好先跟随来访者了解它意味着什么，然后了解背后的感觉是什么。如果来访者说："分手太突然了。他一定是瞒着我早就开始计划了。"这时再去询问来访者的感觉才比较好。这一发现提醒治疗师，在情绪工作中我们经常聚焦情绪，随之而来的问题"你有什么感觉"可能会被过度使用，而且用在错误的时机。与情绪工作的治疗师不能自动地把这个问题作为万能句子来使用。当来访者的感受在身体中已经隐隐约约地被唤起，开始促使他们对经历做出解释时，治疗师才应进入情绪模式，加深意义或把感觉说出来；而不是当来访者还处于外部叙事模式、情绪没有被唤起、只是在描述事件时就立刻询问其感受。

当引入一个议题时，来访者往往一开始就谈论发生了什么——我和同事称之为"老掉牙的故事"（Angus & Greenberg，2011）——这是对经验和人际关系的概括性描述。然后，治疗师帮助来访者讲述具体的、有个人意义的记忆，使讲述更加具体、有针对性。这样来访者的主观情绪体验才变得可用于治疗工作并开始进入探索。这是一个有意义的过程，它有助于人们发展对"问题"的看法，并澄清人们的感受。假如来访者有很多缺乏故事内容的情绪，他们就会有混乱的内在感觉，导致情绪失调。要调节这种混乱，就要将这些碎片经验组织成一个连贯的叙事。

叙事建构工作

基于情绪的叙事建构可以用四个步骤来理解。最初的步骤与第 3 章和第 6 章描述的聚焦和觉察相似。这第一步涉及从鲜明的感觉和情绪记忆中合成对应的内隐情绪反应，从而找到以身体感觉为基础的内在体会。在第二步中，来访者通过关注身体感觉来描述所感受到的东西，分辨感觉，为感觉命名，从而创造意义。第三步是通过叙事结构有意识地阐述新的意义。在这个阶段，一个有意识的叙述就被建构出来，为情绪体验提供因果解释。第四步是通过将经验的不同方面整合起来并巩固为关于自我身份的叙事。这种新叙事是心理治疗中来访者重大变化的明确指标（Angus & McLeod，2004）。

关注

首要关键的处理策略是在感觉运动层面关注身体的感觉。例如，胃部下沉，或者感到与羞耻有关的退缩行动倾向，如在工作会议上无法回答问题。这种复杂的感觉在被符号化之前先要被关注。就像简德林（Gendlin，1996）所描述的，体会包含了对整体的感觉，是一个复杂的身体觉知而不仅仅是一种情绪词汇。例如，前面提到的基于羞耻的体验包括对失败的羞耻情绪，但也包含叙事性的元素，如事件的先后顺序、希望在同事面前显得有知识、感受到他人的评判及"想躲藏和消失"的倾向。这种基本经验的最初叙事编码是视觉感官和动觉形式，而非言语形式。来访者必须关注这一点，以将他们体会到的故事转为讲述出来的故事。

治疗师和来访者共同合作，关注并觉察他们充满情绪体验的生活经历，以便他们能够耐受、接纳直至描述和诉说自己脆弱的情绪。让我们思考这一过程是如何发生的：当一名来访者在讲述前一天晚上在电影院发生的一个意外事件时，他说，在排队准备进电影院时，他转过身去看海报，突然意识到站在他身后的是一个他极力想避开的人，或者是一个他超级渴望见到的人。根据当时是哪一组情绪、欲望和感觉占据上风，他将会讲述两种完全不同的"在电影院偶遇某人"的故事，并在此背景下展开复杂的内部感觉。就每个故事，他都可以讲自己的感觉——既有在这个叙事展开的场景中自己当时的感觉，也有对这个场景本身的感觉，并解释复杂的感觉意义，如对自我和他人的意图、信念、目的和目标。

许多内隐的意义和事件的"故事"，在他向电影院里的那个人打招呼之前，都没有经过有意识的处理。实际说出来的内容是冷淡的拒绝，还是热情的示好，部分取决于来访者和对方过去的关系历史，以及当前的目标、意图、期望和评价。如果在电影院突然相遇的那一刻没有出现明确的经验，这个人可能会显得很尴尬，因为他感到被复杂而纠结的混合情绪所淹没。因此，在产生的具体表现（实际说了什么或做了什么）之外，他意识的外围还存在着大量内隐而综合的、身体感觉到的意思；通过注意力的分配，这些意思可以被带到意识的焦点，被言语象征来表达并得到意义的阐明（James，1890；Perls et al.，1951）。

正是在这种经验的基础上，个人的意义被差异化和象征化，然后在一个叙事场景的展开过程中被阐明，并获得有意义的理解。正是对了解和命名自己所感受到的东西的追求，对弄懂它在特定情境或关系中于我意味着什么或说明什么的追求，预示着经验处理将切入下一个层次：符号化。

符号化

符号化和分辨具体的感觉状态让情绪有了具体的内容，现在在意识的觉察中，符号就开始了新意义建构的第一步（Angus & Greenberg，2011）。来访者需要用言语来表达和象征他们的情绪。例如，用文字表达悲伤，将文字嵌入更广泛的叙事背景中——"我感到悲伤的是，母亲从来不问我的事情，甚至不问我的孩子怎么样了。"未分化的高度情绪唤醒状态或我们（Angus & Greenberg，2011）所说的没有故事的情绪几乎总是被体验为痛苦的混乱，这非常折磨来访者。因此，治疗师需要帮助来访者用言语象征他们在特定情况下所经历的事情。这种对情绪体验的分辨促成了新意义的产生。

"建构 - 意义"过程的关键是进行言语上的区分，捕捉隐藏在身体感受里的意义。例如，在伴侣忘记我们生日的情况下，人们可能会把一种特定的内部感觉表达为悲伤、失望或被拒绝。所有这些内部感受的综合含义——悲伤、失望、被拒绝——都能传达这一经验的不同方面，而其他词汇（"沮丧""害怕"）则不能。"悲伤""失望"和"拒绝"这些词形容这里的感受都是有用的，但也都是分别抓住了整个经验的不同方面。

对经验的意识并不是以一个成形的样子静候在我们"里面"，而是从辩证的合成过程产生的，这种合成包括对内部身体感觉的关注（如胸口的紧张）和对"发现自己生日被遗忘"这种体会（"我本来期待被关注"）的命名（"我感到失望"）。进入这种辩证的整合，来访者才能找到词语来捕捉和表达体验过的故事的内在感觉，一个被讲述的故事才初步形成——它为进一步区分构建新的个人意义建造了一个启动平台。人们如何用嵌入叙事中的言语来表达他们的感受，对创造新的基于经验的有意识理解至关重要。

在经验处理中，身体体会对众多有可能与之相符的意识概念建构起到了约束的作用，排除许多其他可能的意义解读（Greenberg & Pascual-Leone，1995，2001）。因此，先验的、内隐感觉性的意义起到的也是约束而非完全决定个人意义构建的作用。相反，从身体感受中得出的意义与概念性的、外显而明确的意义整合在一起，才会形成对个人事件的叙事性描述。正是从情绪反应的直接经验中抽离，反思能力促进了对"感受到的是什么、与谁有关、关于什么问题"的感受的表述。

对治疗变化至关重要的不仅是身体感受和情绪反应的激活，这些激活了的情绪还需要伴随来访者的反思，围绕情绪事件做个人意义的阐述和转化。如果来访者不进入自我反思性的处理立场，治疗师就很难将来访者带入情绪的分化和意义的建立工作。在疗效不佳的案例中，来访者探索情绪时会处于更被动的角色，其回答往往更多的是对模糊的身体感觉的描述，而不是自己经历到的症状化情感或情绪。

阐述叙事

在描述所发生的事情，将感受用言语来表达之后，治疗需要进入有意识的叙事阐述。将符号化了的感觉、需求、想法和目的组织成一个连贯的故事，使经验能够被理解并接纳为生命故事的一部分。现在，复杂的冲突经验、痛苦记忆的困惑反应，被组织成可理解的新故事。例如，理解一个谴责性的内在声音如何导致自己的无价值感，有助于来访者认识到他们自身可以是抑郁体验的主导者。人们不用再那么消极地看待痛苦情绪被激活的情况，而是形成了新的叙事。例如，"不是我不可爱，是当时你没有能力爱我。"

反思系统是有意识的、更受控制的情绪处理，产生更冷静的情绪表征（即较低唤起水平的情绪表征），并对"由谁、对谁、做了什么"给出更高水平的概念化。它对所发生的事情、所感受到的东西及其意义做了更多叙事性的理解。促进来访者对情绪体验做反思，帮助他们理解自身体验，鼓励他们将它们不断编织到正在进行的自我叙事中。

促进身份认同

现在来访者改变自己人生重要的个人故事具备了可能性。这最后一步促成了新的自我/他人身份叙事的出现（Whelton & Greenberg，2000）。一个叙事性的身份是将长期积累的经验和不同情况下的各种自我陈述整合成某种关于一个人是谁的连贯性叙事。在根本上，自我是具身性（基于身体且由身体来体现）的，但一个人需要故事才能使身体有意义地行动；将过去和未来联系起来；将梦想、目标、遗憾、计划、失去、希望等这些属于一个真正的人类生命的东西全部联系起来（Angus & Greenberg，2011，Whelton & Greenberg，2000）。所有这些都有助于实现自我理解和身份认同的形成，因为正是在这些定位里，"我是谁"和"我有什么意义"这些问题得到了回答。

促进叙事的展开

在请来访者参与有效的叙事和意义建构的过程中，战略性地使用开放式问题可以成为一个宝贵的工具。例如，"你能给我举一个发生在你生活中的具体的例子吗？"这样的问题可以帮助来访者转向披露和叙述具体形象的个人记忆，这些记忆更有可能激活他们经历过的情绪，并使其进入意识领域。换句话说，像"那么，当他摔门而去时，你内心发生了什么？感觉好像是……"这样的问题可以促进内部经验符号化。而促进意义建构的问题帮助来访者思考对新情绪解读的个人意义。像"这个故事说明了什么"这样的问题可以帮助来访者反思、象征并确定自己的重要价值和目标——后两者定义了他们是谁。

尽管关注来访者痛苦的情绪故事对叙事的改变很重要，但帮助他们识别和讲述个人经历的积极故事同样重要，这些积极故事是关于希望、复原力和美好结果的。结果美好的故事直接挑战消极自我观念，增强来访者的主体感和对改变自己的渴望。关注痛苦的或所谓的负面情绪有利于加深和披露隐性的感受和意义，而关注正面情绪则可以扩展和建立情绪、意义和自我（Fredrickson，1998）。

由情绪带来叙事变化的临床案例

当来访者从非适应性情绪（如恐惧、羞愧或悲伤）转向适应性情绪（如健康的愤怒和悲伤）时，意义丰富的故事发生了变化，新的故事出现了（Greenberg，2002；Paivio & Pascual-Leone，2010）。向新情绪反应的转变激活了新的行动倾向，这些再加上新感觉就产生了具有新结果的故事。情绪转化必然导致叙事的变化。此外，当来访者从表达继发情绪（如反应性的愤怒和指责）转向体验原发适应性情绪（如悲伤和孤独）时，新的和更多的适应性行动倾向就被唤起，这也会带来叙事的改变。

例如，在一段情绪聚焦治疗中，一名中年男子表示，他对太太选择抛下他而和朋友一起去度周末感到非常生气。然而，随着进一步共情探索他童年时期的丧失和害怕被遗弃的关键故事，他能够认识到自己以前不了解的一些原发适应性的悲伤感觉，这些情绪伴随着他早期的丧失经历。从继发非适应性愤怒进入原发适应性悲伤，这种转变为这名男子带来了一种新的经验意识，即长期盘踞在心中的非适应性的、对被抛弃的恐惧感，以及它所引起的深深的悲伤，是如何在他的婚姻中引发愤恨和被抛弃的感觉的。重要的是，这种新的情感意识使他对自己内在那种被抛弃的痛苦感觉的来源有了新的理解。他现在能够表达对自己的丧失的悲伤，以及对与太太建立更深入亲密联系的需求，且没有责备或怨恨。他妻子的理解和关心增强了他在婚姻中的安全感和确定感。重要的是，他还告诉治疗师，他感觉自己一个人待着的时候不再那么脆弱了，当太太再去和她的朋友聚会时，他再也不会那么怨恨她了。

识别情绪叙事的标记

早期，我们认为来访者讲述创伤经历应该被确定为"创伤叙事"工作的任务标记（Elliott et al., 2004）。当来访者第一次揭示创伤时，最好是让他们以任何方式展开故事、复述事件，并尽可能地唤起情景记忆。治疗师的角色是以共情的方式倾听，并以共情的理解给予回应，这里不建议更多探索性或推测性的反应。治疗的当下目标是给出理解和支持，以帮助来访者开始组织一个更连贯的故事，而非刺激来访者进行更深的体验或更多的唤起。

后来，安格斯及其同事（Angus & Greenberg，2011；Boritz et al.，2014）定义了一些不同类型的会话标记，以引领不同的叙事。这些标记帮助治疗师识别来访者在叙事建构过程中的位置。尽管在理想情况下，所有的创伤叙事都可以通过共情理解得到很好的回应，但不同侧重点的共情回应更能帮助不同的叙事类型——总有一款共情方式更适合某个叙事过程。我们把标记分成两种类型：关于问题的故事和关于改变的故事。关于问题的故事是指重复老掉牙的、空洞的故事，不稳定的情绪和浅表的故事，而关于改变的故事是指与问题形成竞争的情节，刚刚浮现的新故事，超出预期的例外故事和关于新发现的故事。

问题的故事：抵达阶段

关于问题的故事的浮现是治疗中"抵达情绪"阶段的一部分。当来访者对自我和关系表达出一种强势且往往过于笼统的观点时，就会出现老掉牙的故事。这种故事的特点是缺乏来访者的主观能动性，来访者不是故事的主导人，而是被困在所发生的事件里。它经常充满抱怨的语气，融合了愤怒和悲伤。带着一种无奈和无助的感觉，同样的一连串抱怨不断重复出现，因为来访者感觉被困住了。他们被困在继发情绪中。治疗师最好的回应方式是共情地回应这个故事，肯定"卡住"的感觉，然后推测深层原发情绪。

在一个空洞的故事中，来访者描述事件时的重点放在外部细节和行为上，重复过于笼统的自传式记忆，如"我父亲从来没有出现过"——这些空洞的故事的特点是缺乏内在感受的依据或情绪的唤起。干预包括聚焦于缺失的情绪，以期在新情绪的基础上以一个新故事作为结束。从过于笼统的自传式记忆转向具体的自传式记忆，如"我记得那是我的五岁生日。他应该带我出去，但他没有来，我一个人站在门前哭泣。"治疗师要求举出具体的例子，推测当时的感受，并对出现的情景记忆和情绪体验给予共情。

缺乏叙事的情绪则是一个过程。在这一过程中，来访者体验的是缺乏调节的或过度的情绪唤起，却没有与这些情绪经验相应的连贯叙事。干预措施包括识别触发情绪的线索和用言语象征情绪。最终的状态是帮助来访者将情绪融入叙事，组织成有开头、中间和结尾的情绪事件。在这些情况下，来访者缺乏对什么情绪属于什么情形的理解，所以治疗师要帮助来访者安全地重新进入体验，并通过叙述所发生的事情，从情绪的领域转到行动的领域——重新描述发生了什么事情。然后再转到意义的领域，以理解他们的感受。这种标记经常发生在首次披露创伤的情况下。治疗师的共情同调，加上安抚的保证合并在共情的肯定里，帮助来访者安全地重新进入特定创伤经历的体验故事，以获得特定的自传式记忆叙述，详细分辨恐怖经历的主观体验。创伤经历通过这个方式就被定位在了一个特定的时间内。创伤情绪与行动和意图的因果关系得以建立，并按照一个有开头、中间和结尾的框架组织叙事。

在肤浅的故事中，来访者以模糊、抽象的方式谈论事件、假设、自我、他人或不明确的依据，叙事的同时对内在的聚焦极其有限。治疗师在这里的任务是通过对深层情绪的共情推测来深化叙事，唤起情景记忆来获得更具体的经验。不为人知的故事也很有意义。当来访者出于恐惧或羞愧而不说一些在情绪上重要的事情时，就会发生这种情况。这需要共情探索，以帮助他们将原本仅存在于体验层面的故事转变成一个被讲述出来的故事。治疗师帮助来访者披露隐藏的情绪，同时从过于笼统的记忆转化到具体的情景记忆。

关于改变的故事：离开阶段

关于改变的故事表示来访者现在进入了离开阶段。在意识到情绪并将其"写"成故事之后，现在是时候离开它们并创作新故事了。当来访者在治疗过程中经历了对其旧叙事的挑战，开始出现情绪不连贯、困惑和不解的状态时，具有竞争和替代性的情节就会被确认。在这里，治疗师聚焦于发展潜在的故事，壮大它的声音。当来访者将注意力转向内部，整理、拼凑、表达和理解新出现的身体经验和感受时，初露端倪的新故事就会出现。这些故事是由共情和以来访者为中心的策略来促进的（Gendlin，1996）。当来访者在经历了新的情绪反应、采取了积极的行动或两者兼具，表达了惊喜、兴奋、满足或内心的平静时，就会出现意外结果的故事。干预措施包括详细展开和整合巩固意外结果的体验，并探索和肯定积极的结局与叙事的重建。治疗师积极参与来访者的结局独特的故事，进行反思性探索，以识别来访者的主体性并帮助故事变得充实而饱满。新发现的故事是关于对自我和他人的理解或观点的新叙事，它会带来新鲜感和变化经验的叙事重构及整合。治疗师要确认并帮助来访者铺陈，阐述新发现的视角和观点。

● 小　结

在治疗中，如果有一个支持性的倾听者，静静等待着接受它们，故事就会从来访者的身体中通过言语呈现出来。有效的治疗师积极促进来访者从外部叙事转向情绪模式体验的处理过程，并创造更充分的反思性叙事，以帮助他们有意识地了解自己的情绪体验。在纯粹的概念或言语层面改变叙事并不能产生持久的情绪变化。相反，如果治疗干预措施首先针对来访者的情绪模式过程（是它自动生成了来访者表层体会之下的情绪经验），治疗则更有可能获得成功。

然后，情绪经验需要被有意识地反思，而"无言"的叙事场景则需要在展开中被明确陈述。这种类型的叙事结构将情绪组织起来，并将其与事件行为序列及其意义相结合。这种情绪和叙事的整合使人们能够对"发生了什么""意味着什么"及最重要的"感觉是什么"做叙事性的解释。这样的故事可以被讲述给他人，在反思中进一步理解和构建意义。可见，治疗是一个认识情绪——把它们串成叙事——并由此改变它们的过程。

展望未来

心理治疗的整合取向

情绪是一种随处可见的现象。鉴于它在人类日常功能中的核心作用，本书提出以情绪转化情绪的原则，且建议将该原则视为普遍有效的治疗改变过程。同样，我们可以把该原则和其他情绪变化原则看作跨诊断、跨理论和跨文化的（跨文化包括跨性别、阶层、种族和宗教）。在本书中，我认为非适应性情绪和功能失调的情绪过程是各种精神障碍和心理健康问题背后的核心。

在本书的最后，我提议临床心理学和心理治疗领域采用一种整合的、统一的情绪变化观点，该观点的基础是以情绪转化情绪、对情绪的共情同调、情绪觉察、身体聚焦、自我打断和消除打断、聚焦于需求、记忆重组、情绪调节和情绪叙事的言语符号化等原则。这些都是本书涉及的主要情绪治疗过程。我希望本书可以对未来的研究起到抛砖引玉的作用，也许临床治疗界最终会采纳这样的取向——把情绪转化作为治疗变化的一个基本方面，视其为跨诊断、跨理论的替代方案，不再需要越来越多各类针对某种特定障碍的治疗方法和治疗体系。目前各种心理治疗的干预措施五花八门，数量庞大，根据维基百科的非正式统计，至少有两百多种不同的方法建立在不同的哲学基础和理论假设之上，并且强调不同的人类功能和适应领域。我期待心理治疗领域至少能在几十年来占主导的认知行为观点里融入情绪的因子。

目前可能实现的是一种联合情绪为焦点的认知行为治疗方法，它基于基础的情绪、认知和行为改变原则。随着时间的推移，心理治疗界甚至能实现更广泛的整合，纳入更多的改变原则。从长远来看，该领域需要有一个元理论使研究人员和从业人员能够纵观全局，以一种能够协调各种不同治疗方案的方式来驾驭各种不同的治疗方法。

与过去40年来普及的鉴别诊断观点相比，跨诊断理论提出了一种更加整合的精神障碍治疗方法。已经有大量实证支持的事实是，临床诊断分类及其相应的特定障碍治疗在可靠性和有效性方面都存在严重的局限性，而且诊断标签组内亦明显存在异质性。例如，抑郁障碍就不是一个同质的综合征（Fried & Nesse，2015），不同的诊断标签组并不代表不同的情绪障碍。因此，"未特指"诊断的比例很高（T. A. Brown，Di Nardo，et al.，2001；Clark et al.，2017；Le Grange et al.，2012）。《精神疾病诊断与统计手册》（第五版）已经开始尝试纠正这些问题，并承认文化背景和诊断背后的共同因素。然而，针对不同诊断群组的不同治疗方法的问题仍然存在。所以，明确人类心理过程的基本工作原则——特别是理解跨不同诊断标签的相似情绪过程，将给心理治疗领域带来巨大的益处。建立普遍的情绪转变原则对来访者、督导师和临床工作者都大有裨益。

与医学模型下将心理问题诊断视为独立的实体疾病的观点相比，人们越来越意识到不同的障碍具有共同的过程或机制（Brewin et al.，2010；Harvey et al.，2004；Hayes & Hofmann，2018）。因此我们需要针对核心的机制——那些维持疾病的因素——进行跨诊断治疗。一种障碍搭配一种疗法的现象蔓延，这为综合治疗、信息传播和临床工作者培训都设置了重大的障碍。大多数障碍的本质都有非适应性情绪，而现在大多数治疗方法都包含处理情绪的技巧。情绪调节的策略，如觉察、接纳、用情绪转化情绪的能力、克服自我打断或逃避情绪的能力、暴露、记忆重组、情绪调节和叙事建构，这些在临床工作中都已经被广泛使用。在我看来，一种针对引起和维持问题的基本情绪过程的简洁、一致的治疗方法将使更多的来访者受益。它将深化治疗，不是通过处理症状，而是通过从情绪根源上治疗潜在的疾病，以促进更持久的变化。

曾经，在差异化治疗范式占主导地位之前，"由谁、对谁、进行什么治疗"

（Paul，1967）这一研究提问也曾激发许多流派提出了跨诊断的一致性的治疗取向。如今我们要重归正途，但重点不再是关于一致性的诊断，而是更一致的个案概念化，这会帮助治疗师对不同的来访者灵活应用改变的原则，而不失个性化的风格。

尽管在一个统一的取向中，认识到情绪观点与表达方式上的文化和个体差异很重要（本书第 4 章回顾了一些例子），但归根结底，所有的人，不论是来访者和治疗师，还是来自不同文化、不同家庭和不同诊断群体的人，都有情绪且都要关注这些情绪，因为它们帮助人生存和发展。尽管在情绪表达方面存在文化差异，但无论何种障碍和文化，都有一套不变的核心因素——治疗情绪痛苦必不可少。发展跨理论的原则将使心理治疗得到极大的改善，这将加强心理治疗的整合，停止治疗体系的不断增加，并结束流派之争。

在 20 世纪 60 年代和 70 年代，主导心理治疗实践的是单一流派取向。大多数治疗师认同某个特定的思想流派（如精神分析、行为学派、人本主义），倾向于将该流派的模型视为真理，并与其他取向的从业者进行激烈甚至尖锐的辩论。20 世纪 80 年代，折中主义兴起，将各种思想流派的观点和技术杂糅在一起，不成系统。折中主义值得被重视的地方是它反映了一种态度上的转变，即从单一流派的方法转向更开放地从不同角度看待治疗的互补方面。在 20 世纪 90 年代和 21 世纪，心理治疗整合成为一种真正的运动。心理治疗整合探索协会在 20 世纪 80 年代中期成立，规模和影响力开始扩大。20 世纪 90 年代初，出现了两部整合心理治疗的临床手册（Norcross & Goldfried，1992；Stricker & Gold，1993），其中详细介绍了许多重要的发展，以更加整合的方法来研究该领域。

然而，在认识论和"何为功能良好"这两个基本观点方面，治疗界仍存在根本差异并缺乏一种通用的语言。由于不能形成一致意见，开发有效的综合培训项目就极为困难，学生们就经常被教导一种主要的方法取向，于是认知行为疗法在北美的研究生课程中占了主导地位。可也正因如此，治疗师的培训变得很有局限性，从业人员无法为不同来访者提供最适合的疗法，而只能实施他们被教导的单一方法。一些大学分别教授各种思想流派，然后让学生从中选择一种进行实操练习，或者让学生自己想办法混搭或整合自己学到的内容。只有少数培训项目试图教授整合式的方法，但即使这些培训项目也缺乏对全局的聚焦，也仍然没有对情绪给予足够的重视。

随着心理治疗整合运动多年来的发展，不同的整合方法不断涌现。目前学界普遍认可的整合取向路径已经有四种（尽管一定还有其他可能的方法）（Ingram，2006）。其中，最基本的取向是共同因素取向。与杰罗米·弗兰克（Jerome Frank，1973）的经典作品《说服与治疗》（*Persuasion and Healing*）相同，共同因素取向在概念上以精深的民族心理学为基础，强调贯穿所有方法的一般性疗愈过程，如建立有效的治疗关系等。20世纪90年代开始的循证治疗运动并没有平息流派之争，相反，它只是在一片硝烟弥漫中制造一个假设的胜利者——认知行为疗法，尽管越来越多中立研究的证据显示所有治疗方法的有效性都大致相似。对认知行为疗法优越性的公开宣扬，在划地为王占领优势的同时，也导致了治疗领域很多私下的反抗，且并没有阻止新方法的产生和传播，如第三波认知行为疗法、图式聚焦疗法、情绪聚焦疗法、加速体验式动力疗法、眼动脱敏疗法和再处理，以及依恋聚焦疗法。

在本书即将完结之际，我仍然设想并希望，心理治疗领域能在个案概念化构建方面有所转变。就像马格纳维塔（Magnavita，2008）呼吁的那样，构建统合的临床科学，包括人格理论、发展心理病理学和心理治疗的交叉和融合，以识别关乎人类功能主要领域的结构、过程和机制。我预见有一天，学生们会得到一个跨理论、跨诊断、跨文化的全局性概述，使他们能够理解如何以整合的方式与不同的心理系统工作。该理论概述要基于对基本原则和改变方法的理解，以处理情绪、动机、认知、行为、互动、系统、文化和生物，以及这些系统之间的关系。这将对培训、研究和临床实践产生巨大的影响。

一个整合的理论（Anchin & Magnavita，2008；Magnavita & Anchin，2014）

所提出的取向将吸收和整合来自主要治疗流派的关键见解，使之成为一个连贯的整体并描述一个完整的全景，方便临床医生和研究人员对各种干预方式进行规划。我希望借这本书表明，将情绪作为一个基本过程并运用情绪转化情绪将有助于发展这样一个整合的跨诊断、跨理论的治疗方法，从而改善培训和治疗的效果。

版 权 声 明

Copyright 2021 by the American Psychological Association (APA).

This Work was originally published in English under the title of: **Changing Emotion with Emotion: A Practitioner's Guide** as publication of the American Psychological Association in the United States of America. Copyright © 2021 by the American Psychological Association (APA). The Work has been translated and republished in the **Chinese Simplified** language by permission of the APA. This translation cannot be republished or reproduced by any third party in any form without express written permission of the APA. No part of this publication may be reproduced or distributed in any form or by any means or stored in any database or retrieval system without prior permission of the APA.

本书中文简体版授权人民邮电出版社在全球独家出版发行。未经出版者许可，不得以任何方式复制或者节录本书的任何部分。

版权所有，侵权必究。